Specialist Handbooks in Surgery
Vascular Surgery

# 血管外科学专家手册

（原著第2版）

主　编　［英］琳达·汉兹（Linda Hands）
Associate Professor in Surgery
Nuffield Department of Surgery
University of Oxford, John Radcliffe Hospital
Oxford, UK

马特·汤普森（Matt Thompson）
Professor of Vascular Surgery, St Georges Vascular
Institute, St George's Hospital, London, UK

主　审　金　毕
主　译　夏　印　陈文生
副主译　黎成金　王　烈　段维勋

U0377103

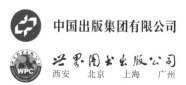

中国出版集团有限公司

世界图书出版公司
西安　北京　上海　广州

图书在版编目（CIP）数据

血管外科学专家手册：原著第 2 版 /（英）琳达·汉兹（Linda Hands），（英）马特·汤普森（Matt Thompson）主编；夏印；陈文生主译 . —西安：世界图书出版西安有限公司，2023.11
书名原文：Specialist Handbooks in Surgery : Vascular Surgery
ISBN 978-7-5232-0560-0

Ⅰ . ①牛… Ⅱ . ①琳… ②马… ③夏… ④陈… Ⅲ . ①血管外科学 Ⅳ . ① R654.3

中国国家版本馆 CIP 数据核字（2023）第 131383 号

© Oxford University Press 2015

*Oxford Specialist Handbooks in Surgery:Vascular Surgery* was originally published in English in 2015. This translation is published by arrangement with Oxford University Press. World Publishing Xi'an Corporation Limited is solely responsible for this translation from the original work and Oxford University Press shall have no liability for any errors, omissions or inaccuracies or ambiguities in such translation or for any losses caused by reliance thereon.

《血管外科学专家手册》英文版于 2015 年出版。牛津大学出版社负责本书的翻译版授权事宜。世界图书出版西安有限公司对本作品的翻译承担全部责任。牛津大学出版社对翻译的任何错误、遗漏、不准确、歧义或由于翻译造成的任何损失概不负责。

| | | |
|---|---|---|
| 书　　名 | 血管外科学专家手册 | |
| | XUEGUAN WAIKEXUE ZHUANGJIA SHOUCE | |
| 主　　编 | ［英］琳达·汉兹（Linda Hands） | |
| | 马特·汤普森（Matt Thompson） | |
| 主　　译 | 夏　印　陈文生 | |
| 责任编辑 | 马元怡 | |
| 装帧设计 | 新纪元文化传播 | |
| 出版发行 | **世界图书出版西安有限公司** | |
| 地　　址 | 西安市雁塔区曲江新区汇新路 355 号 | |
| 邮　　编 | 710061 | |
| 电　　话 | 029-87214941　029-87233647（市场营销部） | |
| | 029-87234767（总编室） | |
| 网　　址 | http://www.wpcxa.com | |
| 邮　　箱 | xast@wpcxa.com | |
| 经　　销 | 新华书店 | |
| 印　　刷 | 陕西隆昌印刷有限公司 | |
| 开　　本 | 889mm×1194mm　　1/32 | |
| 印　　张 | 12.25 | |
| 字　　数 | 380 千字 | |
| 版　　次 | 2023 年 11 月第 1 版 | |
| 印　　次 | 2023 年 11 月第 1 次印刷 | |
| 版权登记 | 25-2023-184 | |
| 国际书号 | ISBN 978-7-5232-0560-0 | |
| 定　　价 | 108.00 元 | |

医学投稿　xastyx@163.com　‖ 029-87279745　029-87285296
☆如有印装错误，请寄回本公司更换☆

译者名单
Translators

**主　审**　金　毕

**主　译**　夏　印　陈文生

**副主译**　黎成金　王　烈　段维勋

**译者名单**　（按姓氏拼音排序）

蔡方刚（福建医科大学附属第一医院）

蔡火营（中南大学湘雅医院）

陈　磊（浙江省人民医院）

陈宏宇（福建医科大学附属第一医院）

陈文生（西安高新医院）

戴贻权（福建医科大学附属第一医院）

党一平（华中科技大学同济医学院附属协和医院）

段维勋（空军军医大学西京医院）

冯建宇（西安高新医院）

郭平凡（福建医科大学附属第一医院）

郭晓楠（河南省人民医院）

黄建强（中国人民解放军联勤保障部队第900医院）

黄庆锦（福建中医药大学附属人民医院）

蒋劲松（浙江省人民医院）

金　毕（华中科技大学同济医学院附属协和医院）

黎成金（福建中医药大学附属人民医院）

李　沁（华中科技大学同济医学院附属协和医院）

李春亭（湖北中医药大学附属医院）

李文毅（山西医科大学附属忻州医院）

李先涛（福建医科大学附属第一医院）

李毅清（华中科技大学同济医学院附属协和医院）

梁振兴（郑州大学第一附属医院）

林孝文（福建中医药大学附属人民医院）

马玉奎（四川大学华西医院）

孟路阳（杭州市第三人民医院）

穆尼热·约麦尔（福建中医药大学附属人民医院）

彭军路（河北医科大学第一医院）

任　凯（空军军医大学西京医院）

唐玉娟（湖北中医药大学附属医院）

王　烈（中国人民解放军联勤保障部队第900医院）

王　伟（中南大学湘雅医院）

王铭伟（福建中医药大学附属人民医院）

王翔锋（福建中医药大学附属人民医院）

吴　捷（福建医科大学附属第一医院）

夏　印（福建中医药大学附属人民医院）

尹　红（湖北中医药大学附属医院）

俞　波（空军军医大学西京医院）

张　超（西安高新医院）

赵电彩（空军军医大学西京医院）

周　斌（同济大学附属东方医院）

周　涛（福州市第二医院）

庄　晖（厦门大学附属心血管病医院）

Mr Paddy Coughlin
Consultant Vascular Surgeon
Addenbrooke's Hospital
Cambridge, UK
Chapter 15: Infrainguinal revascularization
Chapter 18: Surgical revascularization of
kidneys
Chapter 19: Revascularization of the gut
Chapter 21: Vascular trauma

Professor Ashok Handa
Associate Professor
Nuffield Department of Surgery
University of Oxford
John Radcliffe Hospital
Oxford, UK
Chapter 5: Non-operative treatment of arterial
and venous disease

Professor Peter Karlheinz
Baker IDI Heart and Diabetes Institute
Melbourne, Victoria, Australia
Chapter 9: Managing coagulation and
bleeding

Dr Andrew Kelion
Consultant Cardiologist
John Radcliffe Hospital
Oxford, UK
Chapter 7: Perioperative management of
ischaemic heart disease

Dr Htun Nay Min
Baker IDI Heart and Diabetes
Institute
Melbourne, Victoria, Australia
Chapter 9: Managing coagulation and
bleeding

Mr Ian Nordon
St. George's Vascular Institute
St. George's Hospital
London, UK
Chapter 13: Aortic surgery

Dr Mark Stoneham
Consultant Anaesthetist
John Radcliffe Hospital
Oxford, UK
Chapter 8: Anaesthesia for vascular surgery

Mr John Thompson
Consultant Vascular Surgeon
Royal Devon and Exeter Hospital
Devon, UK
Chapter 17: Vascular surgery of head and
arm

Dr Flierl Ulrike
Baker IDI Heart and Diabetes
Institute
Melbourne, Victoria, Australia
Chapter 9: Managing coagulation and
bleeding

随着人口老龄化和人民的保健意识增强，血管外科疾病的发生率和检出率逐年增高，一些血管外科疾病，如下肢动脉粥样硬化闭塞症、糖尿病足、主动脉夹层、主动脉瘤疾病已经成为血管外科常见病、多发病。这些疾病具有高致残率、高致死率的特点，严重危害着人民群众的健康并加重家庭和国家的经济负担。有效地预防和诊治血管外科疾病，改善患者生活质量，成为血管外科医生的重要责任。

近年来，在新技术、新设备以及各种新理念的推动下，血管外科疾病的诊疗更加微创化、精准化及个体化，这就需要血管外科从业人员具有良好的血管外科疾病诊疗知识背景以及扎实的手术理论和操作技能。

国内多所医学院校血管外科领域专家学者参与了《血管外科学专家手册》中文版的翻译出版工作。他们反复斟酌，几易其稿。历经临床任务繁重的新冠疫情时期，现本书终于付梓，值得祝贺。

该书除了介绍血管外科疾病的临床基础知识，更详细地阐述了血管外科开放手术与腔内手术要点。全书图文并茂，通俗易懂，便于携带，方便读者快速查阅参考。我相信，该书的出版一定会成为广大血管外科医师，尤其是青年血管外科医师的良师益友。

2023 年 7 月 8 日于武汉

# 译者序
## Foreword

近年来，随着新设备、新技术、新材料的引进以及血管外科队伍的不断发展壮大，我国血管外科技术得到了突飞猛进的发展，越来越多的年轻医师已经加入或准备加入血管外科队伍中来。

纵观国内的血管外科教材和工具书，目前国内尚无一本内容翔实、图文并茂、方便携带的血管外科学工具书，而《血管外科学专家手册》中文版正好满足了这一需求。

《血管外科学专家手册》编者为来自英国及澳大利亚知名医院的血管外科一线专家，全书内容丰富、新颖、权威。

本书几乎涵盖了所有常见血管外科疾病，可满足血管外科年轻医生的学习需求。全书共分为 22 个章节，详细阐述了动静脉包括大血管及外周血管疾病的病因病理、临床表现、药物治疗、围手术期的管理以及手术操作技巧。书中不仅着重介绍开放手术，而且详细介绍了血管腔内治疗手段，同时也为血管外科麻醉医师提供了手术麻醉管理的实用内容。本书便于携带，方便读者在查房、门诊时以及手术室术前做快速参考，不仅适用于血管外科医师、血管外科专业护士，也适用于血管介入医师、血管麻醉医师及血管外科技师。

该书的编译成员多为血管外科领域专家学者，且多数有留学经历，具有良好的英语编译能力。他们在尊重原文的基础上，能够充分保证该书翻译的准确性。

限于译者能力水平，书中难免有一些错误，恳请广大读者批评指正，以便再版时修正。

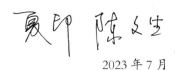

2023 年 7 月

血管外科是一门日新月异的专业，它包含腔内血管外科的最新进展和血管疾病培训中的变化。开放手术技术在血管外科患者的管理中仍旧有很大的作用，血管外科医生不仅要知道怎么手术，也要知道手术的时机。

本书针对血管外科手术的患者，给予术前检查、围手术期的管理、手术细节多方面的详细指导。不同的细节指导来自不同章节作者的临床实践。这些指导不是唯一的方案，很多情况下是选择性的。本书针对不同病情提供可能的开放手术和腔内手术方案，并对每种方案给予指导意见。每个手术方案内容中含有手术操作分类代码［OPCS 4.7（2014）］，以便手术团队熟悉。准确的手术操作记录非常重要。

本书方便接受培训的医生在病房、门诊及手术室工作时快速查找、阅读，帮助他们解决病房内的突发情况；也能帮助接受培训的医生了解手术室中的相关工作。本书能为低年资的实习医生在管理血管外科患者时提供相关疾病的背景知识、病房管理细节和手术治疗方案。接受培训的血管麻醉医生可以在书中找到麻醉管理以及复苏管理的细节。同样，接受培训的介入放射医生、血管外科护士和血管外科技师都能从本书中广泛获取血管外科患者的管理知识。

| | | | |
|---|---|---|---|
| AAA | 腹主动脉瘤 | DVT | 深静脉血栓形成 |
| ABPI | 踝肱压力指数 | ECG | 心电图 |
| ACE | 血管紧张素转化酶 | EEG | 脑电图 |
| AF | 心房颤动 | EIA | 髂外动脉 |
| ANH | 急性等容性血液稀释症 | ELISA | 酶联免疫吸附试验 |
| APTT | 活化部分凝血活酶时间 | EMG | 肌电图 |
| ASIS | 髂前上棘 | EPO | 促红细胞生成素 |
| A-TOS | 动脉性胸廓出口综合征 | ePTFE | 膨体聚四氟乙烯 |
| bd | 每日两次 | ESR | 红细胞沉降率 |
| B-EVAR | 腹主动脉瘤带分支支架腔内修复术 | ETS | 内镜下经胸交感神经切除术 |
| | | ETT | 气管导管 |
| BMI | 体重指数 | EVAR | 腹主动脉瘤腔内修复术 |
| BMS | 裸金属支架 | FBC | 全血计数 |
| CABG | 冠状动脉旁路移植术 | FDPs | 纤维蛋白降解产物 |
| CCF | 充血性心力衰竭 | F-EVAR | 腹主动脉瘤开窗腔内修复术 |
| CEA | 颈动脉内膜剥脱术 | FFP | 新鲜冰冻血浆 |
| CEAP | 临床、病因学、解剖学和病理生理学 | Fr | French（导管直径单位，3Fr=1mm） |
| | | G | Gauge（直径的计量单位） |
| CFA | 股总动脉 | HDL-C | 高密度脂蛋白胆固醇 |
| CMR | 心脏磁共振 | HIPA | 肝素诱导的血小板活化 |
| CNS | 中枢神经系统 | ICA | 颈内动脉 |
| COPD | 慢性阻塞性肺疾病 | IIA | 髂内动脉 |
| CPET | 心肺运动实验 | IMA | 肠系膜下动脉 |
| CRP | C 反应蛋白 | INR | 国际标准化比值 |
| CSE | 腰麻硬膜外联合麻醉 | IV | 静脉注射 |
| CTA | 计算机断层扫描血管造影 | IVC | 下腔静脉 |
| DES | 药物洗脱支架 | IVDU | 静脉注射药物 |
| DMSA | 二巯基丁二酸 | JVP | 颈静脉压 |
| DMSO | 二甲基亚砜 | LDL-C | 低密度脂蛋白胆固醇 |
| DSE | 多巴酚丁胺负荷超声心动图 | LMA | 喉罩 |

| | | | |
|---|---|---|---|
| LMWH | 低分子肝素 | qds | 每日四次 |
| LSA | 左锁骨下动脉 | RCC | 红细胞浓缩物 |
| LSV | 小隐静脉 | RCT | 随机对照实验 |
| MAG | 巯基乙酰基三甘氨酸 | rFⅦa | 重组激活因子Ⅶ |
| MAP | 平均动脉压 | rtPA | 重组组织型纤维蛋白原激活剂 |
| MET | 代谢当量 | SFA | 股浅动脉 |
| MI | 心肌梗死 | SFJ | 隐股交界 |
| MPS | 心肌灌注显像 | SMA | 肠系膜上动脉 |
| MRA | 磁共振动脉造影 | SPECT | 单光子发射计算机断层显像 |
| MRSA | 耐甲氧西林金黄色葡萄球菌 | SPJ | 隐腘静脉汇合点 |
| MRV | 磁共振静脉造影 | SRA | 5-羟色胺释放测定 |
| NHS | 英国国民医疗保健服务 | SVC | 上腔静脉 |
| NICE | 国家卫生与临床优化研究所 | SVR | 体循环血管阻力 |
| N-TOS | 神经型胸廓出口综合征 | TAA | 胸主动脉瘤 |
| OCP | 口服避孕药 | TAAA | 胸腹主动脉瘤 |
| OPCS | 手术操作分类代码 | TAD | 胸主动脉夹层 |
| PACU | 麻醉后恢复室 | TAP | 腹横肌平面 |
| PAD | 外周动脉疾病 | TEG | 血栓弹力图 |
| PAOD | 外周动脉闭塞性疾病 | TEVAR | 胸主动脉腔内修复术 |
| PCA | 患者自控镇痛装置 | TFA | 经股血管造影 |
| PCI | 经皮冠状动脉介入治疗 | TIA | 短暂性脑缺血发作 |
| PF4 | 血小板因子 | TKA | 经膝关节截肢 |
| PICC | 外周置入的中心静脉导管 | TOS | 胸廓出口综合征 |
| POBA | 普通球囊扩张成形术 | tPA | 组织型纤溶酶原激活物 |
| PSV | 收缩期流速峰值 | UFH | 普通肝素 |
| PTFE | 聚四氟乙烯 | VKAs | 维生素K拮抗剂 |
| PTT | 部分凝血活酶时间 | vWF | 血管性血友病因子 |

# 目 录
Contents

# 第1章

# 动脉和静脉疾病

## 动脉疾病：动脉粥样硬化

动脉粥样硬化描述了随着时间的推移在动脉内皮下积聚的特征性斑块或粥样斑块。动脉粥样硬化通常无伴随症状，直至斑块导致动脉明显变窄（>70%）或破溃入管腔，引起血栓和（或）血栓栓塞。该病占英国死亡总数的40%。

病理分期

- 内膜下脂质条纹
- 中膜的炎症过程
- 脂质巨噬细胞的积聚（泡沫细胞）
- 渐进性动脉变窄
- 斑块破裂或溃疡形成
- 血管闭塞或栓塞导致的血栓形成（图1.1）

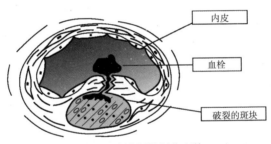

图1.1 动脉粥样硬化斑块

危险因素

动脉粥样硬化进展及并发症发生的强相关因素：

- 吸烟
- 高血压病
- 肾脏疾病
- 糖尿病
- 高胆固醇血症
- 家族史

动脉粥样硬化的特点

- 全身性疾病

- 好发部位
  - 冠状动脉
  - 颈动脉
  - 下肢动脉
  - 内脏 / 肾动脉
- 疾病进展受危险因素的影响

疾病的流行

- 心脏病和缺血性卒中是发达国家主要的死亡原因，每年占北美和欧洲近三分之一的死亡人数。
- 在美国（USA）和欧洲（EU），平均每年的心肌梗死（MI）数量为 210 万，缺血性卒中的数量为 175 万。
- 四分之一的男性和五分之一的女性将在 45~85 岁罹患卒中。
- 在约 7% 的 50~75 岁人群中，周围血管疾病表现为间歇性跛行。
- 动脉粥样硬化性疾病的不同表现形式通常可在同一患者中同时出现（图 1.2）。

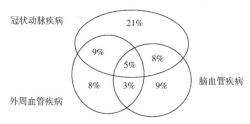

**图 1.2** 冠状动脉疾病、脑血管疾病和周围血管疾病同时出现

冠状动脉疾病

　　冠状动脉粥样硬化可能表现为心绞痛或心肌梗死，但值得注意的是心脏缺血有时可无症状。发生颈动脉或外周动脉粥样硬化性疾病的患者可能同时并发冠状动脉疾病。这对干预措施的制订非常重要，同时也是形成严格危险因素控制的前提。对于同时出现动脉粥样硬化的其他临床表现的患者而言，应当优先治疗可逆的冠状动脉疾病。

颈动脉疾病

　　颈动脉粥样硬化好发于颈动脉分叉处，这使其适合颈动脉内膜切除术（CEA）。分叉处的剪切应力和湍流模式等血流动力学因素可能与其发病机制相关。大多数症状性疾病与血栓栓塞事件有关，如斑块溃疡、血小板聚集和血栓形成。短暂性缺血或卒中的症状也可能由血管显著变窄导致的低灌注所引起，特别是在低血压、不稳定血压（BP）以及对侧颈动脉和（或）椎动脉闭塞的情况下。

## 周围动脉闭塞性疾病

动脉硬化性疾病主要影响主髂动脉、股动脉、腘动脉及远端血管。该病极少局限在一个节段，往往表现为对称性分布。严重的狭窄可能表现为间歇性跛行。间歇性跛行通常发生在腓肠肌，可伴有任何平面的动脉硬化；而大腿或臀肌跛行往往是主髂动脉硬化所致。间歇性跛行可能呈稳定（1/3）、进展（1/3），或者出现步行距离缩短后的伴发症状（1/3）。

约有小于 5% 的间歇性跛行患者疾病进展至终末期将危及肢端存活或导致严重缺血。此时临床表现为足部静息痛或组织缺损，如溃疡或肢端坏死（坏疽）。严重缺血代表动脉硬化性疾病在进展并且预示着多层次的病变，需要血运重建来维持肢体的存活。

## 肾血管疾病

肾动脉明显狭窄可引起高血压和肾衰竭。与冠状动脉疾病一样，这可能需要在任何其他类型介入之前进行治疗。

## 内脏动脉疾病

虽然内脏动脉普遍受动脉粥样硬化的影响，但由于肠道周围有丰富的动脉侧支供血，内脏动脉缺血很少出现症状。肠缺血可能是腹腔干和肠系膜上动脉（SMA）同时出现病变所致。

## 血栓栓塞性动脉疾病

- 栓子可以是随血流运行的任何物质。
- 血栓栓塞最常见始于心脏，且与心房颤动（AF）或心内膜下心肌梗死相关。血栓栓子的其他来源也可以是动脉粥样硬化斑块或动脉瘤。栓子可以在动脉循环的下游任何地方停留，最常见是在分叉处（图1.3）。

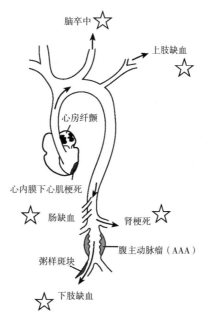

**图 1.3**　动脉循环中的栓子

- 当主要血管被栓子阻塞时，由阻塞动脉供血的区域将出现急性症状。
- 血栓栓塞通常与潜在的全身性疾病或促凝血状态相关，并且可能与高死亡率相关。
- 急性下肢缺血是最常见的表现，但上肢缺血、肠系膜缺血和卒中也可能发生。
- 缺血治疗的管理旨在通过开放或腔内途径使用机械或溶栓方法恢复血液灌注，然后采用抗凝和可能针对栓子来源的治疗。

## 动脉瘤疾病

　　动脉瘤的分类见图 1.4。

- 动脉瘤是动脉永久性的局部扩张，超过正常直径的 1.5 倍。
- 动脉瘤可以呈囊状或者梭形。
- 真性动脉瘤表现为动脉壁的扩张，包括以下内容。
  - "动脉粥样硬化性"动脉瘤。梭形动脉瘤常与动脉粥样硬化有关，但并非唯一因素。血管壁呈现出结缔组织的退行性变化和异常。
  - 细菌性动脉瘤是由动脉壁感染引起的，常为囊状。最常见的病菌为

梭形 – 环形扩张　　　囊状 – 偏心性扩张　　　夹层 – 动脉壁内
　　　　　　　　　　　　　　　　　　　　　　　有血流

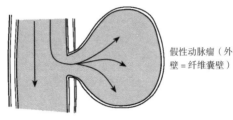

假性动脉瘤（外
壁 = 纤维囊壁）

图 1.4　动脉瘤的分类

葡萄球菌和沙门菌。

- 夹层动脉瘤（假腔动脉瘤）是由真腔内的平行血流经破口纵向破坏动脉壁的完整性而引起的（见本节后面部分）。

● 假性动脉瘤与动脉穿透伤（针、刀片、骨钉等）或动脉吻合口的破坏有关，这些都会引起血液逃逸至动脉外。向外流出的血液周围形成一层纤维囊壁，使其与主要血流相通，并形成缺乏正常动脉壁结构的囊状动脉瘤。

● 血栓经常累积在动脉的扩张部位。

● 动脉瘤在其出现破裂或者因血栓形成及血栓栓塞导致的缺血之前，通常是无症状的。

● 动脉瘤可以出现在全身的动脉系统，除了颅内，常见于：

- 主动脉
- 腘动脉
- 髂动脉
- 股总动脉（CFAs）
- 内脏动脉
- 肾动脉
- 颈动脉

### 腹主动脉瘤

- 影响 5% 的 60 岁以上男性和 <1% 的 60 岁以上女性。
- 95% 的病例发生在肾动脉水平以下的动脉。
- 一般在破裂前或者因远端栓塞导致下肢缺血之前没有症状，通常在偶然检查或在国家疾病普查中被发现。
- 有逐渐增大的趋势或者其他原因导致死亡的可能。

**主动脉瘤的危险因素**

- 男性
- 有家族史
- 吸烟
- 高血压

**破裂的风险**

与动脉瘤的直径相关

- 动脉瘤直径 <4cm 较少发生。
- 在 5.5cm 直径时，破裂风险每年增加 5%。
- 其后破裂风险成倍增加。

**炎性动脉瘤**

炎性动脉瘤约占高达 10% 的病例。动脉壁存在广泛的炎症，可能累及主动脉周围组织，引起疼痛，少数导致输尿管梗阻。开放手术修复这些病例在技术上相当困难。

### 胸腹主动脉瘤

- 发生在主动脉弓或降主动脉。
- 与肾下动脉瘤相比，由于需要对内脏动脉、肾动脉和脊髓动脉进行血运重建且存在入路困难，介入干预的风险更大。
- 腔内血管修复技术因与开放手术相比死亡率更低，因而成为越来越普及的术式。

### 髂动脉瘤

- 好发于髂总动脉或髂内动脉且常与主动脉瘤相关。
- 可能因血栓形成或破裂而复杂化。
- 提倡择期修复或隔绝以防止 4cm 及以上的动脉瘤破裂。
- 通常可进行腔内治疗。

腘动脉瘤

● 约占外周动脉瘤的 80%。

● 30% 与主动脉瘤有关，50% 为双侧。

● 最常见的并发症是由血栓形成或血栓栓塞引起的腿部缺血，与腘动脉瘤相关的肢体缺血具有很高的截肢风险。

● 很少引起压迫症状、深静脉血栓形成（DVT）或破裂。

股总动脉瘤

● 通常假性动脉瘤与移植物吻合口破裂、针刺 [ 血管造影或静脉注射药物（IVDU）] 或与静脉注射药物引起的细菌污染有关。

● 25% 的真性动脉瘤与主动脉瘤有关。

内脏动脉瘤

● 罕见，但最常发生在肝动脉或脾动脉。

● 脾动脉瘤与怀孕有关。

● 破裂是内脏动脉瘤死亡率较高的并发症。修复治疗（通常是血管腔内修复）适用于偶然发现的直径 ≥ 2 cm 的动脉瘤。

颈动脉瘤

● 罕见。

● 建议通过开放手术或血管腔内技术来避免破裂。

● 由前期颈动脉内膜剥脱术的缝合或补片原因而形成的吻合口动脉瘤可进行类似的治疗。

夹层动脉瘤

● 夹层通常是自发形成的，最常见于胸主动脉。A 型夹层始于升主动脉，B 型夹层最常始于左锁骨下动脉（LSA）远端。

● 血液经内膜第一破口灌入动脉壁形成夹层的假腔。

● 典型表现为突发的严重胸痛，并向肩胛骨之间放射，且与高血压相关。

● 可能并发上肢、脑、内脏如肾脏或下肢缺血。

● 通过计算机断层扫描血管造影（CTA）可确诊。

● 治疗：

　• 见第 13 章。

● 颈动脉夹层可能伴有脑卒中，一般选择保守治疗。

## 大动脉炎

一组涉及动脉的炎症性疾病，表现为外周动脉缺血，从而导致肢端软组织坏死，并伴有全身不适。虽然临床影像通常表现为狭窄性疾病，但炎症引起的动脉壁"软化"偶尔可能会形成动脉瘤。这需要基于临床影像和疾病分布情况做出诊断。患者炎症标志物可能会升高，但通常很难得到确诊性的病理诊断。

### 多发性大动脉炎

● 引起主动脉分支（包括冠状动脉）和其他主要动脉的狭窄，也称为"无脉病"。

● 好发于 20~30 岁的成年女性。

● 中膜和外膜首先发生急性炎症，随后内膜形成瘢痕并增厚，最终导致动脉狭窄。

● 偶尔会引起主动脉瘤。

● 主要的治疗方案是在急性炎症阶段进行免疫抑制治疗，少数可在后期进行球囊血管成形术或开放手术。

### 血栓闭塞性脉管炎

● 中型动脉和静脉的炎症反应。

● 好发于男性吸烟者，特别是在地中海东部、中东和亚洲地区。

● 与吸烟密切相关。

● 与腔内血栓和巨噬细胞相关的全层血管壁炎症。

● 导致上肢动脉和腿部血管闭塞，引起间歇性跛行、静息痛和组织坏死。

● 有时血管造影可见到特征性的螺旋侧支征。

● 治疗方案是戒烟。注射前列环素类药物可能会有所帮助。

### 巨细胞（颞部）动脉炎

● 好发于女性，年龄通常 > 50 岁。

● "流感样"前驱症状可持续 2~3 周，紧接着出现四肢肌肉疼痛；动脉（部位）疼痛，特别是颞动脉、锁骨下动脉、腋动脉、肱动脉和股浅动脉处疼痛；视网膜动脉受累可导致黑矇或永久性失明。偶有肢体跛行，很少有外周缺血性病变，症状常持续数月。

- 红细胞沉降率（ESR）通常 > 80；轻度正细胞正色素性贫血。
- 糖皮质激素治疗有效，可逆转动脉狭窄，但对闭塞的血管无效。

### 类风湿性血管炎

- 急性血管炎常伴有类风湿性关节炎。
- 影响除肺部以外的中小动脉。
- 可形成胫前"凿孔样"溃疡与指（趾）坏疽。
- 对类固醇或其他免疫抑制治疗有效。

### 结节性多动脉炎

- 影响中型动脉。
- 可能与动脉瘤样扩张有关。
- 最常引起肠道、肾脏和大脑缺血。
- 小动脉瘤可能被认为是沿动脉分布的皮下结节，可形成皮肤紫癜或坏疽斑。
- 与乙型肝炎有关。

## 其他动脉疾病

### 雷诺现象

- 因暴露在寒冷或其他刺激因素下，手指出现疼痛性皮肤颜色改变的血管痉挛性疾病。
- 多见于女性。
- 可能是原发性（特发性）或继发于结缔组织疾病、血栓闭塞性脉管炎、颈肋、使用振动工具（"振动白指症"）引起的。
- 血管壁中的神经机制和炎症反应被认为起着重要的作用。

### 糖尿病性血管疾病

大血管动脉粥样硬化病变（糖尿病人群较正常人群多 2~3 倍）和微循环障碍同时存在。

### 纤维肌发育不良

动脉中膜病变引起血管狭窄。

- 在没有动脉粥样硬化危险因素的情况下，约 90% 的病例为年轻女性。

- 主要影响肾动脉和颈动脉。
- 血管造影时可能出现串珠样改变。
- 血管成形术是治疗的首选。

## 血管外膜囊性疾病

- 血管外膜疾病。
- 好发于腘动脉。
- 可引起年轻患者间歇性跛行。
- 多普勒超声检查可确诊。
- 通常采用囊肿引流手术来治疗，只有腘动脉血栓形成时才需要插入式静脉移植。

## 腘动脉受压综合征

- 腘动脉受压通常由于腘窝的异常解剖结构引起，最常见的是腓肠肌头部（通常是内侧头）的异常嵌入。
- 好发于肌肉体积增大时，例如新兵入伍后。
- 可能导致动脉闭塞或伴有血栓及远端栓塞的狭窄后瘤样扩张。

## 颈动脉体瘤

- 颈动脉体的少见肿瘤。
- 通常生长缓慢且为良性。
- 10% 有家族史，10% 是恶性。
- 副神经节瘤家族的成员（包括嗜铬细胞瘤），但很少分泌儿茶酚胺。
- 表现为颈部肿块，可能质软。
- 可能因其逐渐增大压迫颅神经（Ⅸ、Ⅹ、Ⅺ、Ⅻ）出现症状。
- 多普勒超声检查常用于初步筛查，用于观察颈内动脉与颈外动脉的分叉处。磁共振成像（MRI）或 CT 可用于确诊并与迷走神经结瘤相鉴别；也可在多普勒超声检查无法清楚识别时，用于显示肿瘤的上部范围。
- 切除手术适用于年轻患者；术前栓塞可能有助于减少血管丛并缩小瘤体。
- 放射治疗可以缩小瘤体（但不能治愈），适用于瘤体较大或出现症状的老年患者。

## 静脉疾病：概述

绝大多数的静脉疾病由三种密切相关的疾病构成。

● 静脉曲张；
● 深静脉血栓形成；
● 慢性静脉功能不全。

### 正常的静脉生理学

● 静脉回流是通过动脉灌注、呼吸运动的胸腔负压、单向静脉瓣以及肌肉泵的复杂协调作用来实现的（图1.5）。
● 站立位是下肢静脉回流时抵抗重力作用的最大生理性挑战。
● 通常情况下，肌肉"泵"可以轻易地促进下肢静脉回流，但当泵功

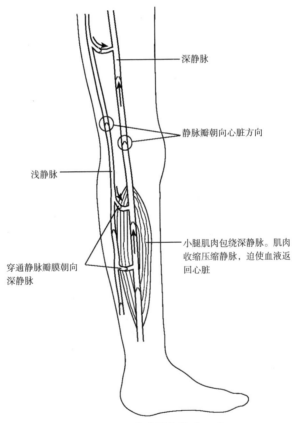

深静脉

静脉瓣朝向心脏方向

浅静脉

小腿肌肉包绕深静脉。肌肉收缩压缩静脉，迫使血液返回心脏

穿通静脉瓣膜朝向深静脉

图 1.5　正常的腿部静脉回流

能不全或瓣膜功能丧失时可能会引起静脉血淤积和一些并发症，如静脉曲张、血栓性静脉炎、皮肤病变和溃疡。

## 静脉曲张

- 迂曲扩张的浅静脉，几乎全都发生在下肢。
- 至少约 40% 的西方人口在一定程度上受其影响。
- 绝大多数为 "原发"（见静脉曲张的病因），但也可能继发于 DVT 或肿瘤引起的盆腔静脉淤积，或者继发于深静脉功能不全。
- 组织学检查发现存在异常的组织结构，即减少的正常弹性蛋白和异常的胶原蛋白基质。
- 静脉曲张一般分为：
  - 主干静脉曲张；
  - 网状静脉曲张或属支曲张；
  - 蜘蛛静脉、网状静脉曲张或毛细血管扩张。

### 静脉曲张的病因

- 虽然原因未明，但与瓣膜功能不全相关密切，其通常始于主干的某一对瓣膜。
- 在静脉曲张患者中大隐静脉功能不全至少占 80%；小隐静脉功能不全约占 15%。
- 虽然穿通静脉功能不全在静脉曲张发展中的直接作用尚未被广泛认同，但它无疑加重了小腿肌肉泵功能不全。

### 静脉曲张的并发症

- 出血：最可能发生在非常浅表且容易受伤的皮内静脉曲张，出血量可较大。
- 血栓性静脉炎：曲张静脉的疼痛性炎症。在大约 10% 的病例中，血栓可蔓延至深静脉形成深静脉血栓。
- 慢性静脉功能不全引起的改变（见慢性静脉功能不全）。

## 慢性静脉功能不全

- 与浅静脉和（或）深静脉疾病有关。
- 皮肤病变与小腿肌肉泵无法降低下肢动态静脉压有关（见第 4 章，

图 4.3），同时也被认为是长期静脉扩张及血液淤滞的结果。

- 慢性静脉功能不全的皮肤变化
  - 水肿
  - 色素沉着
  - 湿疹
  - 脂质性皮肤病
  - 溃疡
- 皮肤的变化常与曲张静脉相关，但也不绝对。
- 根据 CEAP 系统进行分类（框表 1.1 和表 1.1）。

**框表 1.1　CEAP 分类系统**

C—临床体征（0~6 级），辅以有症状（s）和无症状（a）。
E—病因分类（先天性，原发性，继发性）。
A—解剖分布（浅静脉、深静脉或穿通静脉，单独或合并出现）。
P—病理生理学功能障碍（反流或阻塞，单独或合并出现）。

引 自 John M. Porter et al. Journal of Vascular Surgery. Volume 2, Issue 4. Reporting standards in venous disease：an update: 635–646. Copyright © 1995 with, 经 Elsevier 许可引用 http: //www.sciencedirect. com/science/journal/074524.

**表 1.1　CEAP 慢性静脉疾病的临床分类 \***

| 等级 | 临床体征 |
|------|----------|
| 0 | 无可见体征的静脉疾病 |
| 1 | 毛细血管扩张，网状静脉、冠状静脉扩张 |
| 2 | 静脉曲张 |
| 3 | 无皮肤病变的水肿 |
| 4 | 静脉疾病引起的皮肤病变（色素沉着、静脉湿疹、脂性硬皮病） |
| 5 | 皮肤病变（如上文所述）合并已愈溃疡 |
| 6 | 皮肤病变（如上文所述）合并活动性溃疡 |

\* 见框表 1.1 中 CEAP 的讲述

## 血栓栓塞性静脉疾病

### 深静脉血栓形成

- 通常源自小腿（比目鱼肌）静脉。

- 从血小板 – 内皮或白细胞 – 内皮激活血栓级联反应开始，好发于瓣膜窦；而血小板和纤维蛋白的进一步沉积形成黏附性血栓。凝血系统的持续激活将导致血栓蔓延。
- 新生的血栓黏附性较差，有栓塞的风险。

深静脉血栓形成的临床后果

- 疼痛性腿部肿胀。
- 肺栓塞（PE）。
- 慢性静脉功能不全（静脉血栓后综合征）。
- 更罕见的情况：
  - 反常栓子——与卵圆孔未闭有关。
  - 股青肿——与严重的髂股静脉 DVT 有关。

深静脉血栓形成的危险因素（Virchow 三角）

- DVT/PE 的既往史
- 年龄增长
- 制动
- 恶性肿瘤
- 手术或其他创伤
- 心脏衰竭、卒中和心肌梗死
- 口服避孕药（OCP）
- 易栓症（见围手术期凝血的管理）

## 肺栓塞

- 蔓延的血凝块脱落并经由右心栓塞肺动脉时发生。
- 约 10% 的 DVT 患者会发生致命性肺栓塞，尤其是中央型 DVT 的患者其风险最高。而那些小腿静脉血栓（即在腘静脉下方）的患者发生 PE 的风险较低。
- PE 的典型表现为突发的呼吸困难、胸痛、咳嗽和咳血，并伴有心动过速、气促和窘迫表现。
- 反常性栓塞发生在卵圆孔未闭的情况下（存在于 20% 的"正常人"），栓子能够进入左心，并经体循环栓塞在任何狭窄的部位，发生在下肢则可能表现为急性肢体缺血。

## 股青肿

- DVT 的一个少见并发症。

- 髂股静脉 DVT 时静脉回流不畅阻碍了毛细血管血流，从而降低了动脉灌注。
- 表现为患肢广泛肿胀、皮肤青紫色和缺血，继而足趾坏死。
- 通常与伴发的严重疾病有关，如预后较差的转移性恶性肿瘤。
- 治疗方法主要是抬高患肢和抗凝。对于合并症较少的患者也可考虑导管溶栓治疗。

### 静脉血栓后综合征

- DVT 的血栓通常会在几周至几个月的时间内缓解，此时的深静脉再通但出现功能不全。长期闭塞的深静脉也会有类似的表现。
- 深静脉的反流或梗阻都会引起静脉血液聚集和瘀滞，出现下肢水肿和炎症、皮肤病变和静脉曲张。
- 最终出现典型的深静脉血栓形成后综合征，即水肿、静脉曲张、含铁血黄素沉积、脂性硬皮病和难愈性溃疡。
- 这些病变可以通过长期穿着弹力袜和患肢抬高来预防。
- 存在深静脉功能不全的患者其浅静脉手术的疗效可能欠佳。

### 上肢深静脉血栓形成

- 通常是锁骨下静脉或腋静脉血栓形成（Paget-Schroetter 综合征）。
- 不如下肢 DVT 常见，通常与导致静脉回流受阻的解剖异常相关：
  - 锁骨下静脉狭窄；
  - 败血症（勒米埃综合征）；
  - 胸腔出口综合征（TOS），因肋骨或纤维束压迫；
  - 中心静脉置管；
  - 易栓症；
  - 奋力综合征（重复性肩运动）。
- 进展到肺栓塞和静脉血栓后综合征的风险较低，足量抗凝治疗的指征不强。

## 罕见静脉疾病

### 先天性静脉畸形肢体肥大综合征

- 一种中胚层的先天性疾病，表现为广泛的静脉曲张、鲜红斑痣以及肢体骨骼肥大与软组织过度生长。

- 两性的发生率相当。
- 可发生在单侧或双下肢。
- 绝大多数病例采取非手术治疗。

### 动静脉内瘘

- 偶尔因静脉曲张和皮肤缺血被发现。
- 多普勒超声检查有助于诊断。
- 很少引起高输出量心力衰竭。
- 若有严重并发症，腔内治疗为首选，否则建议保守治疗。

### 平滑肌瘤 / 平滑肌肉瘤

- 子宫平滑肌瘤或纤维肉瘤侵犯静脉系统的罕见情况。
- 可累及下腔静脉（IVC）和右心，并可出现心力衰竭。
- 常被误诊为 DVT。
- 手术切除是治疗首选。

（陈　磊　蒋劲松　译）

## 第 2 章

# 动脉疾病的病史和检查

○ 病史
○ 检查
○ 鉴别诊断

# 病 史

与许多医学领域一样，病史是确定以下各个方面最重要的手段：

- 病变是否由动脉疾病引起（闭塞或动脉瘤）？
- 缺血有多严重（间歇性跛行／静息痛／组织坏死）？

以下是血管疾病患者需要关注的内容。

## 症 状

### 疼 痛

### 部 位

- 肌肉（常为小腿，有时为大腿或臀部，个别为前臂）疼痛提示有跛行。臀肌跛行由主－髂动脉疾病引起，但这是疼痛部位能提示动脉闭塞平面的唯一情况。
- 前脚掌或趾尖（周围循环）疼痛提示缺血性静息痛。

### 性 质

- 肌肉痉挛、肌肉紧绷、抓握感均提示跛行。
- 持续疼痛、啃咬痛（严重时）是典型的静息痛。

### 诱发因素

- 只有在运动时才感觉到跛行。
- 抬高患肢会加剧静息痛，例如上床睡觉。

### 缓解因素

- 在停止运动的几分钟（＜5 min）内，跛行性疼痛就会消失。腿部跛行症状因站立不动而得到缓解。弯腰或坐下（见脊柱狭窄）并不能得到更快的缓解。
- 缺血性静息痛可以通过下肢下垂来缓解。

### 麻木或刺痛感

如果存在，通常发生在前脚掌或趾尖。

### 溃疡或坏疽

发生于前脚掌、足趾或足部压力区（包括脚后跟）；偶尔出现在踝关节平面以上，如发生在一些因素下导致的固定外旋或内旋的骨突关节处，疼痛明显。

### 勃起障碍

老年男性面对的一个多因素的常见问题，但可能由主－髂动脉疾病引起（与臀肌跛行有关，被称为 Leriche 综合征）。

### 鉴别诊断

外周动脉闭塞性疾病（PAOD）常见但往往无症状。老年患者出现无脉不一定是由动脉疾病造成的。做出诊断时最重要的鉴别信息来自病史，特别是当患者有腿部或脚疼痛的主诉。

### 跛　行

患者行走时出现腿部疼痛可能有间歇性跛行，但以下的鉴别诊断需要加以考虑，这些都是老年人的常见情况。

### 骨关节炎

- 髋关节疼痛较严重时表现为大腿不适。踝关节疼痛有时很难与小腿疼痛相鉴别。膝关节疼痛因其部位（前部）通常很容易鉴别。
- 询问一天中疼痛的时间和运动后恢复的时间。跛行距离和恢复时间一般是稳定的，而骨关节炎引起的疼痛会更糟，消退时间也更长。
- 如果在任何阶段，运动后的疼痛需要 > 5 min 才能消退，可以排除跛行。

### 坐骨神经痛

- 通常是强烈的反射痛，而不是肌肉痉挛或紧绷。
- 询问是否在起身离开椅子或是弯腰的时候出现。而跛行疼痛仅与行走或跑步有关。

### 椎管狭窄

- 一种少见的情况，但在血管外科诊所相对常见，因为很难与血管源性跛行相鉴别（因此又称作神经源性跛行）。
- 患者常抱怨行走时小腿疼痛，而休息后很快缓解。
- 通常，患者需要通过弯腰或坐着等动作弯曲脊柱来缓解不适。如果患者保持直立则不会好转，或者只是缓慢缓解。
- 询问同样的疼痛是否在站立的时候出现，尤其是在水中当脊柱得到舒展的时候是否出现。如果是这样，可排除血管源性跛行。要询问患者通过什么方式可以缓解疼痛。

### 缺血性静息痛

老年患者出现足部疼痛通常是由以下情况所引起：

- 足部骨关节炎。通常在白天发病，与缺血性静息痛不同的是，疼痛可以通过抬高足部来缓解（减轻脚的受力）。

- 痛风有时很难与感染的缺血性足病相鉴别（肿胀掩盖了足部脉搏），但抬高患肢可以缓解疼痛（不同于缺血性静息痛）。

周围神经病变是糖尿病患者的常见鉴别疾病：

- 通常主诉为影响大部分足部的烧灼样或放射性疼痛，而不是影响前脚掌的持续性疼痛。
- 卧床时情况可能更严重，但通常抬高患肢不会加重症状。

### 评估问题的严重性

- 有缺血性静息痛症状、溃疡或坏疽表明疾病的程度比仅有跛行症状时严重。
- 患者出现跛行的行走距离和最大步行距离（残疾程度）是衡量疾病严重程度的标准，可用作随访或手术干预后比较的指标。
- 患者对跛行情况的描述是评估是否进行手术干预的一个很好的指征，例如：不能再遛狗或逛商店（障碍程度）。

### 可纠正的危险因素

记录以下内容，以便探索改善和降低疾病进展风险的方法。按重要性顺序排序分别是：

- 吸烟（记录烟龄、吸和戒的时间）；
- 糖尿病；
- 高血压病；
- 血脂异常；
- 早发性动脉疾病（<60岁）的家族史 —— 通常是由于胆固醇升高导致，但偶尔会有其他诱发因素，如高同型半胱氨酸血症。

### 合并症

外周动脉疾病（PAD）通常有合并症。合并症也是由动脉粥样硬化或吸烟引起的。重视合并症的原因如下。

- 合并症可能会制约 PAD 的治疗方案。但不会引起不必要的风险。相对于挽救肢体，有时为了挽救生命而对合并症进行紧急干预。若患者有心绞痛的症状时应行冠状动脉造影。
- 合并症有时会在一定程度上限制活动，以至于有些干预措施对跛行的收效甚微。需要咨询的重要合并症见下文。

- 冠状动脉疾病：询问胸痛、心绞痛、心脏病发作。
- 脑血管疾病：询问卒中和短暂性脑缺血发作（TIA）。
- 肾动脉疾病：是常见的相关疾病，除非已经确诊，否则问诊难以发现。它可引起高血压病和肾衰竭。高血压病在外周动脉疾病患者中普遍存在，比继发于肾动脉狭窄的高血压更应受到重视。
- 慢性阻塞性肺疾病（COPD）：询问呼吸短促、咳嗽、喘息等情况。

## 药物治疗

在确诊后任何患有 PAOD 的患者都应该使用血小板抑制剂。以下的药物特别重要。

- 抗血小板药：阿司匹林、氯吡格雷、双嘧达莫；
- 降胆固醇药：他汀类、贝特类；
- 华法林和其他抗凝剂：可能需要在检查或治疗前停药；
- 二甲双胍：需要在血管造影检查前停药；
- β 受体阻滞剂：可能使跛行加重（罕见），但可提供围手术期心脏保护。

## 社区资料

这些患者的活动能力可能会受到影响，尤其是爬楼梯，因此询问家庭住所十分重要（例如，6 层的公寓或底层住所）。有些患者可能需要截肢，因此轮椅通道也很重要（坡道、门宽、卫生间和洗涤设施同样重要）。绝大多数后面提到的这些细节可由职业治疗师或类似资质者通过家访来明确，但让相关机构了解这些信息可以避免延迟出院。此外，还应注意让亲友向患者提供社会支持，因为这可能会影响他们在社区活动中的表现。

# 检 查

## 系统评估

医生在询问病史中过多地听到关于患肢的信息，故而很容易只关注患肢，这是临床工作中应避免的陷阱。首先，你需要对患者进行整体评估，因为全身性因素可能对肢体症状的发展有显著的影响。

对所有系统常规体检的系统评估应特别注意以下两个方面。

**循环系统的情况**

- "前向性衰竭"的证据：脉搏量（并注意是否存在房颤），体温和手的皮肤颜色，血压。
- "后向性衰竭"的证据：无法平躺，颈静脉压（JVP）升高，肺底的捻发音，脚踝水肿。要清楚，最后这一表现也可因静息痛时坐在椅子上睡觉而造成。

**循环血液的情况**

- 贫血的证据：检查结膜。
- 红细胞增多症的证据（如继发于吸烟）：寻找红细胞增多症的皮肤改变。
- 缺氧的证据（如继发于 COPD）：寻找中心性发绀。
- 高胆固醇血症的证据：检查黄斑瘤、角膜环（如果 <60 岁）。

**局部评估**

在检查患肢时，有三个问题需要考虑，并且应尽可能地与对侧肢体进行比较。

1. 是否有动脉闭塞或动脉瘤样扩张的证据

患者尽可能平躺，通过触诊脉搏来明确（表 2.1）。

表 2.1 最常见的病变部位，PAOD 人群的患病率，以及相应的脉搏触诊结果

| 病变位置 | 患病率(%) | 结果 |
|---|---|---|
| 股浅动脉（SFA）病变 | 70 | 股动脉可及，远端不可及 |
| 主髂动脉病变 | 20 | 股动脉搏动减弱、消失或正常，且伴有杂音，远端动脉搏动不可及 |
| 膝下动脉病变 | 10 | 仅股动脉和腘动脉搏动可及 |

常见于糖尿病和老年患者

**主动脉**

- 触诊上腹部。
- 大多数主动脉是不可触及的，但对于检查腹主动脉瘤很重要。
- 脐周的搏动性肿块提示腹主动脉瘤，但需要超声检查进一步确认（正常的主动脉分叉位于脐上方，但可被动脉瘤拉长而推向远端）。

**股动脉搏动**

- 如果难以发现，请检查骨性标志。
  - 髂前上棘（ASIS）到耻骨结节的连线的下 2/3（手指沿腹股沟平移，而不是试图推动耻骨上脂肪垫）；或者在 ASIS 和耻骨联合连线中点（中线）寻找。
  - 如果仍然无法触及搏动，则可外旋髋关节使股骨头将股动脉向前推。
- 股动脉搏动可以是动脉瘤样、正常、减弱或消失。

  显然，正常的脉搏可能会掩盖上游血管疾病，因此也需要进行股动脉杂音的听诊。

**腘动脉搏动**

腘动脉搏动通常很难触及，但不要忽视，因为可能存在腘动脉瘤。腿部伸直且放松或屈曲时候，从腘窝侧面向中线检查（采取合适你的任一方法）。

**足部动脉搏动**

足背动脉：位于足背的踇长伸肌腱和胫骨前肌腱之间，距骨间隙之中。

胫后动脉：内踝后方大约 1cm。

尽管弥漫性动脉硬化影响肢体血供，但通常只有 1~2 个明显影响血流动力学的病变要治疗。脉搏触诊可以明确病变的最近端，但并不能确定远端病变的范围。

**2. 缺血的严重程度**

患者的症状会让医生有初步的缺血程度的印象。患者躺下时检查以下内容，必要时双足对比（图 2.1）。

- 溃疡（通常外形上呈"缺损样"）或累及前足的坏疽（查看足趾之间）或受压区域（特别是第 1 与第 5 跖趾关节和足跟背部的内侧面和外侧面）。
- 足部的皮肤颜色：
  - 暗红色表示慢性缺血
  - 苍白表示急性缺血
  - 足部的温度。使用整个手掌面以获得全面的评估。
- 毛细血管灌注。轻轻按压第 1 足趾的侧面或指甲；然后释放，并注意观察苍白消失的速度。通常 <3s，因此记录为"正常""延迟"

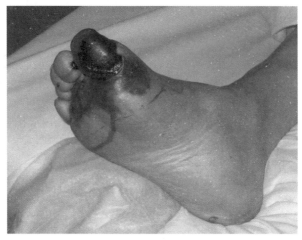

**图 2.1** 足缺血

或"明显延迟",但如果你没有使用秒表,请不要使用诸如"30s 毛细血管灌注"等术语进行虚假描述。

- Buerger 氏检查
  - 患者仰卧后抬高双下肢呈 45°,观察足趾皮肤色泽改变。
  - 交替检查双足;帮助患者坐起来,并将双足垂在床边。查看前脚掌是否比双腿放平时更红润。
  - 如果存在严重的动脉疾病,血液到达足部使皮肤变红的时间可能更久。
  - 在足部缺血的早期阶段,足部静脉沟槽化是严重缺血的表现。
  - 抬高后苍白和低位时潮红提示静息时组织缺血。
- 固定的组织显色。在 Buerger 氏检查时抬高下肢,在足趾或足跟背面查看小片状紫色,提示严重缺血时毛细血管血液漏出到组织中。

3. 是否存在感染

与跛行的患者相比,在静息痛或组织缺损的患者中该问题更普遍。在糖尿病患者中,感染可以迅速扩散并导致足部广泛的组织坏死或全身性败血症。重要的是在早期阶段识别感染的存在及程度。注意观察:

- 腿部放平时出现足部红斑;
- 红斑向上延伸提示淋巴管受累;
- 红斑沿肌腱蔓延提示肌鞘感染;

- 皮下组织捻发音（特别是糖尿病患者）提示气性坏疽，需要急诊截肢；
- 皮下组织波动感提示脓肿形成；
- 窦道排脓提示深部组织感染；
- 溃疡基底部显露骨骼提示其将被感染；
- 红肿的香肠样足趾提示骨髓炎。

## 鉴别诊断

一些部位的鉴别诊断必须进行体格检查。

### 坏　疽

坏疽与血流受阻密切相关，但问题的根源可能在大动脉（常为动脉粥样硬化或栓子），中动脉（如血栓闭塞性脉管炎、栓子）或小动脉／微动脉（血管炎、血栓形成、栓子）。鉴别诊断必须基于脉搏评估和明确可能的叠加因素（房颤、重度吸烟者、冷暴露）。

### 溃　疡

该群体发生溃疡的常见原因如下。

- 静脉源性。
  - 几乎都始于踝上方（通常为内侧），但也可能蔓延到足部。
  - 溃疡边缘呈逐渐过渡状，而不像动脉性溃疡的穿孔样。
  - 被慢性静脉功能不全的皮肤病变所包围。
  - 溃疡常伴不适，而不是明显的疼痛（如缺血表现）。
- 神经病理性：糖尿病患者的常见不同之处。
  - 像缺血性溃疡一样，好发于足部的压力区域。
  - 存在足部感觉正常和溃疡疼痛即可排除该诊断。
  - 不幸的是，缺血和神经病变常常共存，溃疡可能是由这两个因素共同引起。
  - 严重的缺血会影响溃疡边缘的愈伤组织愈合，因此溃疡的形态有助于鉴别诊断。
- 恶性肿瘤：在英国并不常见。溃疡隆起、边缘不规则且无痛时应警惕。

（陈　磊　蒋劲松　译）

# 第 3 章
## 静脉疾病的病史和检查

○病史
○检查

# 病　史

## 临床表现

　　静脉疾病可累及上肢或下肢，但以下肢多见。以下是大多数静脉疾病（包括急性或慢性、浅静脉或深静脉）的常见症状。

### 疼　痛

- 疼痛是最常见的症状，往往伴随着腿部肿胀，通常在傍晚时以小腿部感觉明显。抬高患肢可以缓解疼痛。
- 持续一天以上的急性疼痛通常由静脉炎、蜂窝组织炎或深静脉血栓形成引起。
  - 在静脉炎中有时出现严重的搏动性疼痛，疼痛沿静脉走行，并伴有同区域皮肤红肿。
  - 腿部弥漫性疼痛、发红、肿胀通常提示蜂窝组织炎或深静脉血栓形成。
- 静脉疾病患者常因小腿肌肉痉挛而影响睡眠。
- 不宁腿综合征是一种慢性疾病，患者被迫保持一条或两条腿运动，以试图缓解弥漫的刺激性腿部不适。这种不适通常在白天呈进行性加重，患者晚上无法静坐，影响睡眠。不宁腿综合征可由多种疾病引起，但通常与静脉曲张有关。患者的不适症状不同于站立时的疼痛，且平卧位不缓解。

### 肿　胀

　　肿胀在所有静脉疾病中都很常见，通常出现在足部和踝关节周围，并沿腿部向上延伸，一般傍晚时最明显，随着夜间卧床休息而消失（在急性 DVT 患者肿胀会减轻）。当询问患者肿胀的情况时，要注意区分肢体肿胀和局部静脉肿胀（如静脉曲张）。

### 非静脉原因的无痛性腿部肿胀

- 慢性淋巴水肿病程缓慢，症状不会随着夜间休息而减轻（不同于静脉相关的水肿）。
  - 先天性淋巴管发育不良常于 20~30 岁或更早出现症状，一般累及双腿。
  - 手术导致淋巴回流障碍，如恶性肿瘤行腹股沟淋巴结清扫、腹股沟下旁移植术等。
  - 盆腔或腹股沟术后放射治疗。

- 感染导致淋巴管阻塞或瘢痕形成。反复发作的非特异性小腿蜂窝织炎或特异性感染（如丝虫病等）。

- 充血性心力衰竭（CCF）对双下肢的影响程度是相同的，抬高肢体后肿胀减轻。通常伴有端坐呼吸和心脏病史。

- 低蛋白血症对双下肢的影响程度也是相同的，抬高肢体后肿胀减轻。一般与低蛋白饮食、胃肠道（GI）疾病、肝病或肾病有关。

- 长期不活动，如肢体瘫痪或肢体严重缺血的患者坐在椅子上睡觉或将患肢悬于床边时也会导致肢体肿胀。

浅静脉曲张

静脉曲张是一种众所周知的常见病，一般患者可自行诊断，它可以是原发性疾病，或者继发于慢性深静脉疾病。静脉曲张影响美观，因此年轻女性患者对静脉曲张更为在意。在急性 DVT 时可能会出现浅静脉扩张，但常常因为不是最突出的表现而被忽略。

瘙 痒

瘙痒是静脉疾病常见的症状，出现在曲张静脉或踝关节周围，但瘙痒也可由皮肤干燥引起，常见于老年女性，需要注意的是洗热水澡会加重皮肤干燥。

出 血

大多数曲张静脉被较厚的皮肤覆盖，很少因日常损伤而出血。但少数患者存在突出的静脉窦，这些静脉窦可突破皮肤并自行破溃出血，或因用毛巾擦拭皮肤等轻微损伤而出血。

皮肤颜色改变

- 急性皮肤红肿在静脉疾病中很常见，可沿静脉走行，如静脉炎；或者小腿弥漫性红肿，如蜂窝组织炎或 DVT。

- 有些患者由于慢性静脉功能不全，常常在踝关节部位出现皮肤色泽改变。包括色素沉着、湿疹样改变及白斑（伴疼痛）。湿疹也可能出现在腿部上段静脉曲张明显的地方，同时也应检查患者身体其他部位是否有湿疹，因为湿疹可能与静脉疾病无关。

溃 疡

- 溃疡一般出现在踝关节区域（踝关节上方），通常伴有轻中度的不适，抬高患肢可减轻。如果患者诉显著疼痛，必须休息才能缓解，则考虑存在供血不足，通常由周围动脉闭塞性疾病（PAOD）引起。

- 许多溃疡创面会产生大量渗出，透过敷料散发出难闻的气味，给患者的生活带来痛苦，应及时换药。

下肢溃疡的非静脉性原因

- 创伤：通常可根据病史鉴别。
- 血管炎：通常是多发性的，并与类风湿关节炎等自身免疫性疾病有关。
- 坏疽性脓皮病：刚开始是一个鲜红色或蓝色的皮肤结节，然后自中央破溃，可能与自身免疫性疾病有关。
- 布鲁里（Buruli）溃疡或其他热带感染。
- 恶性肿瘤，例如鳞状细胞癌、基底细胞癌、恶性黑色素瘤。

## 提示急性深静脉血栓形成病史

急性深静脉血栓形成是静脉疾病的一个重要原因，可引起小腿不适、肿胀、发红及浅静脉扩张，但通常只表现其中一部分症状，也可能无症状。髂股静脉血栓形成表现为肢体肿胀、不适和浅静脉充盈。对于怀疑DVT的患者，重要的是详细询问病史以找出支持诊断的可能因素。

- 既往静脉血栓形成或肺栓塞病史；
- 老年患者；
- 恶性肿瘤；
- 近期手术（特别是髋关节、膝关节置换术和盆腔手术）；
- 腿部外伤和（或）固定物（例如石膏）；
- 心肌梗死、充血性心力衰竭、中风；
- 强迫体位，例如乘坐飞机超过4h；
- 口服避孕药物或激素替代疗法；
- 感染性肠道疾病。

## 既往深静脉血栓形成病史

许多患者发生DVT时没有症状，但数月或数年后出现继发性静脉曲张或皮肤改变。因此应当询问患者是否有DVT病史，但通常患者否认或不确定。询问患者是否存在导致DVT的潜在诱因同样有助于诊断，如髋关节或膝关节置换术、盆腔手术、腿部骨折或严重扭转（尤其行绷带捆扎或石膏固定时）。

## 提示慢性盆腔病变的病史

绝大多数有静脉症状的患者都有原发性静脉曲张或 DVT 相关病理改变。少数人尤其是对于近期出现静脉症状的老年患者，可因盆腔肿块压迫髂静脉导致回流减慢、恶性浸润或扩散性炎症而导致血栓形成。盆腔静脉受压或血栓形成会阻碍下肢静脉回流，并引起腿部肿胀（通常向上蔓延至腹股沟区，这对于局限在腿部的病变不常见）及其他静脉疾病特征。其中最常见的原因是卵巢肿瘤。

- 既往行子宫良性肿物切除手术的患者，可能会将卵巢一起切除，因此要确定患者卵巢是否存在。
- 患者是否有尿频症状可提示膀胱受压或局部炎症。
- 大便次数增多可提示盆腔及腹部炎症。
- 是否有下腹部不适或体重减轻。

## 家族史

- 静脉曲张是一种最常见的静脉疾病，有家族遗传倾向。
- 部分患者易发展为静脉性溃疡，有研究表明这也是有遗传性的。
- 家族 DVT 病史或多次流产史也可提示患者有易栓体质和 DVT 发生率高。

## 检 查

患者站立位，检查腿部，查看是否有以下情况。

- 迂曲扩张的浅静脉（即静脉曲张），表明浅静脉功能不全。应做以下判断。
  - 静脉曲张发生在大隐静脉系统中还是在小隐静脉系统中（图 3.1）。
  - 静脉曲张是孤立的局限静脉曲张，还是与静脉主干的扩张有关；若肉眼无法看到，需要用手摸大隐静脉和小隐静脉。小隐静脉走行可深至深筋膜，因此即使有很大的扩张一般也很难看到，但可以用手按压感觉到。
  - 充血的静脉（非静脉曲张）会导致腿部局部变蓝，尤其是当皮肤小静脉受到影响时容易与瘀伤混淆。
- 比较两腿，观察是否存在水肿。水肿是指凹性还是非指凹性（非指凹性水肿一般是淋巴水肿），水肿的范围有多大？
- 检查足靴区（踝关节上方）的皮肤变化（图 3.2）。

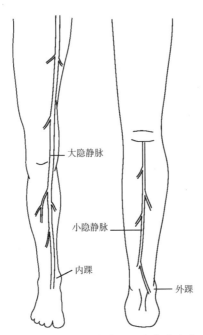

图 3.1 大隐静脉及小隐静脉系统

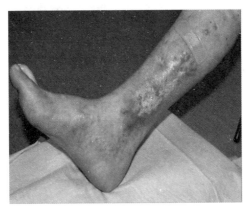

图 3.2 静脉性溃疡

- 棕褐色色素沉着：是由红细胞外渗、破裂溶解导致含铁血黄素沉积于皮下引起的。
- 湿疹：也可以发生在任何有明显静曲张之处的小范围皮肤上。
- 脂性硬皮病：皮肤增厚和收缩，导致"倒啤酒瓶"腿样改变。
- 白色萎缩症：萎缩的白色皮肤存在毛细血管扩张，也可发生在踝关节下方和足部。

- 溃疡：常发生于腿内侧（与大隐静脉功能不全有关），也可能在外侧（与小隐静脉功能不全有关），并可向四周蔓延。
- 检查足部脉搏情况，如果摸不到脉搏，则应测量踝肱压力指数（ABPI）。压力治疗是一种常用的静脉疾病的治疗方法，但如果有明显的动脉疾病（ABPI <0.85），则应避免采用压力治疗。股白肿时足部可能无脉，这是由于急性广泛的盆腔静脉血栓形成导致严重的静脉回流受阻并损害了肢体动脉灌注。
- 如果考虑采用压力治疗之外的方法，那就要明确静脉功能不全的部位以及是否有共存的深静脉疾病（如 DVT 病史、复发的静脉曲张、中年突发的静脉曲张）。
  - 超声检查可以在诊所完成，以诊断大隐静脉或小隐静脉功能不全，同时可以探查上至下腔静脉的深静脉情况，必要时还可以记录静脉功能不全的程度（广泛的深静脉功能不全可能会消弱对浅静脉功能不全的治疗效果）及确定是否存在深静脉阻塞性病变（这会成为浅静脉治疗的禁忌）。
- 让患者平卧，检查腹部是否存在以下情况。
  - 腹壁静脉曲张——当髂静脉阻塞时，腹壁曲张静脉建立侧支循环。
  - 下腹部肿块。
  - 下腹部压痛，提示炎症。
- 如果高度怀疑存在病变，必要时可行经阴道或直肠检查，盆腔超声或 CT 扫描通常更有用。

## 鉴别诊断

### 腿部肿胀

- 淋巴水肿：水肿较明显、非指凹性，相比静脉性水肿更容易累及脚趾。
- 充血性心力衰竭：通常合并颈内静脉压升高，肺底部可闻及湿啰音。
- 低蛋白血症：通常由肝病引起，同时伴随其他肝病症状。

### 急性小腿痛性肿胀

贝克（Baker）囊肿破裂在小腿上部产生明显的压痛。

（彭军路　译）

## 第 4 章

# 动脉和静脉疾病的相关检查

## 动静脉疾病检查概述

对血液循环系统的检查不仅包括对病变血管进行血管成像，还包括对血流、血流速度和血压的测定。在血管外科中，影像学以及其他检查方式所遵循的一般原则是优先采用无创检查方法，只有在考虑需要外科干预时才使用有创检查方法。

双功能超声扫描可以得到大量的信息，它能够提供病变血管的解剖信息和血流动力学的信息，从而进一步可制定相应的诊疗计划。而CT血管造影（CTA）和磁共振动脉造影（MRA）常作为血管无创检查的辅助手段，可以解决双功能超声扫描的一些劣势，比如由于技术问题或血管钙化而限制超声血管检查。

在血管疾病诊断并进一步制定诊疗计划中，随着其他检查手段的分辨率和可靠性不断提高，经股动脉造影（TFA）作为一种单纯的有创检查的作用正在逐渐减弱。

## 血管疾病的无创检查

### 多普勒超声

- 多普勒探头置于体表，发出的高频声波遇到流动的血液（主要是红细胞）可产生反射。由于血流速度和探头采取角度的不同，可产生不同的频率，被探头中的传感器记录后，产生不同回声的图像。

- 手持（连续波）多普勒以可听见的信号形式提供血流的半定量信息。正常动脉可产生单相、双相或三相信号（图4.1）。当压力波到达受到声波作用的远端动脉的时间明显晚于近端血管时，就会产生三相信号，从而使血流发生短暂逆流，产生第二相信号，然后恢复正向血流。如果压力延迟不明显，则会产生双相信号。而单相信号与上游血管的狭窄或闭塞有关，血管的狭窄或闭塞阻止了血液逆流，并延迟了达到峰值的时间。

### 踝肱压力指数

- 踝肱指数（Ankle-brachial pres-sure index，ABPI）为仰卧位时，测量胫前动脉、胫后动脉以及肱动脉压，得到踝部动脉压与肱动脉压的比值，即为踝肱指数（图4.2）。

- 将袖带分别置于手臂和脚踝。多普勒探头保持在与人体水平呈

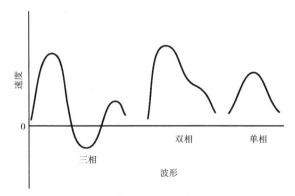

**图 4.1　多普勒波形记录外周动脉**

45°，以获得最强的信号。然后给袖带充气，眼睛需盯着探头——轻微运动会导致信号丢失。一旦信号消失，把注意力转移到压力读数上，将袖带放气，重新记录出现的压力信号。

- 假定双臂的肱动脉压是相同的，当一侧上肢有动脉性疾病时会降低该侧的肱动脉压。这时需要检查双上肢的肱动脉压，并以血压较高的肱动脉压为准。

- 踝部的动脉压除以肱部的动脉压即为踝肱指数。ABPI<0.9 时表示有明显的狭窄或闭塞（表 4.1）。然而对于糖尿病和肾衰竭患者，由于动脉钙化使病变动脉无法被挤压，可产生较高的踝动脉压，此时踝肱指数也会升高或正常。

- 爬杆试验可用于测量不可被挤压（钙化）的踝部动脉的压力。当多普勒信号刚好

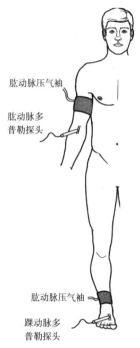

**图 4.2　ABPI 的测量**

**表 4.1　ABPI**

| >0.9 | 正常 |
| --- | --- |
| >0.5 | 常伴有间歇性跛行 |
| <0.5 | 常伴有静息痛和组织缺血坏死 |

消失，测量探头距心脏上方的垂直高度，并将其转换为 mmHg（77cm 水柱 ≈ 100mmHg）。

## 运动测试

患者在长距离跛行（300m 以上）后休息时的 ABPI 可正常。做一个运动测试，让患者重复 10 次踏上凳子然后下来或在跑步机上（坡度 10%，速度 4km/h）行走 1min（这个运动一般不会引起跛行症状）。当运动完成后尽快测量患者仰卧位时的踝动脉压。动脉压下降 > 15mmHg 表明有明显的动脉狭窄或闭塞。

## 双功能超声检查

● 双功能超声检查（Duplex）结合脉冲波多普勒和超声成像。测量反射波及其波长可以确定血流的方向和速度。脉冲波允许定义样本的体积，以便能够从特定血管产生的超声图像中准确收集信号。

● 动脉流速的显著增加表明血管有狭窄。

● 远端血管旁路移植术时，依赖 Duplex（双腿从床的一侧垂下）可能有助于观察足部动脉的血流情况，这种技术在检测末梢血管（血流量小、速度缓慢）时比血管造影更加敏感。

● Duplex 利用人为挤压末端血管和让患者做瓦尔萨尔瓦（Valsalva）动作时，能够准确地反映浅静脉系统和深静脉系统的反流能力，同时可以检查管腔是否阻塞。

## 静脉功能的其他检测方法

详见参考文献 1。

## 体积描记法

一些血管检查室使用体积描记法来测量运动期间和运动后腿部体积的变化。这些变化主要反映静脉容量的变化，并可产生诸如"排出量"（运动时）和"充盈时间"（运动后）等测量值。用止血带结扎大腿高位处，运动后浅静脉中的血液被挤压走而无法回流充盈，进而可弥补由于浅静脉回流对充盈时间所造成的误差。

## 动态静脉压力

这是一种有创的检查方式，将一根针插入足背静脉，用于测量在标准运动期间和运动后的压力变化。运动后的最大下降的压力和运动后的充盈时间可以被检测。与体积描记法一样，止血带可用来控制浅表静脉回流，而这些测量值也可以评估（图 4.3）。

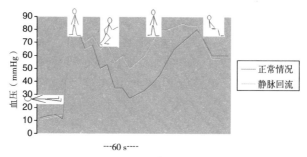

**图 4.3** 动态静脉压

## 血管疾病的放射性检查

### X 线

● 普通 X 线检查在血管成像中的作用有限，仅仅可以显示出钙化的动脉壁，偶然情况下可发现一些动脉瘤疾病。

● 对感染足部进行 X 线检查，是临床中初步筛查骨髓炎的有效检查手段（图 4.4）。外观正常无法完全排除骨髓感染，但是如果高度怀疑骨髓炎，需要进一步行 MRI 检查。

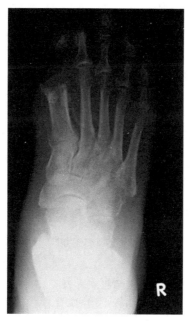

**图 4.4** 远端第一跖骨骨髓炎，第一足趾截断术后

### 计算机断层血管造影

螺旋 CT 血管成像是一种重要的血管造影的辅助手段。静脉注射造影剂，以获得 CTA 图像。这项技术需要相对高容量的对比剂，所以对于肾功能较差的患者，应避免使用。PET-CT 可用来检查患有血管炎或移植物感染的患者。

### 磁共振血管造影

核磁共振成像可提供高质量的软组织图像同时可避免射线。通过使用特定的脉冲序列或注射钆造影剂，血流信号可以在磁共振动脉造影（MRA）或磁共振静脉造影（MRV）中成像。MR 图像可被金属植入物（如支架）干扰，此外体内植入起搏器是其禁忌证之一。

### 传统动脉造影

传统动脉造影有以下几个特点。

- 通过放置在动脉中的导管注射碘化造影剂获得图像。
- 血管造影穿刺入路通常是股总动脉（CFA），而肱动脉入路较少见。
- 逆行动脉造影指将造影导管向上送入腹主动脉内，然后往腹主动脉内注射造影剂后使所有远端动脉成像。
- 顺行动脉造影指从股总动脉（CFA）向肢体远端插入导管，当已知主动脉 – 髂段是通畅（经超声检测）的，可以在低剂量对比剂情况下获得高质量的下肢远端血管图像。
- 数字减影图像是通过计算机减影技术处理血管强化前后的造影图像。这种技术可去掉骨头图像，仅留下了清晰的动脉造影图像。
- 血管内成形术、支架植入术和栓塞术都可以在血管造影过程中进行。
- 造影导管拔出后，动脉穿刺部位需要局部加压包扎或使用闭合材料（如可吸收胶原蛋白）封闭穿刺部位。

## 血管疾病的血液学检查

虽然体检要个体化，但以下血液方面检查与血管疾病患者普遍相关，应定期检查。

- 血红蛋白：与贫血和多胱氨酸血症有关。
- 血小板计数：如果小于 50 000，患者在术前需要输注血小板。血小板计数高可增加血栓形成的风险。

- 肾功能［尿素、肌酐、钾、肾小球滤过率（eGFR）］可能因肾动脉粥样硬化而受损，在这种情况下要谨慎使用造影剂。
- 凝血功能筛查
  - 活化部分凝血活酶时间（APTT）、凝血酶原时间（PT）/ 国际标准化比值（INR）的比值可作为常规动脉造影或手术前的筛查试验。
  - 急性 DVT 时 D- 二聚体水平可升高。
  - 凝血因子 V、蛋白 C、蛋白 S、凝血酶原突变、抗凝血酶（AT）、狼疮抗凝物用于筛查机体是否处于促凝血状态，特别是在怀疑有 DVT 时。
- 脂质：高密度脂蛋白胆固醇（HDL-C）与低密度脂蛋白胆固醇（LDL-C）比值。
- 葡萄糖。
- 甲状腺功能检查可用于临床有相关异常需要排查时。

## 参考文献

[1] Nicolaides AN. Investigation of chronic venous insufficiency. A consensus statement. Circulation, 2000, 102: e 26–63.

（蔡火营　王　伟　译）

# 第5章

# 动脉和静脉疾病的非手术治疗

# 动脉疾病的非手术治疗

## 概　述

- 据调查，外周动脉闭塞性疾病（peripheral arterial occlusive disease，PAOD）合并心血管疾病的患者 10 年的死亡率为 50%；因此，对于 PAOD 患者来说，积极干预这些危险因素非常重要。
- 虽然外科治疗对 PAOD 本身的疾病进展影响甚微，但还有其他非手术的治疗方式可以控制 PAOD 的临床症状。

## 医学干预

### 危险因素

- 以往人们提倡简单的生活方式：戒烟、坚持散步、坚持服用阿司匹林。然而，在定期修订的国际指南上有大量证据支持另外一种更为积极的做法。
- 对所有患者而言，应依次确定并处理每一个已知的、可改变的危险因素；下面简要介绍这些危险因素并提供适当的建议（表 5.1）。

表 5.1　可调整的危险因素（目标和策略）

| 危险因素（目标） | 策略 |
| --- | --- |
| 吸烟（戒烟，环境） | 建议；尼古丁替代治疗；安非他酮或伐伦克林治疗；咨询专业人士 |
| 高脂血症（LDL-C<1.8mmol/L） | 饮食和生活方式的建议；他汀药物治疗（适用所有人）；LDL-C 降低水平超过 50% |
| 高血压（血压 <140/90mmHg） | 饮食和生活方式的建议；降压治疗；ACE-I/ARB 治疗；糖尿病患者 DBP <85mmHg |
| 糖尿病（HbA1c ≤ 7%） | 饮食和生活方式的建议；先口服二甲双胍，然后选择其他降糖药，最后再使用胰岛素 |
| 动脉粥样硬化 | 抗血小板治疗；75mg氯吡格雷或75mg阿司匹林（适用所有人） |

ACE-I：血管紧张素转化酶抑制剂；ARB：血管紧张素受体阻滞剂；DBP：舒张压

- 同样的，对患者进行适当的医学知识普及是进行有效治疗的必要手段，要让所有的患者和家属知道血管疾病具有全身性的特点，积极控制危险因素能明显减少心血管事件的发生。

### 吸　烟

建议绝对无烟的生活，包括戒烟和避免接触任何吸烟环境。虽然这仅仅是第一步，但仅戒烟就成功了 1%；此外，尼古丁替代治疗将这一比例提高到 6%，早期报道表明使用安非他酮或伐伦克林将 1 年成功率提高到了 18%。

### 高脂血症

目标水平：LDL-C <1.8mmol/L，如果不能达标，则要求 LDL-C 降低水平超过 50%。不论 LDL-C 基础水平如何，建议所有患者都服用他汀类药物。有证据表明，即使胆固醇只降低了 20% 水平，动脉粥样硬化疾病患者发生心血管事件的概率也会显著下降，并从中获益。

### 高血压

对于动脉粥样硬化合并高血压的患者，血压应控制在收缩压 <140mmHg、舒张压 < 90mmHg 水平，糖尿病患者可使用血管紧张素通路阻滞剂使舒张压维持在 <85mmHg 水平。虽然有详细的资料来了解各种降压药物的使用，但患有顽固高血压的患者应咨询心血管内科专家。定期在社区医院中监测血压已被证明可以减少心血管事件的发生。如患锁骨下动脉相关的疾病，需要同时检查两臂血压，并监测较高一侧的血压。

### 糖尿病

目标糖化血红蛋白（HbA1c）水平 <7%。血糖的控制依赖于适当的饮食和口服降糖药，优先使用二甲双胍，最后才使用胰岛素。对于糖尿病患者来说，无论是严格控制糖尿病，还是降低上述危险因素，都可以提高患者的生存率并降低疾病的发病率。

### 外周动脉闭塞病的药物治疗

- 抗血小板治疗对于预防动脉血栓是至关重要的。使用阿司匹林进行抗血小板治疗来降低患病风险已经有了详细的记录，但是英国国家卫生与临床优化研究所（NICE）推荐氯吡格雷作为首选的抗血小板药物[1]。

- 用药物治疗来缓解间歇性跛行患者的症状一直无法令人满意，在过去十年中，药物治疗已被控制危险因素、运动锻炼或经皮介入治疗所超越。然而确实有一些药物治疗方案存在，但都需要与控制危险因素联合使用。

  - 草酸萘呋胺：如果患者不能进行有监督的锻炼或不能从锻炼中受益，草酸萘呋胺作为一种 S-HT2 受体阻滞剂，被证明可以增加跛行距离，且受 NICE（2011）推荐[2]。

- 西洛他唑：被批准用于改善间歇性跛行患者的症状，是许多中心治疗方案的一部分。与运动锻炼相比，它所耗费的成本难以评估。同时，西洛他唑也不是 NICE 2011 指南推荐的 [2]。
- 前列环素：静脉注射主要用于肢体缺血严重，无法进行重建而又拒绝截肢的患者。对于血管炎、微血管病变（如糖尿病患者）或无大血管疾病的严重血管病变的患者，该治疗方案也有帮助。

## 非医学干预

### 生活方式

- 血管护理专家可为患者提供改变生活方式的建议，并提供有监督的锻炼计划，因此一直受到患者的欢迎。同时，护士在一定程度上还可以为患者普及额外的医学知识来干预疾病。许多中心有联合风险因素管理诊所，对血管疾病感兴趣的内科医生和血管外科医生可相互协助。
- 体重：目标体重指数（BMI）$<25kg/m^2$。现在越来越多的证据表明，向心性肥胖可能是动脉粥样硬化的独立危险因素。
- 饮食：有证据表明"地中海式饮食"可以减少心血管疾病，其他特定的饮食则缺乏明显的循证医学证据。
- 体育活动：每周可进行数次超过 30min 的有氧运动。不仅能有效缓解动脉缺血症状，而且有证据表明它能改善预后。

### 锻炼计划

- 受监督的锻炼具有最持久、最有效的效果。大多数参与者每周见面 1~2h，先热身运动然后进行快步走。其优势在于锻炼的伙伴可定期见面，然后可进行集体锻炼。
- 对许多患者来说，每天步行 20~30min 也能达到同样的效果，而这正是积极性高的患者所需要的，尤其是去参加一个有相互监督的活动项目。
- 受监督的锻炼活动效果显示，在 12 周内，多达 3/4 的间歇性跛行患者最大步行距离与之前相比增加了一倍。

## 静脉疾病的非手术治疗

- 静脉疾病保守治疗适用于无症状的静脉曲张患者。

- 有明确的证据（ESCHAR 研究）表明，与保守治疗相比，静脉溃疡合并浅静脉功能不全的患者接受手术治疗能显著降低复发性溃疡的发生率，并可能节省长期的费用 [3]。
- 有证据表明，静脉曲张的手术能显著改善生活质量 [4]。
- 手术治疗静脉功能不全的其他并发症，如静脉炎、出血、皮肤变化（除溃疡外）是否有益的证据不足。

### 静脉疾病保守治疗

- 避免长时间站立。
- 坐着的时候，尽可能把脚抬高到与臀部水平齐平的高度。
- 白天穿护腿袜（在药店柜台购买）或外科弹力袜（通常是 2 级，膝盖长度），睡觉时可以脱下。
- 每天给小腿涂抹润肤剂，避免皮肤干燥、干裂。
- 有证据表明己酮可可碱能促进静脉溃疡的愈合 [5]。

### 深静脉血栓的治疗

急性 DVT 在血栓机化前有蔓延、脱落栓塞的风险。人体自身的纤溶系统负责血栓的溶解和再吸收，但它的作用因人而异。此外，静脉血栓伴随的炎症可能会对下肢静脉造成损害，产生静脉炎。

DVT 的治疗没有呆板的条框原则，而且不同医院治疗的方式也有所差异。指南的大致建议是：膝以下的急性 DVTs 可能不需要抗凝（这是一个有争议的领域），而膝以上有血栓的患者应至少进行 3 至 6 个月的抗凝，这取决于患者其他相关的临床表现和既往病史。对于无禁忌证的患者，腹股沟韧带上方的急性 DVTs 也可选择溶栓或机械血栓切除术（见第 9 章）；在此过程中发现的任何潜在病变也可能受益于静脉成形术和支架治疗。

如果有抗凝禁忌或抗凝过程中出现 PEs，则可能需要植入下腔静脉滤器。当临床中需要对形成血栓的深静脉进行医学操作时，如溶栓或盆腔、腹部手术时，也应考虑植入腔静脉滤器。这里有一点特别需要注意，下腔静脉滤器往往是临时性的，需要及时取出，否则滤器植入的时间超过几个月，滤器就很难移除。

# 参考文献

## 动脉疾病

[1] National Institute for Health and Care Excellence. Clopidogrel and modified-release dipyridamole for the prevention of occlusive vascular events. NICE technology appraisal guidance, 2010:20. Available at: Mwww.guidance.nice.org.uk/ta210.

[2] National Institute for Health and Care Excellence. Cilostazol, naftidrofuryl oxalate, pentoxifylline and inositol nicotinate for the treatment of intermittent claudication in people with peripheral arterial disease. NICE technology appraisal guidance, 2011:223. Available at: Mwww.guidance.nice.org. uk/ta223.

## 静脉疾病

[3] Gohel MS, Barwell JR, Taylor M, et al. Long term results of compression therapy alone versus compression plus surgery in chronic venous ulceration (ESCHAR): randomised controlled trial. BMJ, 2007, 335(7610): 83.

[4] Michaels JA, Campbell WB, Brazier JE, et al. Randomised clinical trial, observational study and assessment of cost-effectiveness of the treatment of varicose veins (REACTIV trial). Health Technol Assess, 2006, 10: 1– 96, iii–iv.

[5] Jull AB, Arroll B, Paraq V, et al. Pentoxifylline for treating venous ulcers. Cochrane Database Syst Rev, 2012:12. CD001733.

（蔡火营　王　伟　译）

# 第 6 章

# 复杂下肢溃疡的治疗

○糖尿病患者的下肢溃疡
○动脉和静脉混合性疾病引起的下肢溃疡

## 糖尿病患者的下肢溃疡

2 型糖尿病的患病率越来越高，动脉粥样硬化是其常见并发症。糖尿病的神经性和缺血性并发症导致患者有发生下肢溃疡的风险。通常，糖尿病患者同时存在神经病变和微血管病变，这类患者的治疗比单纯闭塞性动脉疾病引起的下肢溃疡更复杂。

### 评 估

糖尿病足（图 6.1）可以通过简单而直接地追踪病史和检查来评估。这些检查包括体检、触诊和感觉测试。虽然可以用一些专门的设备进行检查评估，如神经电阻计、足趾压力计或经皮氧分压检测仪（$O_2$），但不是必需的。

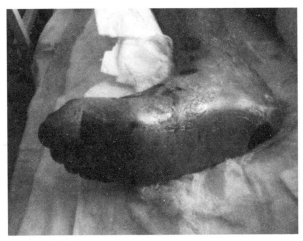

**图 6.1** 外周神经病变导致足的扭曲

### 缺血评估指标

- 腿部动脉及足背动脉搏动。
- 皮肤颜色、皮肤温度、毛细血管充盈时间、肢体抬高试验（Buerger's test）。
- 组织缺损或溃疡。
- 多普勒超声测压。

对于糖尿病动脉中膜钙化的患者用袖带测量踝肱指数（ABPI）

是不可靠的。这需要在心脏平面以上的高度测量压力，在这个高度上当足背动脉处的多普勒信号消失的时候测量的压力才是正确的［77cm H₂O（血）柱压 ≈ 100mmHg］。很多专科中心倾向于测定糖尿病患者脚趾压力。

### 糖尿病神经性病变

由于神经病变患者感觉不到疼痛，因此可能会使缺血的临床表现延迟。

### 运动性神经病变

- 内侧足弓增高
- 跖骨头突出

### 自主神经系统病变

- 皮肤干裂
- 出汗减少
- 静脉扩张（动静脉直接分流通路）

### 感觉神经病变

- 用棉丝轻触
- 10g 尼龙单丝轻触
- 振动感觉：28Hz 音叉测试

### 畸　形

- 爪状趾
- 弓形足
- 拇趾僵硬
- 拇趾外翻
- 锤趾
- 夏洛特足畸形
  - 摇杆底部变形
  - 中间凸起畸形
- 指甲畸形
- 曾经行截肢或手术

### 胼胝 / 胼胝

- 发生在足底受压或摩擦部位

肿胀 / 水肿

- 感染
- 夏洛特足畸形
- 伴随心功能不全
- 肾功能损害
- 静脉功能不全
- 淋巴水肿
- 痛风
- 动静脉短路

皮肤破损

- 特别在足趾间
- 足跟后部
- 气泡 / 水泡

感　染

- 红斑
- 肿胀
- 皮温升高
- 波动
- 渗出
- 褪色

坏　死

- 黑色或棕色失活组织

糖尿病患者腿部溃疡的治疗

　　良好的治疗需要多学科团队协作。有证据表明,成立糖尿病足专科门诊,把各个团队成员集中在一起,可以有效提高治愈率并减少截肢率。团队核心成员应包括内分泌专科医生、足病科医生、护士以及矫形科医生。同时,血管外科医生和骨科医生应经常参加会诊。血管外科医生决定何时需要及如何进行血管再通手术,他们也可以协助进行脓液引流,坏死组织清创和大 / 小截肢。

神经病变足

　　伴有神经病变的足部往往还有充足的血液供应;足部动脉搏动可

触及。足病科医生常常在门诊手术室就可以施行清创术。清创溃疡伤口时，要把溃疡周围所有的胼胝移除，并切除所有的蜕皮和失活组织。深部拭子探查取分泌物细菌培养加药敏试验。然后，用生理盐水冲洗伤口，无菌敷料包扎。术后需要穿着特殊的减压鞋。每周查看伤口，并且重复清创。

## 骨髓炎

如果溃疡深达骨质或者骨质有暴露，那么很有可能存在涉及骨质的感染。如果在 X 线片或磁共振扫描中证实有骨髓炎，或者溃疡 3 个月都不愈合，那么除了常规清创外，还需要彻底切除溃疡底部的感染骨质，溃疡才能愈合。有时，长期使用适当的抗生素（如克林霉素）可治愈足趾骨内的骨髓炎（或可挤出末梢趾骨），避免手术。

## 神经缺血性溃疡

- 如果多普勒测压 ≥ 100mmHg，则不需要血运重建，并且可以按照前面所述对存在神经病变的足部溃疡进行清创。

- 如果多普勒测压 ≤ 50mmHg，则需要进行血运重建手术来促进溃疡或足部分截除创面的愈合。血运重建的目标应该是保持直达足部血管的持续性血流。如果无法重建血运或重建失败，就可能有大截肢的风险。这种情况下，推迟截肢手术只会延缓患者不可避免的长期残疾。

- 踝部动脉多普勒压力在 50~100mmHg 的患者可能需要血运重建手术，具体病例需要根据其病情特点进行治疗。如果溃疡正在愈合，观察一段时间再明确是否需要血运重建。如果能直接进行血管成形术（低风险），那么早期干预是合理的；但如果病变仅在小腿动脉，特别是在只有单根动脉流出道的情况下，血管成形术的风险会增加。此时，还有个办法是行远端旁路血管移植。

## 远端动脉旁路手术

糖尿病患者的腘动脉常常是通畅的，但小腿的动脉易发生闭塞性病变。如果考虑施行到远端胫动脉或跗动脉的旁路，则需要通过高质量的多普勒超声检查或血管造影显示足部的血供，如足背动脉和胫后动脉。钙化常使多普勒超声扫描显示模糊不清，所以必要时可考虑行 MRA 或 CTA 检查。足底动脉弓缺乏或血管钙化并不是血管重建的禁忌证，同样的，吻合口远端血管狭窄 <50% 也不是禁忌证。这时需要使用自体静脉进行足部的血管重建。近端吻合可从腘动脉开始，这样

使用的人工血管或者自体静脉的长度就会缩短。如果只有腘动脉通畅，可以采用复合血管旁路技术，即人工血管或自体静脉从股动脉到膝上腘动脉旁路吻合，然后再用自体静脉从腘动脉旁路到远端吻合口。

### 坏死和感染

脓液聚集或湿性坏死时应该紧急进行清创和引流，而不要等到血管造影后。在进行正式的手术清创之前，组织坏死的界限可能并不明显。当仅仅需要清创时，蛆虫疗法可作为辅助治疗。一旦移除所有的失活组织，就应该考虑如何使患者的足部溃疡快速愈合，恢复功能。一旦足跟部后侧部分丧失，这只脚就无法挽救了。使用真空负压敷料吸引后再通过整形外科重建提高了保足的可能性。

### 抗生素的使用

糖尿病患者发生感染时的临床症状不太明显，未经治疗的感染往往会迅速导致组织坏死和大截肢。因此，在获得细菌培养和药敏试验结果之前，应采用广谱抗生素经验性治疗（如阿莫西林、氟氯西林和甲硝唑）。由于溃疡表面细菌可能和深部感染细菌不一样，因此初次清创后取深层组织进行细菌培养和药敏试验很重要。单独的革兰氏阴性细菌不应被认为是共生的，需要用适当的抗生素治疗（见第 10 章）。

## 动脉和静脉混合性疾病引起的下肢溃疡

一些患者足靴区常年反复出现溃疡，通常弹力压迫治疗有效果。然而，溃疡反复发作到一定阶段，复发的溃疡可使患者更痛苦，尤其是当抬高患肢时，此时压力治疗难以忍受，这往往导致溃疡恶化。这些都提示存在严重的缺血性动脉疾病，使溃疡难以愈合。在这种情况下，必须避免压力治疗，以免导致肢体的丧失。因此，每一例新的"静脉"溃疡都必须重新评估脉搏和踝肱指数（ABPIs），患者的动脉缺血程度决定了溃疡治疗策略。

### 患者评估

#### 动脉性疾病

- 抬高患肢或弹力绷带加压治疗时出现疼痛。
- 单纯静脉疾病的不典型溃疡。

- 足部组织坏死。
- 无法触及足部脉搏。
- 踝肱指数。
- 多普勒超声检查。
- 动脉造影。

静脉性疾病

- 陈旧性静脉溃疡。
- 陈旧性深静脉血栓形成。
- 已有动脉疾病的患者新发深静脉血栓。
- 下肢浅静脉曲张。
- 足靴区皮肤病变，特别是脂质硬化或湿疹。
- 彩超多普勒检查评估慢性静脉疾病的范围和原因，以及适合做旁路移植手术的静脉段。

治　疗

- 如果患者的踝肱指数 >0.85，那么进行标准的弹力压迫治疗（或静脉消融术）是安全的。
- 中度动脉功能不全的 ABPI 为 0.5~0.85。这些患者可以尝试对踝关节进行改良压迫治疗，通过减少弹力绷带的拉伸获得 25% 的延展度或减少一层绷带，以达到 30mmHg 的压力。在患者出现以下不良事件时，需要对这些患者重新评估病情，并将治疗策略更改为与重度动脉功能不全组相同的方式。
  - 溃疡面积增加。
  - 出现静息痛。
  - 经过 6 周治疗无改善。
- ABPI<0.5 为重度动脉功能不全，应考虑血管再通或血运重建治疗。
  - 血运重建后抬高患肢和弹力加压治疗，溃疡常常可以愈合。
  - 即使存在浅静脉功能不全，大隐、小隐静脉的大小通常适合做自体血管移植。必要时，可将一个或两个静脉曲张破裂处重叠缝合。如果不考虑当时或者以后的动脉旁路手术问题，不用急于对这些患者进行静脉手术。
  - 动脉重建策略与单纯动脉疾病患者相同。血运重建（血管成形术或旁路血管移植术）成功后，如果动脉旁路血管位置不在表面，可施加弹力压迫治疗。

· 如果无法进行血运重建、重建失败或不充分，溃疡可以通过卧床休息和抬高患肢来治愈，但这需要使用止痛药（如有必要，常规使用吗啡）或硬膜外镇痛来充分控制疼痛。

· 即使成功进行血运重建，溃疡也可能需要很长时间才能愈合；大部分需要 6 个月的时间。植皮是一种快速实现皮肤覆盖的方法，可以用中厚皮片，也可以用点状皮片。

（周　涛　译）

## 第 7 章

# 缺血性心脏病的围手术期管理

## 外周血管手术的冠脉风险

血管外科医生非常关注冠状动脉疾病，有以下两个原因。

- 闭塞性冠状动脉疾病在外周血管疾病患者中十分常见。
- 外周血管手术常诱发明显的心血管应激反应。

在患有腹主动脉瘤（AAAs）、颈动脉疾病或下肢缺血的患者中：

- 超过一半的患者有冠心病病史；
- 血管造影显示有超过60%的患者有严重的冠状动脉疾病。

### 术后心肌梗死

- 外周血管外科手术后常见情况：
  - 5%~10%的患者出现血清肌钙蛋白（肌钙蛋白 I ≥ 1.5ng/ mL）水平特征性升高；
  - 另外有10%~15%的患者出现肌钙蛋白轻度升高。
- 死亡率达20%，明显高于自发性心肌梗死。
- 为心脏死亡的主因，占围手术期死亡率的50%。
- 下肢血管手术后心肌梗死的风险比腹主动脉手术稍低一些，但颈动脉手术术后的心肌梗死风险更低。

### 外周血管手术后冠状动脉的风险

与年龄相似的一般人群相比，外周血管手术后存活的患者在更长的时间里患冠心病事件的风险增加。

- 1年死亡率10%~20%。

## 围手术期心肌梗死的病理生理学

### 心肌梗死的通用定义

在心肌梗死（MI）的鉴别中，心肌肌钙蛋白的血清检测可以实现传统心肌酶检测无法实现的敏感性。肌钙蛋白水平的瞬时升高在急性非心脏病患者或选择性冠状动脉血运重建患者以及自发性急性冠状动脉综合征患者中被认为是诊断心肌梗死的重要指标。当临床上具有与急性心肌缺血相一致的心肌坏死证据时，应使用急性心肌梗死这一术语（心肌梗死的第三种通用定义，世界卫生组织）[1]。

五种类型 MI 的区别（框表 7.1）。

**框表 7.1　MI 的类型**

1 型：自发性 MI，由动脉粥样硬化斑块破裂、溃疡、裂隙、糜烂或夹层引起腔内血栓形成
2 型：继发于心肌氧供需失衡导致缺血（除冠状动脉疾病之外引起的状况）的 MI
3 型：心脏性猝死。来不及行心肌生物标志测定
4a 型：与经皮冠状动脉介入治疗（PCI）有关的 MI
4b 型：与支架血栓形成有关的 MI
5 型：与冠状动脉旁路移植术（CABG）相关的 MI

经牛津大学出版社许可引自 Thygesen k, et al. Third universal definition of myocardial infarction. European Heart Journal, 2012(33)：22551~22567.

## 围手术期心肌梗死的机制

数据表明，约 40% 的术后 MI 可归因于斑块破裂（1 型 MI），通常在外科手术的 2~3 天内突然发生。手术后导致动脉粥样硬化斑块不稳定和血栓形成的可能因素包括：

- 应激激素（儿茶酚胺和皮质醇）升高；
- 心动过速和不稳定的血压增加剪切力；
- 高凝状态。

不过，60% 的术后 MI 和急性斑块事件无关，一般在 3~6d 内逐渐发生。这可能是由于稳定但血流严重受限的冠状动脉疾病（2 型 MI）心肌耗氧量增加所致。

# 术前评估

## 总体考量

"心脏风险评估"本身并不是目的，它是心脏和外科手术的整个管理计划的一部分，旨在为特定患者提供最佳的整体预后，同时缓解相关症状。对手术风险很高的患者，外科医生、麻醉师以及心脏病专家之间的密切合作是必须的，最好是在多学科诊室内进行。

在评估患者是否需要接受外周血管手术时，应该考虑到与冠状动脉风险相关的许多问题。如果可能，应在入院前充分考虑好。

### 手术是否紧迫

- 如果紧急，对冠状动脉风险的不当关注可能会导致致命的延误。

### 患者是否有冠心病（心绞痛）的症状

- 如果有，应对计划行外周手术的患者进行针对性的心脏病学方面

的评估。

**拟行手术的冠脉风险是什么**

- 腹股沟和腹主动脉手术都具有相似的高风险。虽然接受前一种手术的患者承受的压力较小,但这与高龄、糖尿病、肾功能不全等高冠脉事件发病率相抵消。
- 颈动脉内膜剥脱术(CEA)被定义为中等风险。
- 外周血管成形术也被定义为中等风险,而不是低风险。

**发生围手术期冠状动脉事件的患者特异性风险是什么**

- 如果风险高
  - 是简单地取消手术还是调整手术类型?
  - 是否需要进行降低风险的心脏病学方面的治疗?

**手术后发生冠状动脉事件的长期风险是什么**

- 如果风险高
  - 是否需要进行降低风险的心脏病学方面的治疗?
  - 单纯的的预防性血管手术是否合适,如无症状腹主动脉瘤的修复。

## 临床因素

仅根据临床评估,就可以将50%的患者分为低风险或高风险人群。类似因素可预测围手术期和长期心脏事件,将这些因素告知血管外科医生,可以为他们提供评估和降低风险的重要机会。

### 病 史

**年龄和性别**

- 风险随着年龄增长而增加,特别是超过 70 岁以后。
- 两性之间的风险相似,比如女性(激素)对血管外科手术人群的保护作用丧失。

**既往心脏病史**

- 既往急性冠状动脉综合征 / MI。
- 对 2 年内可能患有的冠状动脉疾病进行调查:如果证据确凿,且症状稳定,通常不需要重新评估。
- 2 年内做过 PCI 或 5 年内接受过旁路手术:如果症状稳定,通常不需要重新评估。

症 状

- 心绞痛，提示严重的冠状动脉阻塞性疾病。
  - 胸闷、压迫感、紧绷感或挤压样胸痛；可能会辐射到手臂或喉咙。
  - 运动诱发，休息几分钟后就可缓解。
  - 饱餐后更容易引发。
  - 高危血管外科人群的高度怀疑指数：
    - 低强度运动量经常诱发心绞痛；
    - 心绞痛可能不典型；
    - 劳力性呼吸困难可能是"心绞痛同等症状"。
- 心力衰竭，提示继发于既往心肌梗死的左心功能受损。
  - 劳力性呼吸困难；
  - 端坐呼吸和（或）阵发性夜间呼吸困难；
  - 双心室衰竭的外周水肿。

冠状动脉危险因素

积极的生活习惯改变是降低长期心血管风险的基础。

- 吸烟：一年内所吸的烟的包数。
- 高血压：治疗和控制。
- 高胆固醇血症：治疗和控制。
- 糖尿病：类型（1 或 2 型），治疗（单纯控制饮食，口服药物，胰岛素），控制（HbA1 c）。
- 家族史：重要的因素，但无法改变。

药物治疗

- 围手术期可能有保护作用（例如 β - 受体阻滞剂——有争议的药物；他汀类药物）。

体 检

对于不复杂的冠心病，通常没多大临床意义，但请检查以下内容。

- 血压。
- 心力衰竭的迹象
  - 颈静脉压升高
  - 心尖搏动偏移
  - 第三心音
  - 肺底湿啰音

・外周水肿

基本检查

● 空腹血脂和血糖
  ・确定未经治疗的高胆固醇血症或糖尿病；
  ・评估治疗时病情是否得到有效控制。
● 心电图（ECG）
  ・识别既往心肌梗死（例如 Q 波，T 波倒置）；
  ・基线与术后记录进行比较。
● 前后位（PA）胸片
  ・心脏大小；
  ・肺充血的证据。
● 静息超声心动图评估左心室功能；在许多诊疗中心已成为常规。
  ・不能够预测术后冠状动脉事件，但可用于长期生存率的危险分级。
  ・因为严重的左心室功能障碍预示有棘手的围手术期和很差的长期生存率，所以应该考虑是否有冠状动脉疾病或心力衰竭的临床征象。

临床风险评分

　　常规临床评估中没有发现令人担忧的特征，这表明围手术期心脏病风险低。不过，大多数患有外周血管疾病的患者至少有一个不利因素，但将临床评估转化为可量化的风险具有挑战性。基于对大量人群的多变量分析，我们已经开发出了风险评分系统。但系统大多复杂，不简便，并且在繁忙的诊疗中难以常规使用。因此，我们已经开发出两个更简单的评分系统（表 7.1，表 7.2）。

修订的心脏风险指数

　　见表 7.1。
● 6 分制。
● 适用于所有类型的非心脏手术。
● 通常，把外周血管手术患者划归至低风险群体比较困难，因为他们的评分至少是 1 分[1]。

Eagle 评分

　　见表 7.2。
● 5 分制。
● 专门针对血管患者。

表 7.1 修订的心脏风险指数 [2]

| 风险因素 | 定义 |
|---|---|
| 高危手术 | 胸部和腹部的 AAA 修复 |
| 缺血性心脏疾病 | MI、Q 波、硝酸甘油、运动试验阳性 |
| 充血性心力衰竭 | 病史、体检、胸部 X 线片 |
| 脑血管疾病 | 中风、TIA |
| 胰岛素治疗的糖尿病 | |
| 肾功能不全 | 肌酐 > 77μmol/L |

| 高危因素数量 | 患者比例（%） | 心脏事件（%） |
|---|---|---|
| 0 | 36 | 0.4 |
| 1 | 39 | 1.1 |
| 2 | 18 | 4.6 |
| 3 | 7 | 9.7 |

经 许 可 引 自 Lee TH, et al. Derivation and prospective validation of a simple index for prediction of cardiac risk of major noncardiac surgery, Circulation, 1999, 100（10）: 1043–1049. Copyright © 1999 American Heart Association, Inc.

表 7.2 Eagle 评分 [3-4]

| 风险因素 |
|---|
| · 年龄 ≥ 70 岁 |
| · 糖尿病 |
| · 心绞痛 |
| · MI（病史或 Q 波） |
| · 充血性心力衰竭 |

| 因素 | 患者比例（%） | LMS/3v CAD*（%） | 事件（%） |
|---|---|---|---|
| 0 | 30~40 | 5 | 3 |
| 1~2 | 50 | 16 | 8 |
| 3 | 0~20 | 43 | 18 |

* 血管造影发现左主干或 3 支冠状动脉病变。CAD，冠状动脉疾病；LMS，左主干；3v，3 支病变。

经许可引自 L' Italien GJ, et al. Development and validation of a Bayesian model for perioperative cardiac risk assessment in a cohort of 1081 vascular surgical candidates, Journal of the American College of Cardiology, 1996, 27（4）: 779–786. Copyright © 1996 American College of Cardiology Foundation

Paul SD, et al. Concordance of preoperative clinical risk with angiographic severity of coronary artery disease in patients undergoing vascular surgery, Circulation, 1996, 94（7）: 561–566. Copyright © 1996 American Heart Association, Inc

- 35%的患者得分为0，可以接受低风险手术。

- 15%的患者评分 > 3，且具有明确的高风险；这些患者可能需要在手术前接受正式的心脏评估。

- 50%的患者评分在 1~2，并且处于无用的"中间"风险中；这些受益最多来自心肌灌注显像（MPS）或负荷心脏超声的专门检测。

## 运动能力

运动能力的评估是任何术前心脏评估的重要部分。显而易见的是，运动功能不佳的患者将比具有良好功能的患者更难承受手术的打击，尽管这些原因可能是多方面的且难以改变的。

### 运动能力的临床评估

运动能力以代谢当量（METs）来衡量，其中一个 MET 是静息时的代谢需求。通过询问患者日常生活中的活动最容易评估其运动能力（表7.3）。无法达到四个 MET 被认为是运动能力差。

表7.3　METs 中功能状态的临床评估 [6-7]

| MET 的数量 | 你能做到以下几点吗? |
| --- | --- |
| 1 | 照顾好自己 |
| | 吃、穿或上厕所 |
| | 在室内走动 |
| | 在平地上走一两个街区，每小时 2~3 英里或 3~5 公里 |
| 4 | 在室内从事轻松的劳动，如除尘或洗碗 |
| | 爬上一段楼梯或走上一座小山 |
| | 跑一小段路 |
| | 在室内做重活，如擦洗地板、举重或搬运重型家具 |
| | 参加温和的娱乐活动，例如打高尔夫、保龄球、跳舞、网球双打、投掷棒球或足球 |
| >10 | 进行剧烈运动，例如游泳、网球单打、足球、篮球、滑雪 |

经许可引自 Lee TH, et al. Hlatky MA, et al., A self-administered questionnaire to determine functional capacity (The Duke Activity Status Index), American Journal of Cardiology, 1989, 64（10）：651–654. Copyright © 1989

Fletcher GF, et al. Exercise standards: a statement for healthcare professionals from the American Heart Association. Circulation, 2001, 104（14）：1694–1740. Copyright © 2001 American Heart Association, Inc

尽管这种方法很简单，但几乎没有前瞻性证据表明它能可靠地预测心脏病风险。在针对 5939 例患者进行一系列非心脏手术的最大规模研究中，年龄和美国麻醉医师协会的身体状况分类是心脏事件的独立预测因素，但 MET 不是[5]。

心肺运动试验

心肺运动试验（CPET）提供运动表现的量化分析，它综合反映了心肺和骨骼肌的生理状态。患者在跑步机或测力计上进行症状限制性运动试验，通过吹口器监测同时吸入和呼出的氧气和二氧化碳。两个最常用氧耗指标：

● 最大运动时氧耗：$VO_{2max}$；
● $CO_2$ 产量开始超过 $O_2$ 消耗时的无氧阈值，$VO_{2AT}$。

一个 MET 相当于 $3.5mL/（kg·min）$ 的 $VO_2$。将患者分为高危的阈值对应 4 个 MET，即：

● $VO_{2max}< 5mL/（kg·min）$；
● $VO_{2AT} <0.2mL/（kg·min）$。

目前几乎没有证据支持常规使用 CPET 预测外周血管手术后的特定心脏事件，尽管总体结果必然取决于总体健康情况。在一项对 45 例 AAA 患者治疗前接受 CPET 测试的（血管腔内治疗占 65%）研究中，30 天全因死亡率为 0.3%，患者 $VO_{2AT} \geq 0.2mL/（kg·min）$。但在 $VO_{2AT}<0.2mL/（kg·min）$ 患者中全因死亡率是 5.8%[8]。结论为：不健康的试验结果可以识别出长期预后不良的患者；在对 30 例接受 AAA 修复的患者进行的研究中发现，健康患者的 2 年生存率为 97%，而不健康患者的生存率仅为 55%[9]。因此，CPET 可能有助于决定是否进行纯粹的预防性手术，如 AAA 修复。

术前专业检查：一般要考虑的因素

专业的心脏检查费用昂贵，并且会无意中延迟重要的非心脏手术。它应该针对那些仅凭临床评估无法给予确诊结果的患者，即那些处于中等风险的患者。

常用的检查包括以下内容。

● 运动心电图
● 负荷 – 休息状态下的 MPS
● 负荷心脏超声

不太常用的检查包括以下内容。

- 心脏 PET
- 心脏磁共振（CMR）成像

与冠状动脉造影提供的解剖学信息相比，这些都是评估负荷期间心肌血液供应充足性的功能测试。

所有方法都涉及两个部分。

- 运动或药物诱发的心脏负荷实验：引起心肌的氧需求增加和（或）相对心肌灌注不足，这些心肌由狭窄的冠状动脉来供血，静息时不存在这种情况。
- 心电图或成像：以检测灌注不足或继发的缺血对心肌功能的影响。

运动心电图在下列情况下的价值有限。

- 患者无法运动到足够的负荷量（常见于血管外科人群）。
- 女性。
- 患者静息心电图异常。

AAAs 的患者通常禁止进行运动测试，尽管没有证据表明测试是有害的。

鉴于运动心电图的局限性，医生通常使用 MPS 或负荷心脏超声，或偶尔使用 PET 或 CMR 对血管外科手术患者进行检查。MPS 是检测缺血的很灵敏的方法，但当怀疑患有严重的冠状动脉疾病时，特异性更高的负荷心脏超声或许更有优势。在临床实践中，争论通常是学术性的，"最好的"技术是临床专家在当地可以获得的技术。

## 功能成像的基础：冠状动脉生理学和负荷实验

### 正常的冠状动脉解剖和生理学

冠状动脉系统由两个功能部分组成。

- 心外膜冠状动脉：直径大小从几个毫米到 400μm 不等，通常不会对血流产生明显的阻力。
- 微血管：小动脉和毛细血管，通过改变它们在 5 倍范围内的阻力来调节血流量。

与大多数组织相比，静息时心肌氧摄取率高（60％），并且在运动期间需求增加时不能随之明显增加。心肌氧摄取量的增加只能通过线性提高心肌灌注来实现（图 7.1）。

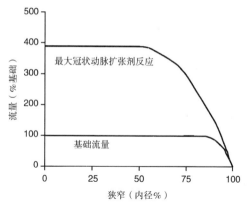

**图 7.1** 冠状动脉狭窄严重程度与静息时及最大冠状动脉血管扩张期间的流量之间的关系。摘自 Sabharwal, et al. Nuclear Cardiology//Oxford Specialist Handbooks In cardiology, 2008. Oxford University Press

### 在心外膜冠脉狭窄情况下的冠状动脉生理学

在心外膜冠状动脉显著狭窄的情况下，病灶远端的小动脉血管扩张以代偿其形成的阻力。静息时心肌灌注仍可保持正常，直至心外膜动脉狭窄严重（直径 80% ~85%，面积 60% ~ 80%）。

使用血管扩张剂储备可以维持静息灌注，但限制了最大冠状动脉血流量。最大冠脉血流量可以通过一定程度的运动达到，这也受限于冠脉狭窄的严重程度。因此，在有显著冠状动脉疾病的情况下，负荷灌注变得不同，由狭窄动脉供应的心肌灌注水平比由无阻塞动脉供应的心肌更低。心肌氧需求增加和有限的血管扩张储备之间的不匹配导致代谢性心肌缺血、心肌舒张和收缩功能障碍、缺血性 ECG 改变和心绞痛症状，即所谓的"缺血级联反应"。

可以使用许多成像模式对缺血级联反应的元素进行成像。

- 诱导性灌注异常：单光子发射计算机断层扫描（SPECT）、PET、心肌对比声学造影、灌注心脏 MRI。
- 诱导性心肌壁运动异常：超声、心脏 MRI。

### 负荷的方法

### 运 动

运动是最体现生理机能的负荷形式，提供重要的临床信息，可以补充影像学发现。

- 根据布鲁斯方案或改良布鲁斯方案，平板运动试验最常应用。
- 自行车测力计运动可以在直立、仰卧或半仰卧位以恒定的 50rpm（每分钟 50 转）进行蹬踏，不断增加负荷（例如从 25W 开始，每 2~3 分钟增加 25W）。

足够的负荷被认为有以下特点。

- 持续达到目标心率，即最大预测心率的 85%（男性为 220 减去年龄，女性为 210 减去年龄）；或者出现局部胸痛。

药理学负荷

当动态运动因临床或技术原因无法实施时才使用以下方法。

- 血管扩张剂（双嘧达莫、腺苷或瑞加德松）；
- 血管收缩剂（多巴酚丁胺）。

**术前功能测试的临床价值**

过去 30 多年中，许多前瞻性研究已经确立了 MPS 在评估围手术期心脏病风险的价值（参见参考文献 10 中的表 7）。关于多巴酚丁胺负荷超声心动图（DSE）的文献虽然不够广泛，但具有可靠性，且结论大体一致（见参考文献 10 中的表 8）。

**功能成像的预测价值**

- 正常 MPS 或 DSE 研究的阴性预测值始终为 99% 左右。
- 异常 MPS 研究的阳性预测值变化较大，并且多年来有所下降（从 20 世纪 80 年代中期的约 20% 降到 20 世纪 90 年代中期的 5% 甚至更低），原因可能是围手术期管理有提高。
- 诱导性低灌注（MPS）或室壁运动异常（DSE）表明血流受限的狭窄冠状动脉供应存活的心肌，MPS 和 DSE 是围手术期心源性死亡或非致命性心肌梗死的最佳预测因子。
- 固定的灌注不良（MPS）或静息室壁运动异常（DSE）提示既往的 MI，但预测性较差。
- 在外周血管患者中，诱导性低灌注或室壁运动异常在一定程度上很常见（25%~50%）。
- 然而，诱导性低灌注的预后意义不是"全或无"，而是随着其程度而增加。特别是直到 20% 以上左心室心肌受影响，风险才会明显增加（图 7.2、图 7.3）。
- 虽然风险很高，但即使是针对最缺血的 MPS 研究，术后心脏事件的

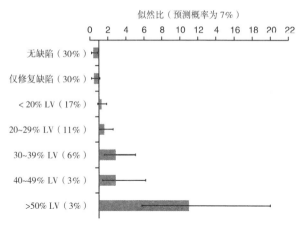

**图7.2** 术后心脏死亡或非致命性心肌梗死的似然比，作为术前双嘧达莫 MPS 诱导性低灌注程度的函数。9 项研究的 Meta 分析，涉及 79 名接受外周血管手术的患者。人口百分比在括号内[11]。

经许可引自 Etchells E. et al. Semiquantitative dipyridamole myocardial stress perfusion imaging for cardiac risk assessment before noncardiac vascular surgery: a metaanalysis, Journal of Vascular Surgery, 2002, 36（3）: 534–540. Copyright © 2002 The Society for Vascular Surgery and The American Association for Vascular Surgery

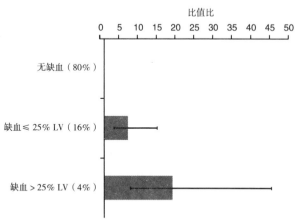

**图7.3** 手术后心脏死亡或非致命性心肌梗死的比值比，作为术前 DSE 和 1097 例接受外周血管手术的患者可诱导的室壁运动异常程度的函数。人口百分比在括号内[12]。

经许可引自 Boersma E, et al. Predictors of cardiac events after major vascular surgery: role of clinical characteristics, dobutamine echocardiography, and β-blocker therapy, Journal of the American Medical Association, 2001, 285（14）: 1865–1873. Copyright © 2001 American Medical Association

风险也不超过 50%（图 7.4）。

- MPS 和负荷超声均可预测手术成功后的长期心脏事件；这可能与患者接受预防性手术（例如 AAA 修复）有关。
- 具有多排探测器的心血管 CT（CCT）现在已成为一种有效的工具，在一般心脏病学诊疗中对疑似冠状动脉疾病患者进行检查，并可能在未来发挥作用。

功能成像指导下的管理

没有哪种方法可以确定个体是否会发生心脏事件，这需要基于人群的研究。

- 资源要集中在数量可控，获益最多的患者群身上。
- 制定启动进一步研究和治疗的门槛，例如：
  - 如果发生缺血，使用 β 受体阻滞剂；
  - 冠状动脉造影（除非另有临床提示）仅适用于发生大面积缺血的患者（> 25% 的左心室心肌）。

降低风险的术前策略

冠状动脉狭窄血流受限的心脏受到应激是术后心肌梗死的主要原

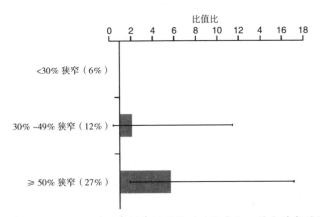

**图 7.4** 术后心脏死亡、非致命性急性冠状动脉综合征、肺水肿或恶性心律失常的比值比，作为任何冠状动脉狭窄严重程度的函数。人口百分比在括号内[13]。经许可引自 Ahn J-H, et al. Risk stratifcation using computed tomography coronary angiography in patients undergoing intermediate-risk noncardiac surgery, Journal of the American College of Cardiologists, 2013, 61（6）: 661–668. Copyright © 2013 American College of Cardiology Foundation.

因。因此，降低风险的术前方法有两个方向。

● 通过 CABG 或 PCI 进行冠状动脉狭窄的血运重建；

● 左心室心肌和易损伤冠状动脉斑块的药物保护，如 β 受体阻滞剂、他汀类药物治疗。

### 冠状动脉造影旨在保护性的血管重建

根据临床标准，对在随后 5 年要行血管外科手术的患者先行冠脉搭桥以保护心脏。在冠状动脉手术研究（CASS）登记中，发现血管手术后患者死亡或心肌梗死的风险如下[14]。

● 无冠心病，3%；

● 冠心病行药物治疗，11%；

● 冠状动脉搭桥术后冠心病，2%。

PCI 可能具有相似的保护作用，但相关数据较少。在旁路血管成形术血运重建调查（BARI）登记中，发现非心脏手术后患者死亡或心肌梗死的风险为[15]：

● CABG 后 1.6%；

● PCI 术后 1.6%。

不过，仅仅顾及围手术期风险进行旨在血运重建的冠状动脉造影并不一定能提供净获益。尽管 DECREASE-V 现在已经不再采用，三项随机对照试验（RCT）仍然对这一假设进行了测试。没有哪项研究能显示：随机接受术前冠状动脉血运重建术（CARP）或强制性冠状动脉造影的患者围手术期结果得到改善。很可能随机化的人群并不代表典型的血管外科手术人群。然而至少可以得出结论：在外周血管手术前积极行预防性冠状动脉血运重建的结果不确定。目前，务实的做法如下。

● 若患者先前有心绞痛或具有明显缺血的三支血管 / 左主干病变，建议冠状动脉血运重建只能在外周血管手术之前进行。

### 冠状动脉血运重建术后非心脏手术的时机

在安全进行非心脏手术之前，无论是 PCI 或 CABG 后，非心脏手术延迟都是必要的。

### 经皮冠状动脉介入治疗术后

尽管阿司匹林需要长期使用，但在 $P2Y_{12}$ 拮抗剂停用之前，裸金属支架（BMS）术后 4~6 周的治疗是足够的。药物洗脱支架（DES）需要更长的内皮化时间，因此联合治疗的持续时间必须更长，在许多中心达 1 年之久。

PCI 术后早期接受大型非心脏手术的患者，特别是支架植入后，发生围手术期心脏事件的风险很高。

- 普通球囊扩张成形术（POBA）：2 周内心脏事件发生率仅为 2%；此后几乎没有。
- BMS：PCI 术后 6 周内围手术期心脏事件的高风险发生率（5%~10%）；3 个月后患者的术后风险与非 PCI 患者相似（3%）。
- DES：PCI 术后 6 个月内围手术期心脏事件的高风险发生率（5%~10%）；2 个月后患者的术后风险与非 PCI 患者相似（1%~3%）。

在支架植入后的高风险期内围手术期停用双重抗血小板治疗会使患者有更高的支架内血栓形成风险。相反，延续使用会使围手术期出血的风险增加到相似的程度。然而，支架内血栓形成更可能是致命的。

非心脏手术前经皮冠状动脉介入治疗的方法建议

- 如果要进行 PCI，并且很有可能进行后续的非心脏手术：POBA 比较理想；必要时行裸金属支架植入术；尽可能避免使用 DES。
- 如果已经进行 PCI 并且需要行非心脏手术，如果可能的话，手术延迟时间如下。
  - POBA：2~4 周后
  - BMS：6~12 周后
  - DES：12 个月后
  
  但围手术期继续服用阿司匹林。
- 如果在高风险期内无法避免进行非心脏手术，则应与心脏病专家讨论该病例：通常最安全的是继续使用双重抗血小板药物。

冠状动脉旁路移植术后

在 CABG 1 月内接受血管手术的患者处于高风险中：在一项研究中，死亡率为 2%，相应的对照组为 4%。如果可能的话，手术应至少延迟 6 周。

一些人主张将 CABG 和外周血管手术（通常是 CEA）看作一个手术，但把这两个手术分开做，无论先后，总体结果没有令人信服的差异。

## β 受体阻滞剂

### 病理生理学考虑

两种类型的围手术期 MI（1 型急性斑块破裂和 2 型冠脉血流供需不平衡）都可以通过手术中的交感神经激活而被触发和（或）加剧。因此，围手术期 β – 受体阻滞剂具有保护性的生理学依据。然而，β 受体阻滞剂会减弱对失血的适当代偿反应，可能危害自身。风险 – 收益平衡可能取决于患者特征、手术类型和 β 受体阻滞剂使用方案（药物、开始时间、剂量大小、治疗持续时间）。

### 随机试验

在围手术期应用 β 受体阻滞剂的随机试验中，有 4 项招募了大量接受外周血管手术的患者。在这些研究中，只有一项（DECREASE 研究）显示使用 β 受体阻滞剂会明显获益[16-19]。DECREASE 和其他试验之间的一个重要区别是 β 受体阻滞剂是在手术前至少 7 天而不是在手术当天开始使用，剂量调整的目标是心率 ≤ 60/min。

在随后的一系列具有里程碑意义的研究中（DECREASE Ⅱ 至 Ⅵ），DECREASE 研究人员继续将研究集中在围手术期心脏保护的方法，他们的许多发现被纳入美国和欧洲的指南。后来，在 2011 年，人们对这一系列研究结果失去信任。第一个 DECREASE 研究没有被正式调查，因为它已经发表超过 > 10 年，但其有效性也必须受到严重质疑。

考虑到支持围手术期应用 β 受体阻滞剂的最有说服力的证据的丧失，因此需要更改国际指南。大规模的 POISE 试验提供了最引人注目的数据：虽然 β 受体阻滞剂确实具有心脏保护作用（MI 率 4.2% *vs* 5.7%），但这是以增加总死亡率（3.1% *vs* 2.3%）和非致命性卒中（1.0% *vs* 0.5%）为代价达到的[19]。

### 围手术期 β 受体阻滞剂应用的开始时间

即使在已知或疑似冠状动脉疾病的患者中，也不能再推荐术前常规使用 β 受体阻滞剂。然而应注意以下情况。

- 手术前已经应用 β 受体阻滞剂的患者在围手术期应维持。
- MI 风险（例如功能测试中显著的诱导性低灌注/缺血）特别高的患者，可合理地开始使用 β 受体阻滞剂，这与计划的非心脏手术无关。
  - 在手术前 1~4 周以适度剂量开始口服 β 受体阻滞剂（例如比索洛尔 2.5mg 口服）；

- 如果耐受（例如比索洛尔 5~10mg 口服），则调整剂量以达到 60~70/min 的静息心率为宜；
- 术中和术后谨慎维持 β 受体阻滞剂，目标是心率 <80/min；必要时给予鼻饲或静脉输注（例如美托洛尔丸剂或艾司洛尔输注），直至患者进食和饮水。

### 他汀类药物

他汀类药物治疗的长期益处已经明确，也有数据表明会减少围手术期急性冠状动脉事件的发生。这可能与他汀类药物的非降脂（"多效性"）特性有关，这些特性可增加动脉粥样硬化斑块的稳定性。

### 证 据

大多数支持使用他汀类药物来降低围手术期风险的研究都是观察性的。根据对接受外周血管手术的患者的 7 项研究（他汀类药物 1870 例，对照组 3503 例）的整合分析，他汀类药物治疗与术后死亡率从 6.1% 降至 1.7% 有关 [20]。

除了现在已经失去信任的 DECREASE Ⅲ 试验，只有一个已发表的小型 RCT[21]。不论胆固醇水平如何，随机的 100 位血管外科患者每天服用 20mg 阿托伐他汀或安慰剂，手术前 30d，术后 15d。在服用阿托伐他汀 6 个月时，心脏事件的发生率从 26% 降低至 8%。

### 围手术期他汀类药物的启用

尽管他汀类药物降低围手术期心脏病风险的证据不足，但大多数要做外周血管手术的患者有降低胆固醇的直接指征，以降低长期的心脏病风险。如果尚未治疗，这些患者应在手术前几周开始服用他汀类药物，并在围手术期及以后继续服用。

### 术前心脏风险管理国际指南

大西洋两岸的专业协会为接受非心脏手术的患者制定了术前风险评估和风险减少的循证指南（图 7.5、图 7.6）[22-23]。在丢失 DECREASE 数据之后这两套指南尚未更新。特别强调，需要重新仔细考虑围手术期使用 β 受体阻滞剂这一问题。

### 术后心脏监测和护理

从心脏的角度来看，外周血管手术后的管理重点是尽量减少心脏负荷并密切监测是否有缺血或梗死的证据。这些目标在重症监护室比普通病房中更好实现。

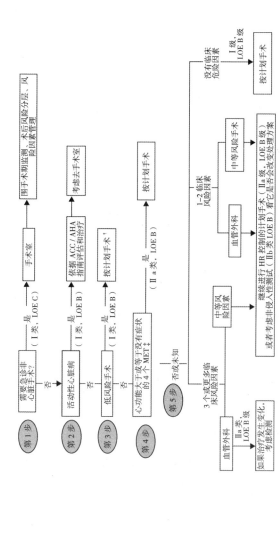

**图7.5** 美国心脏学会基金会（ACCF）／美国心脏协会（AHA）指南概要[22]

经许可引自 Fleisher LA, et al. 2009 ACCF/AHA focused update on perioperative beta blockade incorporated into the ACC/AHA 2007 guidelines on perioperative evaluation and care for noncardiac surgery. Journal of the American College of Cardiology, 54 (22): cardiovascular evaluation and care for noncardiac surgery, 1999; e13–118, Copyright © 1999, with permission from Elsevier, M http://www.sciencedirect.com/science/journal/07351097.

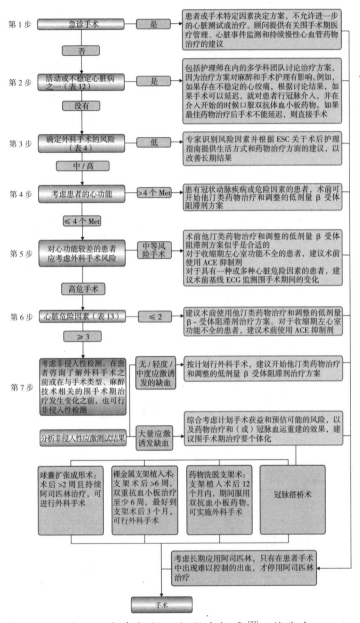

**图 7.6** 欧洲心脏病学会（ESC）指南概要[23]。转载自 Reproduced from Poldermans D, et al., Guidelines for pre-operative cardiac risk assessment and perioperative cardiac management in non-cardiac surgery, European Heart Journal, 30（44）: 2769-2812. Copyright © 1999 European Society of Cardiology, Oxford University Press.

减轻心脏负荷

心脏应激导致心肌氧需求增加是术后心肌梗死的重要原因，必须尽量减少。

- 良好的镇痛；
- 注意液体平衡；
- 必要时纠正贫血；
- 术后维持 β 受体阻滞剂应用，必要时鼻饲或静脉输注；
- 冠状动脉支架术后继续进行抗血小板药物治疗。

监测心肌缺血或梗死

术后 MI 的死亡率为 20%，明显高于自发性心肌梗死，但临床上可能难以诊断：

- 经常没有胸痛；
- 呼吸困难、精神错乱或低血压的特异性症状较少。

因此，常规监测 ECG 和测量心肌坏死的血清标志物是有价值的，尤其是敏感性和心脏特异性肌钙蛋白 I 和 T。

心电图

大多数心肌梗死发生前伴有心电图缺血，例如，高达 10% 的患者术后即刻出现心电图新的异常，随后的心脏并发症风险增加一倍。

- 术前记录 12 导联心电图，手术后在恢复室立即记录，术后 1 天、2 天和 3 天也要分别记录。
- 新出现的 ST 压低或 T 波倒置是令人担忧的特征，并且比典型的 ST 段抬高更常见。

血清肌钙蛋白

血清肌钙蛋白 I 和 T 的检测分析已经颠覆了对患者的评估，并且在术后环境中也具有可靠的价值（表 7.4）。

- 术后第 1~3 天测量肌钙蛋白 I 或 T（最好当地）。
- 肌钙蛋白 I 升高至 <1.5ng / mL 或 T<0.1mg/mL：
  - 低度风险；
  - 初期行保守治疗；
  - 考虑对门诊患者行进一步冠状动脉检查。
- 肌钙蛋白 I 升高 ≥ 1.5ng/ mL 或 T ≥ 0.1ng/mL：
  - 术后死亡率高（23%）；

表 7.4 接受外周血管大手术的患者术后肌钙蛋白 I 和 T 测量值的预后价值

| 参考文献 | N | 随访 | 肌钙蛋白范围（ng/mL） | 患者（%） | 死亡率（%） |
|---|---|---|---|---|---|
| 24 | 229 | 6 个月 | I, ≤ 0.35 | 57 | 5 |
| | | | I, 0.4~.5 | 3 | 7 |
| | | | I, 1.6~3.0 | 4 | 20 |
| | | | I, >3.0 | 8 | 22 |
| 25 | 447 | 2.7 年 | I, ≤ 0.6;<br>T, ≤ 0.03 | 76 | 13 |
| | | | I, 0.6~1.5;<br>T, 0.03~0.1 | 5 | 32 |
| | | | I, 1.5~3.1;<br>T, 0.1~0.2 | 4 | 25 |
| | | | I, >3.1;<br>T, >0.2 | 5 | 52 |
| 26 | 393 | 4 年 | T, <0. | | 17 |
| | | | T, ≥ 0. | | 41 |
| 27 | 1152 | 住院患者 | I, ≤ 0.2 | 85 | 3 |
| | | | I, 0.2~1.4 | 10 | 7 |
| | | | I, ≥ .5 | 5 | 23 |

引自 Kim LJ, et al. 2002[24] Landesberg G, et al, 2003 [25]. Kertai MD et al, 2004[26]. Le Manach Y et al, 2005[27]

- 与心脏病专家讨论早期冠状动脉造影。

## 术后心肌梗死的管理

尽管进行了仔细的术前评估和最佳围手术期护理，但一些接受外周血管手术的患者在术后期间还会出现心肌梗死。这些患者的死亡率很高，并且没有随机研究可指导对他们的管理，因此治疗必须因人而异。处理应该在重症监护室，由经验丰富的心脏病专家尽早密切参与。

- 连接心电监护仪监测，确保需要时能立即使用除颤器。
- 给予 40% $O_2$，并确保静脉输液通路建立。
- 快速进行临床评估以明确症状并识别肺水肿或心源性休克。

- 胸部 X 线检查。
- 无论是心源性疼痛还是术后疼痛，可给予阿片镇痛。
  - 例如，吗啡 2.5~5mg 静脉注射，甲氧氯普胺 10mg 静脉注射。
- 必要时服用阿司匹林。
  - 例如 300mg 口服或通过鼻饲管，然后每天 75mg。
- 必要时，且无禁忌证（如哮喘、左心室衰竭、休克或心脏传导阻滞）的情况下，开始或加强 β 受体阻滞剂应用，达到目标心率 <70/min。
  - 例如美托洛尔每 2min 静脉滴注 5mg，最大剂量 15mg，15min 后 50mg 口服或鼻饲，然后 50mg，qds；出院前可换为每日一次用药，例如比索洛尔 5~20mg。
- 如能确保术后不出血，给予皮下注射低分子量肝素（LMWH）：
  - 例如依诺肝素 100U / kg，bd。
- 静脉注射硝酸甘油治疗持续性胸痛：
  - 例如，硝酸甘油（GTN）1~10mg/h，维持收缩压 > 100mmHg。
- 左心室衰竭者给予利尿剂：
  - 例如呋塞米 80mg 静脉注射。

　　进一步的治疗取决于临床状态和 ECG 表现，经验丰富的心脏病专家必须密切关注患者。

- 近期做过手术，几乎是静脉溶栓的禁忌。
- 如果有 ST 段抬高，应仔细考虑肺水肿或心源性休克，立即进行冠状动脉造影以便行经皮介入治疗，但要记住以下几点。
  - 建立血管入路可能很困难；
  - 可能存在严重的多支冠状动脉疾病，但冠状动脉搭桥手术在术后心肌梗死中作用不大；
  - 如果进行冠状动脉支架术，必须强化抗血小板治疗。

　　对于临床稳定的非 ST 段抬高心肌梗死患者，首先考虑保守治疗可能更好。

- 如果还没有，请考虑添加以下治疗。
  - 他汀类药物（如辛伐他汀 40mg 口服）；
  - 血管紧张素转换酶（ACE）抑制剂（例如雷米普利 2.5mg 口服 od，几天后逐渐增加至 10mg）。
- 如果病程不复杂，住院至少 5~7d。

● 如果住院患者未进行冠状动脉造影，请确保出院时进行门诊血管造影或非侵入性风险评估，并进行早期心脏病随访。

## 参考文献

[1] Thygesen K, Alpert JS, Jaffe AS, et al. Third universal definition of myocardial infarction. Eur Heart J, 2012, 33: 2551–2567.

[2] Lee TH, Marcantonio ER, Mangione CM, et al. Derivation and prospective validation of a simple index for prediction of cardiac risk of major noncardiac surgery. Circulation, 1999, 100: 1043–1049.

[3] L'Italien GJ, Paul SD, Hendel RC, et al. Development and validation of a Bayesian model for perioperative cardiac risk assessment in a cohort of 1081 vascular surgical candidates. J Am Coll Cardiol, 1996, 27: 779–786.

[4] Paul SD, Eagle KA, Kuntz KM, et al. Concordance of preoperative clinical risk with angiographic severity of coronary artery disease in patients undergoing vascular surgery. Circulation, 1996, 94: 1561–1566.

[5] Hlatky MA, Boineau RE, Higginbotham MB, et al. A self-administered questionnaire to determine functional capacity (The Duke Activity Status Index). Am J Cardiol, 1989, 64: 651–654.

[6] Fletcher GF, Balady GJ, Amsterdam EA, et al. Exercise standards: a statement for healthcare professionals from the American Heart Association. Circulation, 2001, 104: 1694–1740.

[7] Wiklund RA, Stein HD, Rosenbaum SH. Activities of daily living and cardiovascular complications following elective, noncardiac surgery. Yale J Biol Med, 2001, 74: 75–87.

[8] Hartley RA, Pichel AC, Grant SW, et al. Preoperative cardiopulmonary exercise testing and risk of early mortality following abdominal aortic aneurysm repair. Br J Surg, 2012, 99: 1539–1546.

[9] Carlisle J, Swart M. Mid-term survival after abdominal aortic aneurysm surgery predicted by cardiopulmonary exercise testing. Br J Surg, 2007, 94: 966–969.

[10] Fleisher LA, Beckman JA, Brown KA, et al. 2009 ACCF/AHA focused update on perioperative beta blockade incorporated into the ACC/AHA 2007 guidelines on perioperative cardiovascular evaluation and care for noncardiac surgery. J Am Coll Cardiol, 2007, 54: e13–118.

[11] Etchells E, Meade M, Tomlinson G, et al. Semiquantitative dipyridamole myocardial stress perfusion imaging for cardiac risk assessment before noncardiac vascular surgery: a metaanalysis. J Vasc Surg, 2002, 36: 534–540.

[12] Boersma E, Poldermans D, Bax JJ, et al. Predictors of cardiac events after major vascular surgery: role of clinical characteristics, dobutamine echocardiography, and β-blocker therapy. JAMA, 2001, 285: 1865–1873.

[13] Ahn J-H, Park JR, Min JH, et al. Risk stratification using computed tomography coronary angiography in patients undergoing intermediate-risk noncardiac surgery. J Am Coll Cardiol, 2013, 61: 661–668.

[14] Eagle KA, Rihal CS, Mickel MC, et al. Cardiac risk of noncardiac surgery: influence of

coronary disease and type of surgery in 3368 operations. Circulation, 1997, 96: 1882–1887.

[15] Hassan SA, Hlatky MA, Boothroyd DB, et al. Outcomes of noncardiac surgery after coronary bypass surgery or coronary angioplasty in the Bypass Angioplasty Revascularization Investigation (BARI). Am J Med, 2001, 110: 260–266.

[16] Poldermans D, Boersma E, Bax JJ, et al. The effect of bisoprolol on perioperative mortality and myocardial infarction in high-risk patients undergoing vascular surgery. N Engl J Med, 1999, 341: 1789–1794.

[17] Brady AR, Gibbs JS, Greenhalgh RM, et al. Perioperative beta-blockade (POBBLE) for patients undergoing infrarenal vascular surgery: results of a randomized double-blind controlled trial. J Vasc Surg, 2005, 41: 602–609.

[18] Yang H, Raymer K, Butler R, et al. The effects of perioperative beta-blockade: results of the Metoprolol after Vascular Surgery (MaVS) study, a randomized controlled trial. Am Heart J, 2006, 152: 983–990.

[19] Devereaux PJ, Yang H, Yusuf S, et al. Effects of extended-release metoprolol succinate in patients undergoing non-cardiac surgery (POISE trial): a randomised controlled trial. Lancet, 2008, 371: 1839–1847.

[20] Hindler K, Shaw AD, Samuels J, et al. Improved postoperative outcomes associated with preoperative statin therapy. Anesthesiology, 2006, 105: 1260–1272.

[21] Durazzo AE, Machado FS, Ikeoka DT, et al. Reduction in cardiovascular events after vascular surgery with atorvastatin: a randomized trial. J Vasc Surg, 2004, 39: 967–975.

[22] Fleisher LA, Beckman JA, Brown KA, et al. 2009 ACCF/AHA focused update on perioperative beta blockade incorporated into the ACC/AHA 2007 guidelines on perioperative cardiovascular evaluation and care for noncardiac surgery. J Am Coll Cardiol, 2004, 54: e13–118.

[23] Poldermans D, Bax JJ, Boersma E, et al. Guidelines for pre-operative cardiac risk assessment and perioperative cardiac management in non-cardiac surgery. Eur Heart, 2009, J 30: 2769–2812.

[24] Kim LJ, Martinez EA, Faraday N, et al. Cardiac troponin I predicts short-term mortality in vascular surgery patients. Circulation, 2002, 106: 2366–2371.

[25] Landesberg G, Shatz V, Akopnik I, et al. Association of cardiac troponin, CK-MB, and postoperative myocardial ischemia with long-term survival after major vascular surgery. J Am Coll Cardiol, 2003, 42: 1547–1554.

[26] Kertai MD, Boersma E, Klein J, et al. Long-term prognostic value of asymptomatic cardiac troponin T elevations in patients after major vascular surgery. Eur J Vasc Endovasc Surg, 2004, 28: 59–66.

[27] Le Manach Y, Perel A, Coriat P, et al. Early and delayed myocardial infarction after abdominal aortic surgery. Anesthesiology, 2005, 105: 885–891.

（陈文生　梁振兴　冯建宇　张　超　译）

# 血管外科手术麻醉

## 一般原则

- 血管病患者多为老年性动脉疾病患者，常合并明显的相关疾病。如高血压、缺血性心脏病（心绞痛，心肌梗死）、心力衰竭、糖尿病，部分患者还可能合并慢性阻塞性肺疾病（吸烟）。因此，其治疗原则为联合用药，如：阿司匹林、他汀类药物、β 受体阻滞剂、利尿剂、抗心力衰竭药物以及胰岛素 / 口服降糖药等。

- 血管疾病的集中化诊疗，意味着急诊血管手术量可能有所减少，但是急诊手术所占的比例仍然很高。这些急诊手术围手术期的死亡率高，需要更高级别的麻醉管理。

- 有些患者已经接受抗凝治疗，其他多数患者也要接受围手术期抗凝，因此选择局部麻醉还是全身麻醉，需要慎重考虑。区域麻醉技术可能会降低患者的并发症的发生率和死亡率。

- 所有接受人工移植物的患者，术前都需要预防性使用抗生素。

- 对于这些患者行有创动脉血压监测有显著作用，但心输出量监测［如经食道多普勒超声、连续血流动力学监测（LiDCO），脉搏指示连续心排血量监测（PICCO）等］更有意义。

- 中心静脉压监测在手术麻醉中作用重大，尤其适用于静脉通路建立困难的患者，便于正性肌力药物的使用管理，促进药物更快地输送入血液循环。连续中心静脉压监测，可提供有意义的数值变化趋势，但单次测量数据的参考价值有限。

- 测量双侧上臂的血压，由于动脉性疾病的缘故，双侧数值可能有差异（临床上采用较高一侧的数值）。

- 血管疾病患者，术后需要吸氧 24 小时以上，以减少夜间低氧血症的发生率。

- 血管疾病治疗"团队"必须配备能在择期和急诊手术中开展自体血液回收的设备和人员。

## 术前评估

### 临床评估

术前评估的主要目标是量化评价心肺疾病的严重程度，评估患者对手术过程和对在术后恢复期间生理变化的耐受能力。区域麻醉（硬膜外麻醉）的选择必须谨慎（有文书记录），并取得口头和书面的同意。临床评估还要有细致的病史询问和体格检查，这包括对运动耐量（平路步行距离和爬楼梯情况）的评估和对仰卧能力的评估。

检查 / 检验

- 根据患者具体情况，检查全血细胞计数、肾功能和电解质、凝血功能、心电图、胸部 X 线等。
- 行主动脉手术的患者和有新发症状的心脏病患者，需要动态评估心脏功能（见第 7 章）。
- 肺功能测定，有利于评估慢性阻塞性肺疾病患者接受血管手术的风险。

术前用药

尽管越来越多的患者在入院当天手术，但依然有人术前需要抗焦虑治疗。术前使用 β 受体阻滞剂来降低大血管手术后的心血管死亡率是存在争议的。

目前公认的做法是：已经在服用的患者继续使用；有临床适应证的患者，术前开始使用 β 受体阻滞剂。临时使用 β 受体阻滞剂尚未显示能改善大血管手术后的预后。他汀类药物对于该类手术预后的改善作用很大，大多数血管病患者入院前已经在服用他汀类药物。

## 糖尿病患者的围手术期处理

- 外科手术会影响血糖的控制，因此糖尿病患者在围手术期需要特殊的评估和管理。饥饿和手术引起的激素和代谢变化均能诱发分解代谢反应，激素变化是由于交感神经兴奋导致胰高血糖素和生长激素的释放。分解代谢可导致糖异生、糖原分解、蛋白质分解、脂肪分解和酮体生成。这将导致机体形成高血糖和酮症。
- 围手术期严格的血糖控制已被证明能改善预后，因此糖尿病患者围手术期治疗的主要目标是血糖控制。而如何做到这一点取决于糖尿病的类型和禁食时间的长短。
- 静脉注射胰岛素、葡萄糖和钾是当前糖尿病患者围手术期治疗的标准方案，它已经取代了以往皮下注射胰岛素的方法。尤其是对于 1 型糖尿病患者和准备接受大型手术的 2 型糖尿病患者（将全身麻

醉时间 >1h 的手术定义为大型手术）。

- 充分补液，以维持血容量。在控制不佳的糖尿病患者中，渗透性利尿引起的体液缺失可能相当严重。补液首选的液体是生理盐水和葡萄糖盐水。由于乳酸可以快速转化为葡萄糖，含有乳酸的液体（如乳酸林格氏液、哈特曼氏溶液）会导致高血糖加剧。

- 两种常用的胰岛素给药方案。
  - 将胰岛素、葡萄糖和钾配成混合溶液静脉滴注（极化液方案）；
  - 用输液泵单独泵注胰岛素（滑标法方案）。

- 极化液输注在许多患者中是高效、安全和有效的，但不允许在不更换输液袋的情况下，随意调整胰岛素输注量。

- 初始胰岛素输注速度，可按患者日常使用的胰岛素总量的 1/2~3/4 给药，以 U/h 表示。适合大多数 1 型糖尿病患者的初始剂量为普通胰岛素 1 U/h。接受口服降糖药治疗的患者，以及接受胰岛素治疗的 2 型糖尿病患者，都需要围手术期输注胰岛素，其初始输注速度为 1~2U/h。

应提供足够的葡萄糖以防止分解代谢、饥饿性酮症和胰岛素诱导的低血糖症。为预防分解代谢，非糖尿病成人所需的平均葡萄糖生理量为 120g/d（或 5g/h）。由于术前禁食、手术应激和持续的胰岛素治疗，大多数糖尿病患者的热量需求是 5~10g/h 葡萄糖。这可以通过 5% 或 10% 葡萄糖溶液补给。5% 葡萄糖溶液以 100mL/h 的速度输注，可提供 5g/h 葡萄糖。如果需要限制输液量，可以使用浓度更高的葡萄糖溶液，如 10% 葡萄糖注射液。胰岛素和葡萄糖的输注会促使细胞外钾进入细胞内，有发生低钾血症的风险。对于原先血钾正常患者，如果肾功能无异常，应每 500ml 葡萄糖溶液中常规添加氯化钾（0.75g）以维持血钾正常。

**饮食控制的胰岛素依赖型糖尿病**

患者接受较小的手术治疗时，无须特殊治疗。即将接受大手术的患者，可使用短效胰岛素来控制可能出现的血糖升高。

**口服降糖药控制的非胰岛素依赖型糖尿病**

**小手术**

手术当日早晨不服用降糖药。将手术安排在早上。术后第一餐后重新开始降糖治疗。

大手术

- 除氯磺丙脲应在手术前 2 天停药外，其他第二代磺酰脲类药物应在手术前 1 天停用。其他类型口服降糖药物可持续使用到手术当天。
- 尽管二甲双胍的半衰期较短，只有 6h，但为谨慎起见，建议手术前一天停止用药，尤其是在体质较差的患者，以及准备接受可能会加重肾灌注不足、组织缺氧和乳酸蓄积风险的手术患者。接受二甲双胍治疗的患者应在术后停用 72h，尤其是在使用了含碘造影剂的情况下。在检查证实肾功能正常和未发生造影剂肾病之后，可重新开始二甲双胍治疗。
- 血糖水平需要定时监测，如果血糖过高或继续禁食，则要启动胰岛素治疗。

胰岛素依赖型糖尿病

理想情况是术前停用长效胰岛素，改用一天三次的短效胰岛素替代治疗。

监测血糖：手术当日的早晨，开始胰岛素输注的方案。500mL 10% 葡萄糖、10mmol 氯化钾、10U 胰岛素，以 1mL/（kg·h）的速度输注。在患者恢复正常规律饮食之前，持续使用该方案，并根据血糖水平，适当调整。

## 血管外科患者的区域麻醉

单纯区域麻醉（如硬膜外或蛛网膜下腔麻醉）可用于远端血管重建手术和颈动脉内膜剥脱术（颈丛阻滞）。复合镇静药可以用于缓解患者的焦虑和减轻压力，但不能替代有效的区域麻醉。坐骨神经和股神经阻滞可作为外周血管重建术中全身麻醉的补充。硬膜外麻醉通常用于腹主动脉瘤手术全身麻醉的补充，或者单独用于主动脉的腔内手术。血管外科患者区域阻滞的潜在优势包括以下几点。

- 加强术中监测（患者意识清醒的颈动脉内膜剥脱术）；
- 改善腿部血流，降低深静脉血栓发生率，降低再手术率（外周血管重建术）–1 级证据；
- 减轻术后疼痛（腹主动脉瘤手术、外周血管重建术、截肢术）；

- 减少肺部并发症（腹主动脉瘤手术）– 1A 级证据；
- 超前镇痛可减轻截肢术后幻肢痛，尚有争议；
- 处理主动脉阻断期间的近端高血压更容易。

## 蛛网膜下腔/硬膜外麻醉的禁忌证

- 患者拒绝。
- 局部感染（如穿刺部位感染）或菌血症增加了硬膜外脓肿的风险。
- 出血倾向，增加硬膜外血肿风险。
- 对局部麻醉药的真正过敏极为罕见。事实上多数情况是，牙科患者在静脉注射了少量肾上腺素后的不良体验，被误认为局麻药过敏。
- 心排血量受限的情况，如：主动脉瓣狭窄——该类患者无法通过增加心排血量以应对腰麻/硬膜外麻醉引起的全身性血管扩张。这只是一个相对禁忌证，全身麻醉也无法避免这个风险。

## 硬膜外麻醉与抗凝治疗

出现硬膜外血肿的风险较小，但仍需要与每个患者的硬膜外麻醉的获益相权衡。

硬膜外置管（或术后立即拔除硬膜外导管）不应在下列患者中实施。

- 服用香豆素类抗凝药的患者，INR >1.5；
- 其他凝血功能障碍的患者，例如，血小板计数 $<100 \times 10^9/L$；
- 过去 24h 内接受溶栓治疗的患者（尿激酶/链激酶）；
- 4h 内应用过普通肝素；
- 12h 内应用过低分子量肝素；
- 2h 内全身肝素化。

# 腹主动脉瘤开放手术的麻醉

## 术　前

- 多为老年患者，常合并多种疾病。
- 术前详细评估：仔细检查心电图，分析是否有缺血的迹象。检查肾脏功能。动态评估左心室功能。
- 术后治疗应在特护病房（HDU）/重症监护病房（ICU）内进行。

● 除血管紧张素转化酶抑制剂外，常规的心血管药物应继续使用，尤其不要停用 β 受体阻滞剂。

## 术　中

● 备好血管收缩药（麻黄碱和间羟胺），血管舒张药（硝酸甘油）和 β 受体阻滞剂（艾司洛尔，拉贝洛尔）。

● 开通两条 ≥ 14G 的静脉通路，备好空气加温和输液加温设备。

● 术中要常规开展自体血液回输。

● 输液加温或类似的治疗对复杂病例、二次手术病例、肾上血管阻断的手术非常有用。此类手术可能会由于手术问题或酸中毒而导致大出血（IA 级证据）。

● 麻醉诱导前先行动脉穿刺置管和胸段（$T_6$~$T_{11}$）硬膜外置管。在主动脉阻断前，先测量血气基础值。

● 监测 5 导联心电图（Ⅱ 导联和 $V_5$ 导联）——可将心肌缺血监测的灵敏度提高至 95%。

● 麻醉诱导后使用三腔或四腔中心静脉导管。在诱导期和主动脉阻断期间，连续心排血量监测（如 LiDCO、PICCO 等）是有用的。由于主动脉阻抗的变化，在腹主动脉阻断期间，经食道多普勒检测结果变化较大，但其仍有参考意义。

● 在有创动脉血压监测下，谨慎启动麻醉诱导。使用中 / 大剂量阿片类药物，如瑞芬太尼（仅在联合硬膜外麻醉时使用）或大剂量芬太尼（5~10ug/kg）。治疗低血压时先输液扩容，然后再谨慎使用血管活性药物。导尿，监测每小时尿量。

● 低体温是难以避免的，特别是在麻醉诱导和插管时更容易出现，要尽可能开展体温保护。监测核心温度。在腹主动脉阻断时，勿将加热毯覆盖于下肢，这会加重下肢的缺血。

● 腹主动脉阻断前，使用肝素，通常用量为 3000~5000U。腹主动脉开放后，可用鱼精蛋白来中和肝素作用，用量为 0.5~1mg/100U 肝素。鱼精蛋白应缓慢静脉注射，过快可导致低血压。

● 腹主动脉阻断后可能出现近端高血压，其原因是体循环血管阻力（SVR）突然增加，上腔静脉（SVC）血流量增加和交感 - 肾上腺系统兴奋。可通过加深麻醉和输注 β 受体阻滞剂（拉贝洛尔

5~10mg）、硝酸甘油来控制。

- 腹主动脉阻断时，由于下肢缺血，可发生代谢性酸中毒。应进行血气分析，评估血细胞比容、代谢性酸中毒程度、呼吸代偿和钙离子情况。

- 腹主动脉阻断期间（30~90min），开始补液，建议适当提高中心静脉压至高于阻断前 5mmHg 的水平。提高中心静脉压、有助于心血管系统的稳定，降低主动脉开放后突发性低血压的发生率，以及保护肾功能。开放腹主动脉时，应轮流开放肢体，从而将血流动力学紊乱降至最低。

- 腹主动脉开放后，会出现低血压，其主要原因是全身血管阻力降低、相对的低血容量、携带大量低温代谢产物的下肢静脉血回流所造成的心肌顿抑等。解决方案如下。
  - 静脉输液，优先使用自体血液回输；
  - 如使用吸入麻醉，减浅麻醉深度；
  - 使用血管收缩剂（如间羟胺 0.5mg，去氧肾上腺素 100μg，静脉注射），以对抗外周血管扩张；
  - 推注葡萄糖酸钙（最大剂量为 10% 溶液 10mL）；
  - 推注肾上腺素 10μg（1∶10 000 溶液，1mL）。

- 给予等渗晶体 / 胶体补充隐性失液量、第三间隙失液量和原有的失血量。当明确贫血时，需要输注血液制品，例如，血细胞比容 <25% 时，需补充红细胞；血小板 $<100 \times 10^9/L$ 时，输注血小板。使用血栓弹力图（TEG）来评估整个凝血功能，一旦出现出凝血功能障碍等情况，就立即进行检测。如出血持续，应考虑使用鱼精蛋白或氨甲环酸，不再建议使用抑肽酶。

术　后

- 腹主动脉瘤手术患者术后需转入重症监护室或加护病房。大部分手术结束后可拔除气管导管的患者，如果没有低体温且血流动力学稳定、硬膜外镇痛效果确切，适合转入加护病房。

- 腹横肌平面（TAP）阻滞已用于术后镇痛，但仍需配合有效的阿片类药物。如果没有硬膜外镇痛，阿片类药物可持续输注或者用患者自控镇痛装置（PCA）给药。

- 术后继续常规监测，包括有创动脉血压监测、中心静脉压监测和尿量监测，以评估血流动力学的稳定性。如果出现大量液体再分布或容量超负荷，则需要行血浆置换治疗。

特别注意

- 硬膜外给予二醋吗啡 2.5mg，起效后作用可维持 12~24h。因此，在主动脉阻断前，硬膜外局麻药用量减少。这更有利于兴奋交感神经系统，纠正腹主动脉开放后的低血压。

- 腹主动脉瘤开放手术后有 1%~2% 的患者发生肾衰竭，死亡率高达 50%。阻断部位（肾上）和阻断持续的时长是引起肾衰竭的最重要因素，但由于肾脏血流受影响，肾下主动脉阻断引起肾衰也时有发生。多巴胺并不能预防肾衰竭，它只是作为血管升压剂来提高肾小球滤过率（GFR）。甘露醇作为一种自由基清除剂和渗透性利尿剂，部分医生选择在腹主动脉阻断期间常规使用（0.5g/ kg）。应用甘露醇时需注意防止低血容量，并监测每小时尿量。

- 术后转 ICU 的患者中，出现低血压、少尿和腹胀时，应警惕腹腔筋膜室综合征的可能。

## 腹主动脉瘤腔内手术的麻醉

- 手术的地点尤其重要，在导管室，术中若出现急性出血及其相关并发症，处理起来会比在手术室更困难。

- 与开放手术相同，都需要提前预置管径较大的动、静脉导管，但中心静脉压测定不是必需的。

- 虽然有些血管外科医生更喜欢全身麻醉的稳定和气道控制，但是对于腹股沟切口的手术，腰麻 / 硬膜外麻醉 / 腰麻硬膜外联合麻醉（CSE）可以起到更好的麻醉效果。来自美国医院的大数据显示，与全身麻醉相比，患者在区域麻醉下的住院时间更短，恢复更快。经皮腹主动脉瘤腔内修复术（EVAR）可以在只有镇静和监护的情况下完成。

- EVAR 术后出现肾衰竭的患者死亡率较高。支架植入后肾脏血流的改变，是导致肾功能损伤的原因之一，而更常见的损伤原因是术中所用的放射性碘造影剂。对于已有肾衰竭的患者，应尽量减少造影剂的用量；可使用 $CO_2$ 替代碘造影剂行血管造影，并考虑使用 N- 乙酰半胱氨酸。

- 支架的释放一般对血流影响不大，但球囊扩张时往往会导致一过性高血压。

## 腹主动脉瘤急诊手术的麻醉

这里讨论的是真正的麻醉和外科急诊情况，相对于择期腹主动脉瘤手术，腹主动脉瘤急诊手术还需考虑以下情况：

- 如果患者出现低血容量性休克，需先将收缩压恢复至 90mmHg，直到腹主动脉阻断。复苏过程中一定要严格避免高血压、咳嗽和紧张焦虑，因为这些因素都会导致进一步的出血，也可静滴吗啡，以缓解患者疼痛。
- 麻醉诱导前至少建立两条 14G 的外周静脉通道和一条动脉通路，若需要置入中心静脉导管，可以等到主动脉阻断以后进行。若外周静脉塌陷，可自右侧颈内静脉置入漂浮导管（肺动脉导管鞘）。在这类患者中，心排血量的监测非常重要，有助于判断是否给予补液、收缩外周血管或强心治疗等。
- 由于术前时间的限制和术后凝血功能的异常，硬膜外镇痛很少应用。
- 麻醉诱导前应导尿。
- 麻醉诱导必须在手术室内进行，并且要在外科医生刷手后、手术准备和铺巾完成、血液制品备齐并查对后才能开始，通常需要进行快速诱导（尤其是在饱胃情况下）。常用的诱导药物有：咪达唑仑/芬太尼、依托咪酯或氯胺酮。一旦确认气管插管成功（依据呼气末 $CO_2$），即可示意外科医生开始手术。术中通过静脉补液和小剂量的缩血管药物及强心药来治疗低血压。
- 备好暖风机和至少一个静脉通路的温液仪（备一个 1 级输血加温器至关重要）。必须备有自体血液回输机。
- 诱导阶段开放两条静脉通路，以最快速度进行输液，并且需要一名专职人员负责静脉输液，确保不间断地输入适当的液体。
- 低体温、肾功能损害、失血和凝血障碍是围手术期常见的问题。低体温尤其危险，因为即使手术顺利，患者在重症监护室也会继续出血，血小板功能在 35℃ 以下会明显降低，如有可能，可检测血栓弹力图（TEG）。虽然血小板和新鲜冰冻血浆（FFP）输注不作为常规治疗，但需要时应考虑尽早使用。

不要试图手术结束时拔管，ICU 内的术后通气对纠正内环境和血液学异常至关重要。

越来越多的血管腔内技术被用于动脉瘤破裂的修复。这些技术可以在局部麻醉下进行，来自 IMPROVE 试验的证据表明，在局部麻醉下治疗的患者恢复得更快，预后更好。

## 胸腹主动脉瘤和肾上腹主动脉瘤手术的麻醉

腔内手术的发展，改变了此类疾病的麻醉方式。由于胸段脊髓血供 [ 根大动脉（Adamkiewitz 动脉）] 的中断，导致胸主动脉腔内修复术（TEVAR）的主要并发症是截瘫。通过脑脊液引流（采用 14G Tuohy 针，准确放置在 L3~L5 蛛网膜下腔）和精细的血压控制，可降低该并发症的风险。

### 开放手术的注意事项

与开放性肾下型腹主动脉瘤修复术一样，需要注意以下事项。

- 行升主动脉瘤手术时，需要胸骨正中切开和心肺转流。对于主动脉弓部病变，手术时常需要深低温停循环。
- 动脉瘤可压迫气道并造成上部血管解剖结构的紊乱。
- 由于主动脉阻断的部位高于单纯腹主动脉瘤，阻断时会同时导致肾脏、肝脏和其他内脏缺血。
- 胸主动脉病变的处理需要单肺通气，通常选择左双腔支气管插管。
- 主动脉阻断后，近心端高血压会更加明显，可使用硝酸甘油（50mg/50mL，速度 0~5mL/h）或艾司洛尔（2.5g/50mL，速度 3~15mL/h）进行积极的血管扩张。
- 主动脉开放后，通常会出现很严重的低血压，需要使用 1∶10 000 的肾上腺素进行强心治疗，起始速度为 5mL/h。
- 警惕并积极处理酸中毒。主动脉阻断造成的代谢性酸中毒和单肺通气造成的呼吸性酸中毒。
- 肾衰竭的发生率为 25%，主要与阻断时间有关。术中密切监测尿量；或可使用甘露醇（在阻断前给予 25g），使用时要避免低血容量。
- 脊髓缺血会导致截瘫，这也与阻断时间有关。预防的措施（并非完全可靠）包括以下内容。

- 脑脊液测压和通过脊髓引流管进行引流；
- 通过硬膜外导管进行脊髓冷却；
- 远端灌注技术；
- 心肺转流和深低温停循环。

● 虽然患者失血量更大，但其体液平衡的管理与肾下型腹主动脉瘤基本一致，几乎所有患者都需要输血，常用血小板和新鲜冰冻血浆。TEG 对于凝血功能的检测非常重要。

● 患者在术后需要维持机械通气，直到酸中毒和低体温得到纠正、肺部完全复张。

## 腋－双股动脉旁路手术的麻醉

这是一种腹膜外手术，部分因严重心肺疾病而无法耐受开放性主动脉手术的患者，可能更好地耐受该手术。但实际情况并不乐观，该手术方式时间较长，术中可能出现大出血等各类并发症甚至死亡。

### 术　前

可使用一般血管外科患者的术前评估方式。详细了解患者近期的心功能情况，床边超声是便捷有效的选择。

部分患者可能病情较重，主要源于患者术前自身的心肺疾病或人工血管感染。

### 术　中

● 建议采用气管插管间歇正压机械通气的全身麻醉。麻醉诱导前，动脉穿刺置管测压，并保证高流量静脉通道的通畅。监测心排血量，如 LiDCO，经食道多普勒是有益的。

● 阻断前需要肝素化。

### 术　后

● 手术结束后可以拔管，但如果可能的话，建议在加护病房监护一段时间再进行拔管。

● 术后镇痛可使用患者自控镇痛泵（PCA）。

## 颈动脉内膜剥脱术的麻醉

采用全身麻醉或区域麻醉均可满足手术需要。在颈动脉阻断过程中是否需要监测脑血流灌注是个重要但有争议的问题。区域麻醉的倡导者列举了术中保留意识的优势,如果患者发生神经损伤导致意识障碍,会被及时发现和治疗。

在全麻下,脑血流灌注可通过如下方式监测:

- 测量颈动脉残端压力(方法较陈旧);
- 经颅多普勒检测大脑中动脉;
- 脑电图(EEG);
- 脑氧饱和度 / 近红外光谱分析;
- 体感诱发电位。

术　前

大多数老年动脉疾病患者均有高血压。根据病房生命体征表确定基础血压。测量两臂的血压。记住"正常"的收缩压。

- 记录既往的神经病变,将更加简便的评估新的病变。
- 备好血管收缩剂(如麻黄碱和间羟胺)和血管扩张剂(如硝酸甘油、拉贝洛尔)。
- 确定选择何种脑灌注监测技术。
- 术前使用镇静 / 抗焦虑药物,尤其在采用全身麻醉时。

术　中

- 诱导前建立 20G 和 16G 静脉通路,在对侧手臂上建立动脉血压监测导管,放置在搁手板上;监测 5 导联心电图、血氧饱和度和呼气末 $CO_2$ 分压。
- 血压波动维持在基础水平的 20% 以内。在颈动脉阻断期间,维持血压在基础水平或稍高。必要时可以用血管收缩剂(如间羟胺 0.5mg 静推),这种干预措施可以逆转新的神经功能损伤。

全身麻醉下颈动脉内膜剥脱术

- 在诱导和插管过程中,血压可能不平稳,静脉麻醉诱导应小心谨慎。尽管可以使用喉罩(LMA)进行通气,但大多数麻醉医师还是使用单腔气管导管(ETT)。可考虑使用 10% 利多卡因定量喷雾剂喷洒声带等部位。由于术中患者头部无法顾及,因此要确保气管导管固定牢固,并仔细检查导管连接处。

- 瑞芬太尼静脉输注,联合颈浅丛阻滞麻醉可以提供理想的手术条件,保证术后快速苏醒。另外,联合使用异氟醚/阿片类药物,维持血二氧化碳分压在正常范围。

- 在深麻醉下拔管,可避免剧烈呛咳导致的血肿加重。在麻醉恢复过程中密切监测中枢神经系统(CNS)功能,直至患者完全清醒。

### "清醒无痛"的颈动脉内膜剥脱术

- 颈部皮肤由 $C_2$~$C_4$ 神经呈节段性支配,颈丛阻滞可通过分别阻滞浅丛、中间丛、深丛或联合阻滞来实现(法国则采用颈部硬膜外麻醉)。深丛阻滞目前不太常用,因为总体上并发症更多,但浅丛阻滞也并非没有并发症。

- 术前准备时,对患者开展清醒无痛技术的全面宣教是极为重要的。这可以在门诊完成。

- 对于颈深丛阻滞,可以在 $C_2$、$C_3$ 和 $C_4$ 横突尖端注射 0.5% 丁哌卡因(布比卡因),每个部位 5mL,或在 C3 横突尖端单次注射 15mL 的 0.5% 丁哌卡因。浅丛阻滞时,可沿胸锁乳突肌后缘注射 10~20mL 0.5% 的丁哌卡因。中间丛阻滞部位位于胸锁乳突肌的肌腹内。对呼吸功能障碍的患者要避免深丛阻滞,因为他们可能无法耐受由此并发的单侧膈肌麻痹。

- 术前确保患者膀胱排空。根据失血确定静脉补液量。在颈动脉阻断后,患者会出现膀胱充盈,此时再导尿是很困难的。

- 用柔软的头圈代替枕头。将枕头放在患者的膝盖下,以减轻患者腰背部疼痛。L 型头架固定在患者的颈部上方,便于麻醉实施和手术操作。

- 施行颈神经丛阻滞和手术过程中可给予镇静,例如,丙泊酚靶控输注 0.5~1μg/mL,瑞芬太尼泵注 0.05~0.1μg/(kg·min)。在颈动脉阻断过程中避免镇静,以便进行神经功能评估,同时注意给氧。

- 尽管区域阻滞效果十分理想,但仍有 1/2 的患者需要外科医生补充局部麻醉,通常是在颈动脉鞘周围,或者是在颈动脉分叉位置很高的情况下。因活动受限患者常常会出现不适感,安慰的话语和(或)暖风机里吹到面部的凉风会减轻这种不适。适当饮水可能也会有帮助。

- 在颈动脉阻断期间,应密切监视患者的语言、对侧肢体运动能力和脑电图。在开放颈动脉之前进行 2min 的阻断 "测试" 是有效的。神经功能障碍有三种表现。

- 阻断时出现明显的无意识状态。
- 轻微但即刻的障碍，如意识模糊、言语不清、回答延迟。
- 与相对低血压相关的延迟性的神经功能障碍。

如果出现神经功能障碍加重，可考虑用药物提高血压，以增加整个 Willis 环的压力梯度。另外，提高吸入的氧浓度也可改善脑氧合。如果无效，外科医生应启用颈动脉转流，同时需要充分安抚患者，在插入转流管时保持气道通畅。一旦分流器开始运转，神经功能将迅速恢复，如果效果欠佳，立即改为全身麻醉。

## 术 后

- 必须在麻醉后恢复室（PACU）密切监测 2h 以上。出现神经功能障碍的患者更应监测，如条件允许，加护病房是最佳选择。
- 由于手术操作部位位于气道周围，气道水肿在全麻和局麻病例中都很常见。甚至可能产生颈部血肿，需要在麻醉恢复期间仔细观察。一旦血肿导致气道梗阻进行性加重，立即手术重新探查。
- 术后必须控制血压，以防止低血容量性脑卒中（低血压）和高灌注综合征（高血压）。应向病房医务人员提供血压管理有关的详细书面说明。例如：
  - 如果收缩压 >160mmHg，联系血管外科医生，并考虑给予拉贝洛尔 5~10mg 静脉推注或肼屈嗪静脉输注。如果收缩压 <100mmHg，立即静脉输液 250mL，并呼叫医护人员。
- 如果出现新的中枢神经系统症状和体征，立即联系外科急会诊，并进行影像扫描检查或手术探查。

## 外周血管重建术的麻醉

## 术 前

- 尽管在外周血管重建中，腔内手术的优势越来越明显，但开放性手术仍然在血管外科择期手术中占有相当大的比例。
- 重视心血管系统的术前评估。然而，患者对于这种手术的耐受能力比腹主动脉瘤手术更好。动态评估心脏功能通常是不必要的，除非出现新发症状，如不稳定型心绞痛，就需要进一步评估。

- 全身麻醉和局部麻醉之间的选择取决于个人。有证据表明，局部麻醉的患者二次手术发生率更低。较长时间的手术操作（>4h）仍有可能在单纯局部麻醉下进行。

术 中

- 静脉置管：至少需要一个 14G 或 16G 静脉置管，确保输液通路快速顺畅，因为发生明显失血的可能性通常比较大。

- 对于手术时间 >2h 的患者，如果预计血流动力学不稳定，或病情较重时，需使用有创血压监测。手术时间 ≤ 2h，病情相对稳定的患者，使用 5 导联心电监护即可，很少需要中心静脉压监测。

- 局部麻醉是全身麻醉的一种替代方法，能够提供完善的手术条件和良好的术后止痛效果。然而，单次脊髓麻醉可能无法为某些手术提供足够的时间。但是腰麻 – 硬膜外联合麻醉可以弥补时间上的不足，实现理想的麻醉效果。如果患者可以取患侧卧位，用重比重的丁哌卡因（2~2.5mL，0.5%），可以在患侧产生非常完全的脊髓阻滞。也可以考虑硬膜外给予二醋吗啡 1~2mg，约 1h 后，开始以 5~10mL/h 的速度硬膜外输注 0.25% 丁哌卡因。同时保证氧气吸入。如果患者需要镇静，可以在氧气面罩内置入二氧化碳采样管，以监测呼吸频率。

- 动脉阻断前通常需要给予肝素 3000~5000U。如需中和肝素，可在动脉开放后缓慢注射鱼精蛋白 0.5~1mg/100U。

术 后

- 术后疼痛可能比术前的缺血性疼痛还更轻微，但如果患者有需求，可以给予硬膜外镇痛或患者自控镇痛。

- 夜间持续吸氧。

**截肢术的麻醉**

术 前

- 通常情况下，此类患者久病卧床，合并严重的心血管疾病，曾尝试过血运重建手术。此类患者的围手术期死亡率很高，可能高达

25%。

- 许多患者在手术前感到剧烈疼痛（糖尿病患者由于周围神经病变疼痛反而较轻），可能正在大剂量使用肠内或肠外阿片类药物。术后应用区域阻滞镇痛的效果可能比全身应用阿片类药物更可靠。

## 术　中

- 患侧朝下使用重比重丁哌卡因腰麻，同时辅用镇静可以提供完美的麻醉效果。鞘内注射二醋吗啡（250~500μg）和可乐定（15~30μg）可延长麻醉持续时间（以及术后镇痛时间）。
- 硬膜外镇痛提供了更好的术后镇痛效果，如果需要，可以在术前进行置管镇痛（超前镇痛；见术后部分）。
- 全身麻醉也是一种选择，但建议要联合区域神经阻滞（坐骨神经和股神经联合阻滞可确保镇痛时间达24h）。
- 偶尔，这些患者会因组织坏死而发生脓毒症。治疗的唯一方法是切除坏死组织。因此，不能因为脓毒症的原因而取消手术。

## 术　后

- 区域阻滞镇痛是最佳选择，其次应选择患者自控镇痛（PCA）。
- 60%~70%的截肢患者术后会出现幻肢疼痛。它必须与肢体残端的创面疼痛（可通过常规镇痛治疗）相鉴别。幻肢疼痛通常需要慢性疼痛管理团队的参与。
- 一些人认为超前镇痛（即术前硬膜外置管和镇痛）可以降低慢性疼痛的发生率和严重程度，但仍有争议。
- 坐骨神经/股神经联合阻滞是硬膜外镇痛的替代方法，尤其是在患者接受抗凝治疗的情况下。
- 即使区域阻滞镇痛很完善，但术后仍需要继续口服阿片类药物，特别是对于术前已经服用阿片类药物的患者。

## 胸腔镜交感神经切除术的麻醉

- 患者通常是年轻体健的多汗症患者（手心和腋窝多汗）。
- 通常情况，患者处于反Trendelenburg体位，在双腔支气管导管单肺通气麻醉下手术。
- 更简单的方法是患者通过喉罩（LMA），保留自主呼吸。当外科医生将二氧化碳注入胸腔时，肺被推开，暴露术野，从而允许手术进行。与单肺通气相比，肺内分流的程度要小很多。除了手术结束时需要手法肺复张，不需要机械辅助通气。使用二氧化碳气腹机调节胸腔内压力。

- 无论采用哪种麻醉，在手术结束时，必须（直视下）进行肺复张，以消除气胸。
- 局部麻醉药由外科医生直接注射在交感干旁或胸膜腔内。
- 术后需要拍胸片，以确认肺已充分复张。
- 同时切除双侧交感神经是更具挑战性的手术。当第一个肺持续肺不张，而第二个肺也塌陷时，会出现非常严重的缺氧。这种手术可导致患者死亡，除个别身体素质极佳的患者外，大部分患者禁忌。

## 扩展阅读

Atkinson C,Ramaswamy KK, Stoneham MD, 2013.Regional anesthesia for vascular surgery. Semin Cardiothorac Vasc Anesth, 17: 92–104.

Moores C, Nimmo AF, 2012.Core topics in vascular anesthesia. Cambridge: Cambridge University Press.

Mukherjee D,Eagle KA, 2003.Perioperative cardiac assessment for noncardiac surgery: eight steps to the best possible outcome. Circulation, 107,2771–2774.

Poldermans D,Boersma E,BaxJ,et al,1999. The effect of bisoprolol on perioperative mortality and myocardial infarction in high-risk patients undergoing vascular surgery. N Engl J Med, 341: 1789–1794.

Shine TS, Murray M, 2004. Intraoperative management of aortic aneurysm surgery. Anesthesiol Clin N Am, 22: 289–305.

Walsh SR,Bhutta H,Tang TY, et al, 2010. Anaesthetic specialisation leads to improved early- and medium-term survival following major vascular surgery. Eur J Vasc Endovasc Surg 39: 719–725.

（郭晓楠　王翔锋　译）

# 凝血和出血的管理

# 围手术期凝血的管理

## 术前评估

在接受血管手术的患者中，为确保止血，凝血必须充分有效。与此相反，为防止在易形成血栓物质的表面（如切除内膜的动脉或人工移植物材料）或由于血管钳夹导致血流相对静止的血管内形成血栓，充分的抗凝是必要的。这些目标可以通过围手术期仔细评估以及在手术中使用局部和全身抗凝剂及其拮抗剂来实现。

## 药物史

● 使用抗血小板药物，如阿司匹林、氯吡格雷、双嘧达莫。

  • 使用一种抗血小板药物的患者，手术可以安全进行。同时服用两种抗血小板药物的患者，除非其有冠状动脉支架，如果可能的话，应该在手术前一周停用一种（详见前文所述）。持续使用氯吡格雷可能会因硬膜外血肿的风险而妨碍硬膜外麻醉的实施。

  • 植入金属裸支架（Bare Metal Stent，BMS）的患者，在支架植入术后 4~6 周内不应停止双重抗血小板治疗。而对于植入药物洗脱支架（Drug Eluting Stent DES）的患者，在支架植入术后，至少 6 个月内不应停止双抗治疗。如果可能，择期手术应推迟。如果在这期间需要行急诊手术，进行双重抗血小板治疗是明智的，因为在放置支架后的最初 4 周内，尤其是抗血小板治疗停止的情况下，发生急性冠状动脉事件（包括支架血栓）的风险非常高。强烈建议临床医生在改变这些患者的抗血小板治疗方案之前征求心脏病专家的意见。

  • 对于术前已使用抗血栓药物的患者，在围手术期，由于抗血栓药物中断，发生血栓栓塞的风险应进行分层分析。至少具有框表 9.1 中一个特征的患者是属于高风险的，应该在手术前 5d 停用维生素 K 拮抗剂（VKAs），当 INR <2.0 时，用低分子量肝素（LMWH）或普通肝素（UFH）桥接抗凝，在术前 2h 停止。如果止血满意，手术结束后 2h 内重新开始。没有进一步的手术计划，VKA 治疗可以在第二天恢复。

  • 低危患者（框表 9.2）仅需要用 LMWH 预防 DVT。

  • 在中危患者中，桥接抗凝的使用应基于对个体患者和手术相关因素评估的基础之上。

**框表9.1 血栓形成的高危患者**

- 置入机械二尖瓣的患者
- 置入笼球瓣或单叶倾斜碟瓣
- $CHADS_2$ 评分 $>4$ 或近期中风 /TIA 的房颤患者
- 近期有深静脉血栓病史者
- 严重的血栓性疾病的患者

**框表9.2 血栓形成的低危患者**

- 机械性双叶主动脉瓣置换且无其他卒中危险因素的患者
- $CHADS_2$ 评分 $<2$ 和以前无中风或 TIA 的房颤患者
- 2 月以前有深静脉血栓病史的患者

## 凝血和出血的管理

### 血栓 / 出血的病史或家族史

如果患者或其亲属有疑似血栓形成倾向（如有动脉或静脉血栓栓塞事件史）或出血倾向，手术前应咨询血液学专家。

### 血液学检查

- 全血细胞计数（FBC）：如果血小板减少，应该明确病因。如果手术不可避免，输注血小板将其计数提高到大于 $50 \times 10^9/L$。输注后，为确保达到手术所需的水平，应在手术前检查血小板计数。

- 血小板计数 $>400 \times 10^9/L$ 可能增加血栓形成的风险。

- 凝血试验：INR（PT）和部分凝血活酶时间（APTT）的异常情况如果不能用正在服用的抗凝血药物来解释，例如肝素延长 APTT、VKA 升高 INR 或肝功能异常，就应与血液学专家讨论并进一步给予准确的评估。

- 服用 VKA 患者需要进行急诊手术（24h 内）时，应给予 5mg 维生素 K（口服或静脉注射）。这将延迟术后口服抗凝药的起效时间。如果手术必须当天进行，可使用新鲜冰冻血浆（FFP）纠正 INR。

## 术中策略

### 出血的预防

低温可严重损害凝血功能。可以通过保持手术室的温暖，限制患者的暴露，使用加热毯、静脉输液加温，以及通过肠袋包裹暴露在外的肠道来使减少热量损失等方法使低温的影响最小化。

术中抗凝

- 在显露所有的目标血管并完成主要解剖（如为移植物制作隧道）后，静脉注射 UFH（70U/kg）可实现全身抗凝，2min 的循环时间后阻断血管。通过这种方式给予肝素，肝素的半衰期为 30~240min。长时间操作可能需要重复剂量。
- 在手术中可使用每升含 5000 U 肝素的生理盐水冲洗动脉、移植物、血管管腔或动脉内膜切除的表面。
- 手术结束后，如果需要逆转全身肝素化，可以通过静脉注射鱼精蛋白来实现。5min 内，注射 1mg 鱼精蛋白可以中和 80~100U 肝素。但如果延迟注射，则需要减少剂量。过量鱼精蛋白具有抗凝活性。鱼精蛋白注射过快会引起低血压。
- 除标准抗凝试验（如 INR 和 APTT）外，血栓弹力图（TEG）还可用于术中凝血监测。TEG 是一种可以在手术室快速进行的凝血试验。其结果可用于指导术中抗凝及抗凝逆转。

出血的治疗

　　为了控制局部出血，例如吻合口出血，可以使用钙含量高的海藻酸钠材料来增加压力（和时间）促进局部凝血。这些材料其中一些是可吸收的，也可以留在原位。纤维蛋白胶也可用于缝合线处针眼的出血，但在使用过程中需要局部保持干燥。

　　所谓大出血是指血容量减少 20% 以上。

- 主要目的是防止低血容量性休克。最初用晶体或胶体溶液恢复血容量来保持足够的血流量、血压，从而维持组织氧合。
- 当出现低血容量和（或）缺血（例如代偿性心动过速、低血压）的征象时，可以输注红细胞浓缩物（red cell concentrate，RCC）。
- 新鲜冷冻血浆（fresh frozen plasma，FFP）的主要适应证是对持续出血而需要大量输血补充多种凝血因子的患者。目前还没有关于 RCC∶FFP 比例的共识。在临床实践中，通常采用 3∶2。
- 一般情况下，建议输注血小板以保持血小板计数 $>50 \times 10^9$/L。
- 持续、严重的低纤维蛋白原血症导致出血的患者是使用纤维蛋白原的适应证，3g 浓缩纤维蛋白原可以提高约 1g/L 血浆纤维蛋白原。
- 即使在术中急性出血与获得性抗凝酶缺乏有关，也不建议使用抗凝酶浓缩物。抗凝酶替代疗法仅适用于在某些特定的情况下纠正先天性抗凝酶缺乏。

凝血和出血的管理

- 重组激活因了Ⅶ（Recombinant activated factor Ⅶ，rF Ⅶa）用于人出血的抢救治疗。rF Ⅶa 的主要用于对体内已产生血友病抗体的血友病 A 或 B 患者、获得性血友病患者、先天性因子Ⅶ缺乏症患者以及不能通过输注血小板治疗的血小板无力症患者的围手术期出血的预防和治疗。

- 与赖氨酸类似物相比，抑肽酶（Trasylol®）因增加心脏手术死亡率而在 2007 年退出市场。静脉注射最多三次氨甲环酸（Cyclocapron®）0.5~1.0g，认为是限制术中出血和血液制品使用的辅助性药物方法。

- 如果术中由于使用肝素出现严重出血，可以使用鱼精蛋白中和。

- 大量输注自体血（>10U）可能导致严重的凝血障碍。

- 对于腹部大血管手术结束时的寒冷、凝血障碍患者，腹部填塞有时是控制出血的最后手段。在这种情况下，患者的腹部应该在转移到重症监护室之前填塞包扎。在第二天取出填塞物前应进行复温和纠正凝血功能。

- 急性血栓的治疗见溶栓相关章节。

术后护理

出血的术后护理

出血的术后处理见前文出血的治疗部分，FBC、INR、APTT 及纤维蛋白原应定期监测、及时调整。

术后血栓的预防

- 术后抗凝恢复见术前评估。

- 为维护重建血管的通畅，在患者进食后抗血小板治疗应重新开始。开始使用第二种抗血小板药物的必要性应根据患者具体情况进行评估。

- 如果凝血正常、止血效果满意，通常在术后 24h 内开始小剂量 LMWH 预防 DVT。

- 对于移植物有高阻塞风险的患者（如移植物曾经阻塞过的、移植物过长，以及流出道不佳的患者），应使用全身抗凝以提高其通畅率。

患者应在手术结束时肝素化（如果发生术后出血，可停止使用肝素）；如果没有术后出血的迹象，在第二天开始口服抗凝剂使 INR 维持在 2~2.5。抗凝的持续时间取决于具体情况，在移植物有效的使用期间应持续抗凝。

## 肝素诱导性血小板减少症

血小板减少（血小板计数下降 >50%）是肝素诱导性血小板减少症（Heparin induced thrombocytopenia，HIT）最常见的临床表现。HIT 是由肝素诱导的 IgG 抗体形成的。这些抗体与血小板表面黏附血小板因子 4（PF4）结合，导致血小板活化，随后释放血栓前物质，引起静脉和动脉血栓形成。与 LMWH 或磺达肝癸钠治疗相比，使用肝素治疗，患 HIT 的风险增加 10 倍。

### 诊　断

4Ts 评分（表 9.1）是 HIT 诊断的临床预测评分。低分的患者 HIT 概率较低。

用于 HIT 的确诊中最敏感的测试是功能测试，如 5– 羟色胺释放测定（SRA）和肝素诱导血小板活化试验（HIPA），主要检测活化血小板的抗体。虽然检测 PF4/ 肝素抗体的酶联免疫吸附试验（ELISA）更为常用，但由于其同时可检测非致病抗体而导致 HIT 过度诊断。

### 治　疗

- 定期检测血小板计数
- 如果 HIT 可能发生（4Ts 评分 ≥ 4 分），在进行实验室确认前（表 9.2）应停止使用肝素，并使用其他替代抗凝剂。不推荐预防性输注血小板，这样做有可能增加血栓形成的风险。但是，在出血的情况下仍可以考虑血小板输注。
- HIT 有血栓性并发症的患者应接受抗凝治疗 3 个月，无血栓性并发症的患者应接受抗凝治疗 4 周。
- 当血小板计数恢复到正常范围时，可以使用华法林。建议替代抗凝剂重叠至少 5d，直到 INR 在治疗范围内。由于阿加曲班影响 INR，在停用阿加曲班前，INR 应连续 2d 大于 4。

表 9.1 诊断 HIT 的 4Ts 评分

| | 评分 ≈ 2 | 评分 ≈ 1 | 评分 ≈ 0 |
|---|---|---|---|
| 血小板减少 | 血小板降低超过 50% 且最低值 ≥ 20×10⁹/L 同时 3 天前无手术治疗 | 血小板降低超过 50%，且 3 天有手术史，或者血小板降低和最低值不符合 2 分或 0 分标准的任何组合 | 血小板计数 <30% 或最低值 <10×10⁹/L |
| 血小板数量减少的时间或血栓形成的时间 | 肝素使用后 5~10d 血小板下降，同时患者在过去 5~30d 内接触肝素。 | 明确应用肝素后 5~10d，但是不明确起始时间，肝素使用 1 天内血小板下降，既在 30~100d 内有肝素接触史。血小板在使用肝素 10d 后开始下降 | 应用肝素 4d 内出现，且近期无肝素接触史。 |
| 血栓形成（或其他临床后遗症） | 新发生的血栓（动脉或静脉） 肝素注射部位皮肤坏死 大剂量肝素注射后发生的过敏反应 肾上腺出血 | 接受抗凝治疗过程中再发血栓 可疑血栓形成 肝素注射部位发生红斑样损害 | 无 |
| 其他导致血小板减少的原因 | 血小板开始减少无其他原因可解释 | 其他可能的原因 没有明确微生物的败血症 其他 | 可能的其他原因（如：非 HIT 所致的弥漫性血管内凝血、近期接受放射化疗治疗、近期手术治疗、脓毒血症） |

表 9.2　HIT 管理中替代抗凝剂和建议给药方案

| | 静脉推注 | 静脉输注 | 监测 |
|---|---|---|---|
| 达那<br>肝素 | <55kg: 250U<br>55~90kg:<br>2500U<br>>90kg:<br>3750U | 400U/h，2h；<br>300U/h，2h；<br>然后 200U/h | 如果需要<br>（>90kg，GFR<30 mL/min），<br>抗 Xa 因子 0.5~0.8U/mL |
| 阿加<br>曲班 | 无 | 开始剂量<br>2µg/（kg·min） | APTT 升高 1.5~3.0<br>APTT 在任何剂量调整的 2 小时<br>内重复检测，且至少一天一次 |
| 磺达肝<br>癸钠 | | <50kg: 5mg；<br>50~100kg: 7.5mg；<br>> 100kg: 10mg<br>SC | |

GFR, 肾小球滤过率；IV, 静脉注射；od, 1 次 / 日；SC, 皮下注射

经许可引自 Source: data from Jaff MR, et al. Management of massive and submassive pulmonary embolism, iliofemoral deep vein thrombosis, and chronic thromboembolic pulmonary hypertension: a scientific statement from the American Heart Association, Circulation, 2011, Volume 123, Issue 16: 1788–1830. Copyright © 2011 American Heart Association, Inc.

## 溶　栓

纤溶药物（溶栓药物）通常活化纤溶酶原为纤溶酶，进而将纤维蛋白降解为纤维蛋白降解产物（fibrin degradation products，FDPs）发挥溶解血栓的作用。

最常用的纤溶药物是尿激酶、组织型纤溶酶原激活剂（tPA），如阿替普酶、瑞替普酶、替奈普酶或链激酶。

请参阅表 9.3 的详细信息。

### 溶栓禁忌证

使用溶栓前，排除溶栓的禁忌证是十分必要的。

#### 绝对禁忌证

- 既往任何时候不明原因的颅内出血和中风。
- 近 6 月内缺血性中风。
- 中枢神经系统损害或肿瘤或房室畸形。
- 近期重大外伤 / 手术 / 头部损伤（近 3 周内）。

表9.3 最常用纤溶药物

| 纤溶药物 | 直接纤溶酶原激活物 | 纤溶药物剂量（系统性溶栓） | 半衰期 | 注释 |
|---|---|---|---|---|
| 链激酶 | 否 | 250 000U 静脉团注，随后 12~24h 输注，100 000U/h | 20min | 有抗体形成的可能，至少一年内避免使用 |
| 尿激酶 | 否 | 4400U/kg 静脉团注，随后 12~24h，4400IU/kg/h 输注 | 20min | 无免疫原性可以重复使用 |
| 阿替普酶 | 否 | 100mg 静脉注射，超过 2h | 2~6min | 经常用于急性缺血性中风 |
| 瑞替普酶 | 是 | 2 × 10U 静脉团注，间隔 30min | 6h | |
| 替奈普酶 | 是 | 按体重调整静脉团注 5s 以上（30~50mg，从不足 60kg 到超过 90kg，每10kg增加 5mg用量）。 | 2h | |

经许可引自 Jaff MR, et al. Management of massive and submassive pulmonary embolism, iliofemoral deep vein thrombosis, and chronic thromboembolic pulmonary hypertension: a scientifc statement from the American Heart Association, Circulation, 2011, Volume 123, Issue 16: 1788–1830. Copyright © 2011 American Heart Association, Inc.

- 1 月内的胃肠道出血。
- 已知的出血性疾病。
- 主动脉夹层。
- 24h 内无法压迫止血的穿刺（如肝活检、腰椎穿刺）。

相对禁忌证

- 近 6 个月内的短暂性脑缺血发作。
- 口服抗凝药物治疗。
- 怀孕或生产后一周内。
- 难治性高血压，收缩压 >180mmHg 和（或）舒张压 > 110 mmHg。
- 进展期的肝脏疾病。
- 感染性心内膜炎。
- 活动性消化性溃疡。
- 长时间或创伤性复苏。

急性下肢缺血的溶栓治疗

下列情况下溶栓（±球囊扩张血管成形术）可作为治疗急性肢体缺血外科手术的替代治疗：

- 2周内的下肢缺血。
- 存在远端的血栓（远端栓塞风险较小）。
- 不伴有感觉和运动功能损伤的缺血（溶栓需要24h才能恢复血流）。
- 骨室筋膜综合征发生的风险较低（不需要行筋膜切开术）。
- 患者肾功能正常（可能需要大剂量的造影剂）。

准 备

- 密切观察监测出血并发症。
- 交叉配血以备万一发生出血问题。
- 实施低剂量肝素输注（500U/h）以防止血栓进一步蔓延。
- 彩超检查有助于溶栓治疗方案的制定。

外周溶栓的可能途径

- 进行诊断性动脉造影；确定入路（通常情况下，对侧入路更合适）
- 如果有必要，逆转抗凝治疗。
- 在溶栓期间使用肝素，通常200~500U/h（肝素可能提高疗效，但是有增加出血的风险）。
- 导丝到达闭塞段：

  将溶栓药物注入血栓，如3×5mg重组组织纤维蛋白酶原激活剂（rtPA）（相隔5~10min），随后1mg/h，最多48h。
- 输注6~12h后行动脉造影（通过输注导管进行）。
- 如下情况应终止溶栓治疗。
  - 血栓彻底溶解；
  - 发生出血的并发症；
  - 由于临床症状恶化，需手术治疗；
  - 达到溶栓极限（48h的输注，因为出血并发症的发生率将急剧增加）。
- 解决潜在的病变。

  如果经皮介入可行，可以在拔管前进行球囊扩张血管成形术和支架植入术。

  如果需要开放性手术，在手术前应给予肝素化治疗。动脉缝合装置可用于减少穿刺部位出血，见框表9.3溶栓出血的治疗。

**框表9.3 溶栓相关出血的处理**

停止注射溶栓药物
压迫出血点
根据需要进行复苏
监测纤维蛋白原、PT、APTT和FBC
根据需要给以抑肽酶（500 000U，5min以上）和凝血因子

### 动脉栓塞术中溶栓

导管直接溶栓可作为近期原位血栓形成或远端栓子形成（包括垃圾脚）切开取栓的辅助或替代治疗。对于影响远端小血管的血栓、慢性病程急性发作的病情或急性肢体缺血症状延迟出现（1~2周），它可能特别有效。

### 深静脉血栓的溶栓治疗

在没有溶栓的绝对禁忌证的情况下，对于DVT患者，以下情况可以考虑进行溶栓治疗。

- 伴有高风险肺栓塞的广泛的深静脉血栓形成；
- 近端DVT（髂股静脉或股静脉）；
- 危害肢体活力；
- 新发的血栓（<14d）；
- 降低广泛DVT后长期静脉功能不全的风险。

虽然对DVT患者还没有标准的溶栓方案，但以下方案可使用和选择性地调整。

- 影像学证实为DVT；
- 5000U肝素静脉团注；
- 以15U/kg持续泵入肝素，APTT升高1.5倍；
- 在超声引导下建立静脉入路。很多中心采用腘静脉穿刺；
- 跟进导丝/导管至血栓近端行静脉造影；
- 500mL 0.9%氯化钠溶液中加20mg rtPA以0.01mg/（kg·h）注入，24h内最大剂量不超过20mg；
- 在输注过程中观察血流动力学的稳定性和穿刺点。
- 如有必要，可以行球囊扩张血管成形术/静脉支架植入术。
  血管鞘拔出后，局部人工压迫防止出血。
- 血管鞘拔出1h后给予额外剂量的LMWH，穿刺口继续用纱布加压

包扎 2h。

- 抗凝监测。

## 减少术中输血的需求

- 输血并非没有风险，应采取一切措施，尽量减少围手术期的输血需求。在英国 1996 年到 2011 年，严重的输血危害（SHOT）组织共收到 9925 例病例报告，其中最常见的是"输血成分不正确"。在 2011 年急性输血反应属于第二大类危害，也是主要的并发症。这些足以说明在输血前必须对患者进行适当的评估，只有在有明确的适应证的情况下才能输血。

  - 输血很昂贵：2000—2001 年，在英国输注血液和血液制品的费用接近 10 亿英镑。

  - 献血者总是有短缺的可能。

  - 由于宗教原因，有些患者不接受输血。他们认为：血液不应该从人体中取出并储存起来。他们不接受输全血或成分输血，如红细胞、白细胞、血小板或血浆。

### 术前准备

- 确诊已经存在的贫血，并明确可治疗的诱因。应对患者进行凝血障碍的筛查，包括既往病史或出血的家族史。
- 术前 Hb 浓度的提升可以通过有补血作用的饮食来实现，必要时在术前几周补充铁、叶酸和维生素 $B_{12}$。维生素 C 有助于铁从肠道吸收。
- 在手术前几周内用促红细胞生成素（EPO）治疗，可促进骨髓造血（有关剂量详情请参阅 EPO 产品文献）。长期使用促红细胞生成素可能与血栓性心血管事件有关，血管疾病患者需要谨慎。
- 手术前戒烟将最大限度地提高血红蛋白的携氧能力。
- 实验室血液检验的替代方法（如用脉搏血氧饱和度代替动脉血气采血）是术前节约血液的合理方法。
- 择期手术的患者，如果不愿接受自愿献血者的血液制品，可以考虑通过预存 / 术前自体血液捐献（PABDs）进行自体输血。患者在手术前几周献血。如果需要，可在手术中和手术后使用。采集并保存 6 周的自体血是可行的。在此期间，可以从正常的成人（超过 50 kg）最多采集三个标准容量（7500mL）的血液。这些患者应考虑补充促红细胞生成素。

- 希望避免输血的患者应使用醒目的腕带明确识别。他们的医嘱、药物和液体单应该用适当的贴纸显著地标记出来。患者在明确不输血的后果后，应签署一份专门的同意书或者生前预嘱，确认他们拒绝使用血液制品。

## 术中策略

### 麻醉和支持治疗

- 在手术中使用纯氧可以最大限度地增加携氧量。
- 低血压麻醉时将血压控制在维持必要器官充分灌注所需的最低水平，从而最大限度地减少出血。这对于合并冠状动脉疾病或有血流动力学显著改变的颈动脉狭窄患者来说是不行的。
- 应避免体温过低，因为在这种情况下，凝血会紊乱。
- 术中的液体损失可以用胶体和（或）晶体液体进行代替。
- 手术中的血液稀释可以减少丢失血液中的红细胞含量。在急性等容性血液稀释（acute normovolaemic haemodilution ANH）中，在麻醉诱导之前或之后立即抽取血液，用晶体或胶体溶液代替。在手术结束时，取出的血液回输给患者。一些患者认为只要血液在整个封闭系统中继续循环，就是可以接受的。
- 自体血回收也可以成为血液保存策略的一部分。将从手术区域收集的红细胞进行清洗、半透膜过滤。该半透膜可以去除游离血红蛋白、血浆、血小板、白细胞和肝素。将过滤过的红细胞重新悬浮在生理盐水中，可立即或在6h内给患者输注。手术区应无细菌、肠内容物污染和恶性肿瘤细胞。有一些患者可以接受自体血回收的技术，但需要获得个人的知情同意。

### 外科技术

- 在手术过程中，立即结扎或凝固出血血管，可减少术中失血。
- 使用止血药物，如去氨加压素 [ 提高因子Ⅷ和血管性血友病因子（vWF）水平 ]、氨甲环酸（抗纤溶剂）或活化Ⅶ，局部使用止血剂（如纤维蛋白胶、抗纤溶剂）均可减少出血。
- 血管腔内技术较开放手术而言，可以减少失血。

术后策略

- 当 Hb 浓度大于 10g/dL 时，输血不太可能改善血红蛋白的携氧量，通常不建议输血。

- 在大多数术后患者中，当 Hb 低于 7g/dL 时，输血是合理的。在已知缺血性心脏病患者中，Hb< 10g/dL 应给予输血治疗。

法律考虑

- 即使是挽救生命，如果违背有民事能力的成年人的意愿，向他们提供血液或血液制品也是非法的。

- 在无意识或其他无民事能力的成年人身上，情况就不那么清楚了。很多特殊患者携带生前预嘱，或将生前预嘱的副本交给亲友，明确拒绝血液制品。如果患者拒绝输血，出示这些文件可防止临床医生对相应结果承担责任。如果患者有拒绝使用血液制品的证明，那么给患者使用血液制品进行治疗可能是违法的。然而，在英格兰和威尔士，生前预嘱的确切法律地位仍然不清楚，也没有通过任何有关它们的议会法案。如果患者无法表达自己的意愿，也无法出示书面证据，那么医生的临床判断优先。这种情况只可能在紧急情况下出现，如动脉瘤破裂，此时患者往往神智淡漠，在这种情况下，不输血就不可能存活。

- 尽管除了外伤外，儿童很少需要进行大血管手术，儿童的情况更为复杂。在英格兰和威尔士，即使违背了他们监护人的意愿，16 岁和 17 岁的孩子被认为有能力同意。小于这个年龄的儿童，如果认为他们理解程序，也可以表示同意。但是，如果 16 岁以下儿童的监护人同意，则不能拒绝治疗。因此，特殊患者的年长子女可以违背父母的意愿，同意接受血制品。如果经过充分沟通，家长仍拒绝输血，那么英格兰和威尔士的外科医生可以向法院寻求一个特别许可令，以保护孩子的最大利益。这为特定情况下的血液管理提供了法律保障。

- 如果对一些行为存在法律或道德上的疑问，应向医院法务部门或医疗辩护机构咨询。

扩展阅读

Cuker A, Gimotty PA, Crowther MA, Warkentin TE, 2012. Predictive value of the 4ts scoring system for heparin-induced thrombocytopenia: a systematic review and meta-analysis.

Blood, 120: 4160–4167.

Douketis JD, Spyropoulos AC, Spencer FA, et al, 2012. Perioperative management of antithrombotic therapy: antithrombotic therapy and prevention of thrombosis, 9th ed: American College of Chest Physicians evidence-based clinical practice guidelines. Chest, 141: e326S–350S.

Jaff MR, McMurtry MS, Archer SL, et al, 2011. Management of massive and submassive pulmonary embolism, iliofemoral deep vein thrombosis, and chronic thromboembolic pulmonary hypertension: a scientific statement from the American Heart Association. Circulation, 123: 1788–1830.

Liumbruno GM, Bennardello F, Lattanzio A, et al, 2011. Recommendations for the transfusion management of patients in the peri-operative period. I. The pre-operative period. Blood Transfus, 9: 19–40.

Liumbruno GM, Bennardello F, Lattanzio A, et al, 2011. Recommendations for the transfusion management of patients in the peri-operative period. II. The intra-operative period. Blood Transfus, 9: 189–217.

Ouriel K, 2002. Thrombolytic therapy for acute arterial occlusion. J Am Coll Surg, 194: S32–S39.

Society of Thoracic Surgeons Blood Conservation Guideline Task Force, Society of Cardiovascular Anesthesiologists Special Task Force on Blood Transfusion, International Consortium for Evidence Based Perfusion, 2011. 2011 update to the Society of Thoracic Surgeons and the Society of Cardiovascular Anesthesiologists blood conservation clinical practice guidelines. Ann Thorac Surg, 91: 944–982.

Watson H, Davidson S, Keeling D, 2012. Guidelines on the diagnosis and management of heparin-induced thrombocytopenia: second edition. Br J Haematol, 159: 528–540.

Working Party on Thrombolysis in the Management of Limb Ischemia, 2003. Thrombolysis in the management of lower limb peripheral arterial occlusion--a consensus document. J Vasc Interv Radiol 14: S337–S349.

Wysokinski WE, McBane RD, 2012. Periprocedural bridging management of anticoagulation. Circulation. 2nd, 126: 486–490.

（俞　波　任　凯　李文毅　译）

# 感染的预防和治疗

## 感染预防的概述

健康的身体有大量的微生物。这些微生物体与宿主共存，通常不会引起疾病。人体有一系列防御机制预防病原微生物的定植。疾病和（或）外科治疗的过程可能会损害这些防御机制，致使微生物引起临床感染。

### 医院的环境

患者入院后就可能接触到日常生活中很少遇到的微生物。耐甲氧西林金黄色葡萄球菌（MRSA）和假单胞菌在医院环境中普遍存在，并容易通过与医护人员的皮肤接触传染给新患者。服用抗生素的患者面临额外的风险，因为他们的正常菌群减少，耐药菌群很容易形成。由于患者长时间使用广谱抗生素，在某些特殊场所，如加护病房（High-dependency Unit，HDU）或 ICU，可能藏匿着不常见或特殊的微生物。

### 免疫功能低下的患者

有罕见遗传性免疫缺陷、人类免疫缺陷病毒（HIV）感染的患者、无脾症患者、老年人或糖尿病患者尤其容易感染。某些药物，如类固醇、移植患者服用的免疫抑制药物可以抑制机体免疫功能。通过询问病史，这些很容易被发现，采取相应的预防措施是必要的。

### 侵入门户

手术会导致患者皮肤完整性的缺失并可能导致不同的体腔与外界相通。血管外科大型手术涉及气管插管、循环监测管道和血管穿刺鞘的使用，这会进一步损害抵御感染的物理屏障。每一个皮肤破损都是潜在的细菌侵入门户，然后细菌在血液中被播散到全身各处。临床医生要坚持严格的无菌操作以减少污染的风险。

### 皮肤伤口的清洁

最常见的是病原微生物是金黄色葡萄球菌。它可通过外源性（医疗团队中带菌者的皮肤碎屑）、内源性（患者自身）途径植入伤口。大约有 20% 的人，金黄色葡萄球菌是他们的皮肤或鼻腔菌群的一部分。这些微生物大多不是致病性菌株，也不利于识别携带者。一个更常见的来源是患者或工作人员的化脓性皮肤感染部位。患者的病灶应该用密封性敷料覆盖。患有痈和疖的工作人员在痊愈之前，不得进入手术室。

严重湿疹或腹股沟真菌感染的工作人员也是高危感染源。

## 预防性使用抗生素

手术前在病房或家中使用杀菌性皮肤制剂（通常是氯己定或三氯生）可减少皮肤细菌携带量和伤口感染的发生率。

预防性抗生素已被证明能减少手术部位的感染。在大手术皮肤切开或管道穿刺置管前给予足量浓度的预防性抗生素。手术结束后不应继续使用，但如果手术时间延长（如 >4h），则应根据抗生素的半衰期在手术期间再次给药。

根据当地病原菌流行和耐药性的微生物学特点，以及最近外科手术部位感染的数据，地方机构应该给出特定的或者组合的方案。对于血管外科手术，应给予头孢呋辛（1.5g 静脉注射）和甲硝唑（500mg静脉注射）等广谱抗生素。使用人工移植物的时候，覆盖 MRSA 的药物越来越多地被使用，例如每小时静脉注射万古霉素（1.0g）或替考拉宁 400mg。如果发现患者已有 MRSA 定植，预防性使用抗生素则是必需的。

## 感染的治疗

### 手术部位的感染

- 以下情况可以确诊。
  - 皮肤发红
  - 疼痛
  - 肿胀
  - 发热
  - 脓性分泌物
- 炎症标志物、白细胞计数和 C 反应蛋白（CRP）可能会升高，可以通过监测这些指标的变化评估治疗的效果。
- 在可能的情况下要对痰、尿、中心导管、伤口拭子、血液等样本行微生物培养。
  - 在细菌培养和药敏结果出来以前应给予广谱抗生素治疗，结果出来后改为窄谱抗生素。
  - 如果怀疑 MRSA，使用糖肽抗生素是明智的。

- 抗生素使用时间取决于治疗的效果以及病原体是否明确。应在开始使用时注明停止日期或复核日期。
- 通常在48h后将静脉注射改为口服治疗，但这取决于治疗效果。肾衰竭患者需要调整抗生素的剂量。
- 抗生素只是手术部位感染治疗的一部分。其他一系列的治疗包括充分、有效地引流，湿性坏死组织清创，感染物的清除。来自微生物学家的建议和治疗方案很重要，因为细菌感染和耐药性的流行病学具有地区差异性。

肢端溃疡

溃疡内包含有大量葡萄球菌、链球菌、假单胞菌、大肠菌群和厌氧菌等菌株。由于耐药菌株的出现，这些微生物很难被抗生素彻底消除。

医生应发现潜在的病因并处理。如果计划植皮，乙型溶血性链球菌和假单胞菌应通过局部抗菌剂（如聚维酮–碘或磺胺嘧啶银）来清除。如果有大量坏死污染组织，应早期行外科清创。

肢端坏死

保持坏死组织的干燥或使其干燥并木乃伊化，目的是让其自行脱落。

- 暴露比包扎更好。
- 保持不负重。
- 定期喷洒聚维酮碘干粉。
- 用高锰酸钾溶液浸泡。

交界区的一些渗出是可以接受的。但是如果邻近皮肤有蜂窝织炎，抗生素的使用是有适应证的，否则最好避免使用抗生素防止出现耐药菌株。

骨髓炎

诊　断

- 触及骨头的溃疡值得警惕。
- 常见于糖尿病足感染。
- 足趾肿胀如香肠。
- X线改变（局部骨密度、皮质轮廓的丢失）。

- MRI 扫描对早期骨髓炎的诊断较 X 线平片更敏感。
- 清创的骨组织或邻近深层组织的阳性培养。
- 在手术期间用干净（未污染）的器械在截肢部位采集近端骨骼的标本，以防有未发现的骨组织感染，后者需要 6 周的抗生素治疗。

处 置

- 脓肿引流
- 清除坏死软组织。
- 取出死骨或漂浮碎骨片。
- 取深层组织和骨组织培养。
- 抗生素。

如果没有脓肿或深层组织坏死的迹象，可以尝试保守治疗。这就要使用 3 个月对骨组织有良好穿透性的抗生素，如克林霉素、环丙沙星、利福平或夫西地酸钠。如果有社区静脉注射服务，可以在家里静脉注射合适的抗生素治疗 MRSA 感染。患者需要在出院前留置外周置入的中心静脉导管（PICC）。

骨髓炎相关的溃疡应定期清创。如果 3 个月后，溃疡未能愈合，并且仍能探及骨质，则溃疡下面的骨质就需要切除，这可能要切除足趾或跖骨头。

### 湿性坏疽

厌氧菌（如梭状芽孢杆菌、类杆菌和消化链球菌）会产生一种破坏性的细胞外酶混合物，侵入深部组织并导致广泛的组织坏死。湿性坏疽有大范围蔓延的可能，因此需要通过截肢迅速控制病情，阻止扩散。

## 血管手术和移植物

免疫系统无法清除植入的人工移植物材料中的微生物。一旦移植物被污染，不去除移植物，感染就无法清除。金黄色葡萄球菌感染发病早，伤口感染明显有化脓性疾病的全身表现。耐甲氧西林金黄色葡萄球菌正成为移植物感染最常见的原因。种植在移植物上的表皮葡萄球菌可能在 1 年内不引起明显的感染症状。因此，在没有典型的局部症状出现之前，感染往往表现为非特异性的症状和体征，如不适、出汗或发烧。

- 假性动脉瘤。
- 移植物周围积液。
- 移植物皮肤瘘。
- 主动脉肠瘘。
- 移植物周围炎症。
- 移植物血栓形成。
- 吻合口瘘出血。
- 传统的治疗方法是移植物切除和血管重建。血运的恢复可以用人工血管避开感染部位行解剖外转流，也可以用抗感染的自体静脉原位置换。然而，清除移植物通常手术范围更大，而且很难找到一个替代的管道来维持血供。患者可能因此死亡或失去肢体。长期使用抗生素进行保守治疗的目的在于控制感染和延缓已知的移植物破裂和瘘并发症的发生。此种方法治愈感染是不可能的，只有当致病微生物毒力较低时，长期控制才有可能。

## 霉菌性动脉瘤

### 定　义

由感染引起的原发性动脉瘤。

### 病　因

- 心内膜炎（血液播散）。
- 创伤性接种（脏针、吸毒者、动脉置管）。
- 沙门氏菌（动脉粥样硬化血管）。
- 局部扩散（脓肿或骨髓炎）。

### 临床表现

- 发热。
- 温暖而柔软的搏动性肿块（迅速扩大）。
- 塌陷（在破裂的情况下）。
- 在影像学上呈囊状和多发性，而不是梭形。
- 败血症史。
- 血液培养（只有 50% 阳性）。
  - 葡萄球菌，30%。

- 沙门氏菌，10%。
- 链球菌，10%。

明确感染的病原学是正确处理的必要条件。还要记住搏动的"腹股沟脓肿"可能与血管相通，在"切开引流"之前应行多普勒扫描。

治　疗

- 取决于动脉瘤的位置。
- 大剂量抗生素。
- 如果可能的话，控制和切除动脉瘤。
- 动脉壁送培养。
- 只有在必要的情况下，才考虑血运重建。
  - 非必要的动脉（如桡动脉）可以结扎。
  - 不建议对吸毒者行股动脉重建。在年轻患者中，股总动脉、股浅动脉和股深动脉均可结扎，侧支循环可为肢体提供充分的血液灌注。
- 除非有额外的解剖路径，尽可能避免使用移植物。
- 如果移植物无法避免时，可采用以下措施。
  - 与利福平结合；
  - 长期使用全身抗生素。

腔内修复霉菌性主动脉瘤联合抗生素长期应用已有成功的报道。

## 抗生素治疗的并发症

抗生素会改变宿主的正常菌群，并可能导致一系列问题。

艰难梭菌腹泻

- 在医院接受抗生素治疗的患者，尤其是正在接受抑制胃酸治疗的患者，通常会出现这种症状。
- 大约 3% 的健康成年人在大肠内携带这种病菌。
- 医院环境如果被这种生物的孢子污染，孢子可长期存活，需要用含氯消毒剂加强环境清洗才能杀灭。
- 易感患者接触环境、医护人员或受影响患者后经手－口途径感染。酒精凝胶不会杀死孢子。
- 在宿主肠道菌群减少的情况下，艰难梭菌繁殖并产生两种毒素（A 和 B），破坏肠细胞并引起腹泻。严重的病例会发展成结肠炎和假膜性肠炎。

● 被感染者应该被隔离。治疗包括停用广谱抗生素，口服甲硝唑或二线的万古霉素。

## 真菌感染

有留置导管的患者特别容易受到念珠菌感染。如果出现念珠菌败血症，患者可能会有全身不适的症状。需要使用氟康唑等抗真菌药物进行有效的治疗。

## 耐药菌

耐药菌株的不断出现威胁着当前和未来患者的健康。抗生素的不当使用和过度使用在一定程度上是造成这一现象的原因。因此必须遵循前面概述的感染管理原则，遵守当地抗生素政策，并尽可能咨询微生物学。

（赵电彩　李文毅　译）

# 第 11 章

# 旁路移植过程中的移植材料

## 移植材料的类型

有四种移植材料可供选择：自体移植材料、同种异体移植材料、异种移植材料和人工材料。移植物的选择要取决于易获得性，尤其是自体移植的获得性，以及结合临床条件而定。

### 自体移植物

- 自体移植物是患者自身血管的一部分，从某处取下后用于在其他部位建立通道。移植物通常是浅静脉，但深静脉和动脉也时有应用。
- 自体静脉是否适用应在术前行多普勒超声评估，以确保被选择静脉段（下肢旁路）有足够的长度、管径最小直径在 4mm 以上，以及该侧肢体不存在深静脉阻塞。
- 在超声评估同时标记静脉的体表路线以便于手术取材或便于术中再次超声检查。
- 如果单个静脉段不能同时满足长度和直径的需求，则可以通过多个合适静脉段的端端吻合来构建复合静脉。
- 偶尔需要大口径静脉移植物，例如，在主动脉修复时，是不希望使用假体材料的。 在这些情况下，可以纵向切开浅静脉并以螺旋形式缝合，这样可以做成一个长度较短但直径更大的管道；也可以使用股浅静脉（即深静脉）作为移植物。

### 大隐静脉

- 最常用的自体静脉移植物。
- 通常具有足够的长度和口径，用于从腹股沟到腘窝或小腿血管的旁路手术。
- 使用时可以把静脉倒转，不倒转时需要用瓣膜刀切除静脉瓣膜。 如果不倒转静脉，可以留在原位（分支要结扎）或取材后深埋到更深的隧道里。
- 如果膝下大隐静脉过小，可连续获取较大的大腿前副大隐静脉与膝上大隐静脉，破坏瓣膜片后并作为移植物的一部分，在隐股汇合处（SF）将取出静脉的另一端结扎。
- 如果无法获得同侧大隐静脉，可以考虑使用来自对侧肢体的静脉用于膝关节以下搭桥。
- Palma 旁路手术将大隐静脉作为从一侧股静脉到另一侧股静脉的静脉

交叉移植物，用于缓解继发于髂股静脉 DVT 的静脉阻塞。

小隐静脉

● 小隐静脉可用作大隐静脉的替代品，尤其在大隐静脉不适合或之前大隐静脉已被取出用于移植的患者。

● 可采用俯卧或仰卧位（难度较大）进行手术获取。

● 优选用于腘窝区域的短段移植，例如腘动脉瘤或内膜撕裂的修复。当腘窝血管手术采用后入路时，小隐静脉的获取特别方便。

上肢静脉

● 用于腿部没有合适的静脉，但有强烈指征要求使用静脉而不是人工材料。

● 头静脉和贵要静脉最常用。

● 如果前臂静脉不适合，可以将头静脉和贵要静脉连同相连的肘前静脉一起获取，构成一个静脉环，并将一侧静脉（贵要静脉）的瓣膜切除（图 11.1）。

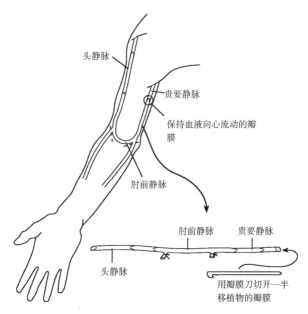

头静脉

贵要静脉

保持血液向心流动的瓣膜

肘前静脉

肘前静脉　贵要静脉

头静脉

用瓣膜刀切开一半
移植物的瓣膜

**图 11.1** 取头静脉、贵要静脉以及相连环形静脉以获得额外长度

深静脉

有报道指出：在没有上述的合适浅静脉的情况下，股浅静脉或腘静脉可作为移植物，其具有与浅静脉相当的通畅性且肢体不会有长期功能障碍。

动　脉

自体动脉移植很少用于周围血管手术。已有报道用桡动脉自体移植重建颈内动脉（ICA）以及远端旁路手术。

## 同种异体移植

同种异体移植是取自同一物种的另一个体的组织，通常可以从生物库中获得。

动脉同种异体移植

- 辐照或冷冻干燥保存。
- 风险包括以下几点。
  - 阻塞
  - 动脉瘤的形成和破裂
  - 病毒和朊病毒疾病的传播
  - 排斥反应
- 很少使用。

静脉同种异体移植

- 用二甲基亚砜（DMSO）液氮冷冻保存。
- 许多与动脉移植相同的潜在问题，包括感染、动脉瘤样扩张和排斥反应的风险。
- 预后通常很差。

人类脐静脉

- 用戊二醛保存。
- 特别容易发生动脉瘤样扩张。
- 在膝上股腘动脉旁路移植术中，通畅性虽不如隐静脉移植物，但与膨体聚四氟乙烯（ePTFE）相当。

异种移植

- 异种移植是来自其他物种的组织。

- 脱细胞牛颈动脉和近期的牛输尿管在周围动脉旁路手术中的应用已有报道。一些单位已经描述了用牛颈动脉移植到腘动脉的 1 年移植物通畅率，与 ePTFE 移植物的通畅率相当。这种异种移植未来可能作为框架由人类内皮细胞填充后形成生物假体移植物。
- 要警惕病毒性疾病或朊病毒疾病从其他物种传播到人类的风险。

### 人工血管移植物

　　血管移植中最常用的人工血管材料是 ePTFE 和聚氨酯（涤纶）。

#### 膨体聚四氟乙烯

- 可提供各种长度和直径（直径 ≥ 4mm），可以定制。如腋 – 双股搭桥的移植物，它的内表面比涤纶更光滑，血栓形成更少。一些移植物的腔内有碳衬里，以进一步减少血栓形成。
- 可通过外部支撑环来减少跨关节的移植物发生扭结和闭塞。这些支撑环可与移植物分离（允许一些环被剥离），也可以整体用于移植。
- 适用于腹股沟下旁路（包括膝上、膝下的股腘动脉旁路）和解剖外旁路，如股 – 股交叉旁路、腋 – 股旁路、腋 – 腋旁路。
- 对于膝下血管旁路术，远端可能包含某种形式的静脉袖带进行吻合（见第 15 章）。
- ePTFE 移植物可预制成弧形，在膝下动脉上进行远端吻合，作为静脉袖套的替代方案。
　　有肝素涂层的移植物可供使用。

#### 聚氨酯（Dacron@）移植物

- 通常编织的 Dacron@ 在制造过程中浸渍胶原蛋白、白蛋白或明胶，防止血液渗漏。
- 最适合主髂动脉重建，也可用于解剖外旁路，如股 – 股旁路或腋 – 股旁路。
- 当移植体感染风险较高时，移植体可用浸银或抗生素（如利福平）处理，缺少数据支持这些措施的有效性。
- 有肝素涂层的移植物可供使用。

### 移植物通畅率

- 人工血管移植物在主 – 髂动脉段具有良好的通畅率，这些部位血液流速快且管腔直径大。主髂动脉旁路手术治疗闭塞性疾病的 5 年 I 期通畅率大于 80%。

- 对于腹股沟下旁路手术，自体静脉移植仍然是金标准。股腘动脉旁路移植术的 5 年通畅率（膝上和膝下）使用自体大隐静脉约为 70%，而 ePTFE 移植的为 40% 左右，虽然早期通畅率是相似的。

- 对于腘以下旁路手术，静脉移植相对于人工血管移植的优势更明显，静脉移植物的 4 年 I 期通畅率为 50%，而 ePTFE 仅为 10%~20%。不得不使用人工血管移植时，应该与静脉袖套（如米勒袖口或圣玛丽靴子）或补片（如泰勒补片）结合，进行远端吻合术以提高通畅性（见股骨远端旁路移植术采用 PTFE 和静脉袖套进行移植）。

- 含肝素的人工移植物在腹股沟下旁路移植术中比不含肝素的人工移植物有更好的通畅性，但仍劣于静脉移植物。

- 没有证据表明使用倒转自体静脉比原位静脉技术对移植物通畅率更有影响。然而，使用非倒转静脉（原位或隧道）进行膝下动脉旁路术由于移植静脉和自体动脉尺寸匹配良好，使每个吻合处的吻合在技术上更简单。

- 股腘旁路中头静脉旁路通畅率与大隐静脉相似（5 年通畅率为 >70%）。

- 低温保存的同种异体静脉移植效果不佳，1 年通畅率 < 30%。

## 移植物感染

- 移植物感染可能发生于 0.5%~2% 的重建术中。静脉移植物很少发生感染，这是尽可能优先使用自体静脉的另一个原因。绝大多数移植物感染发生在人工移植物中。

- 有认为银浸渍和结合利福平的移植物对移植物感染的抵抗力增强，但罕有证据支持。

- 人工血管不应植入受感染的部位，例如有溃疡的腿。如果必须移除感染的人工血管，理想情况下应该用自体静脉移植物替代。如果没有合适的静脉，人工血管可以通过解剖外旁路避开感染区域。

- 在主 – 髂动脉段，移植物可以用银或抗生素浸渍的移植物或结合股浅静脉（即深静脉）的复合物代替，或者可以用构建好的腋 – 双股人工血管进行解剖外旁路手术。

● 动脉同种异体移植物已被用于治疗移植物感染。然而，它们本身并不能完全抵抗感染，而且容易扩张和形成动脉瘤。

## 移植物监测

● 当静脉移植物的内膜承受动脉压力时，内膜增生逐步发展，可能导致移植物狭窄乃至闭塞。有明确证据表明，术后在 6 周和 3 个月、6 个月和 12 个月的时候进行移植物多普勒超声检查，通过血流动力学检测及时发现移植物狭窄可以提高移植物 II 期通畅率。早期发现移植物的病变可以在闭塞之前通过球囊或手术修补来处理。

● 人工血管没有内膜，因此不受内膜增生的影响。移植物闭塞可能是原位血栓形成或流入 / 流出道疾病进展的结果。没有证据表明对人工血管的监测是有益的。

（林孝文　孟路阳　译）

# 第 12 章

# 血管外科开放手术技术

○ 腹主动脉的显露

○ 髂动脉的显露

○ 股总动脉的显露

○ 腘动脉的显露

○ 小腿和足部动脉的显露

○ 颈动脉的显露

○ 锁骨下动脉的显露

○ 腋动脉的显露

○ 肱动脉的显露

○ 血管吻合技术

○ 止血技巧

## 腹主动脉的显露

### 经腹入路

最常见的入路，便于腹部探查。

### 体　位

仰卧。

### 切　口

两种可供选择。

**1. 从剑突下至耻骨联合上的纵切口**

- 快速方便的暴露肠系膜上动脉以上的主动脉近心端和髂动脉。
- 必要时可以在膈肌水平控制主动脉（推开肝左叶打开右膈肌脚），但在暴露膈肌至肠系膜上动脉之间的主动脉时由于胰腺的存在会较困难，此时需要将脾脏和胰腺游离并推向右侧。

**2. 经脐或脐下横切口**

- 术后对呼吸影响较小。
- 对于高瘦患者暴露腹主动脉上段和髂动脉较为困难。

### 步　骤

1. 择期开腹。

2. 将小肠推向右侧，暴露十二指肠悬韧带。

3. 切开包绕十二指肠升部的后腹膜，使之从主动脉游离。

4. 分离主动脉前壁组织，仔细解剖，直到左肾静脉跨过腹主动脉的位置。避免混淆肠系膜下静脉和肾静脉，前者较为浅表并且是斜行走行的，后者离主动脉较近（图12.1）。肾静脉的位置可以帮助找到肾动脉，并实施肾下主动脉的阻断。注意：有时肾静脉位于主动脉后方，此时需要仔细分离暴露两侧肾动脉。

5. 游离肾动脉以下的主动脉，直到在动脉两侧触及椎体。

6. 垂直切开主动脉前方的后腹膜，直到盆腔内动脉分叉处。

7. 提起后腹膜翻向两侧，暴露髂动脉，注意游离血管时避免伤及后方的静脉。

### 腹膜外入路

在腹膜粘连、结肠造口、炎性动脉瘤或呼吸功能障碍时会有优势。

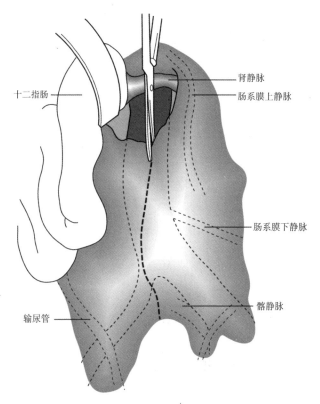

十二指肠

肾静脉

肠系膜上静脉

肠系膜下静脉

髂静脉

输尿管

**图 12.1 经腹入路显露腹主动脉**

体 位

右侧卧位，左侧躯体垫枕头，通过支具抬起左臂（图 12.2）。

切 口

从左第 9 肋斜行经过腹部，绕过肚脐到右髂窝。

步 骤

1. 切开肌肉到腹膜。

2. 通过切口分离肌肉和腹膜的间隙。

3. 将动脉前方的腹膜和其内容物推开，但左肾留于原位。

4. 容易暴露髂总动脉起始部，便于控制，但是对右髂血管远端暴露困难，影响主髂动脉移植物吻合。此时可以通过皮下隧道行主动脉 – 双侧股动脉搭桥。

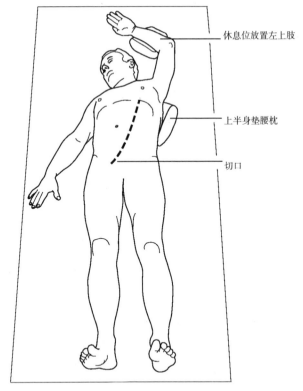

休息位放置左上肢

上半身垫腰枕

切口

**图 12.2　腹主动脉腹膜后入路的患者体位**

## 髂动脉的显露

### 经腹切口

经腹入路参考"腹主动脉的显露"。

### 腹膜外入路

避免干扰腹腔，在向远端搭桥和内膜剥脱时有优势。

#### 体　位

仰卧位

#### 切　口

沿皮纹在腹股沟上方 4~5cm 的髂窝做切口。

#### 步　骤

1.深切口。切开腹外斜肌、腹内斜肌和腹横肌纤维，暴露腹膜。

2. 分离腹膜和肌肉间隙，将腹膜和腹腔内容物推向内上方，暴露腹膜后腔。

3. 触及硬条索状的髂动脉，从腹股沟韧带开始追踪髂外动脉以确认。

4. 必要时可显露髂动脉分叉处。髂内动脉是位于髂动脉内后方的较深分支，分离髂动脉时避免损伤血管后方的髂静脉。注意髂总动脉分叉处的输尿管，避免其损伤（图 12.3）。

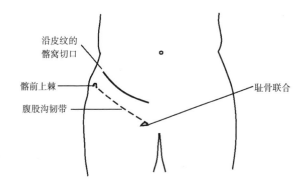

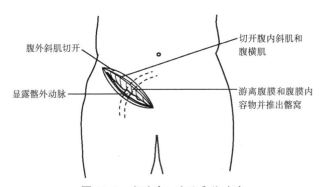

**图 12.3 腹膜外入路显露髂动脉**

## 股总动脉的显露

**体 位**

仰卧位

**切 口**

● 在股总动脉前方做纵切口，1cm 位于腹股沟韧带以上，5cm 位于腹股沟韧带以下。如股动脉搏动不能触及，可定位在髂前上棘和耻骨结节的中下 2/3。此入路较简便，但由于切口几乎垂直于腹股沟，易导致术后患者不适并有切口裂开的风险。

**或者**

● 沿皮纹在腹股沟韧带中 1/3 做切口，然后沿大隐静脉走行弯向远端。这种切口可以减少术后不适并且容易愈合（图 12.4）。

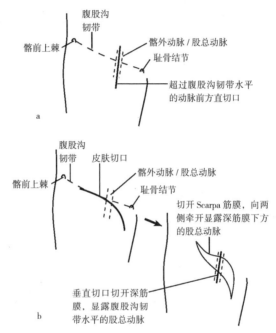

**图 12.4** 显露股总动脉的切口选择。a. 直切口入路。b. 斜切口入路

*步 骤*

1. 切开皮肤和 Scarpa 筋膜。

2a. 直切口情况下，切开深筋膜直到股动脉前方，确认切口在股动脉正上方。可能有小静脉从动脉前方通过，但通常没有过多的结构。

2b. 斜切口的情况下，到达 Scarpa 筋膜后可以垂直切开，直到股总动脉前方（尽量避免损伤附近的淋巴管），其余步骤同上。

3. 动脉的一部分显露出来后，可以在切口内放置自动撑开器，牵开深筋膜以帮助显露，便于向两端分离血管。

4. 在腹股沟韧带下方游离股动脉，并绕置硅胶束带。

5. 寻找股总动脉移行至股浅动脉的变细处（图 12.5），游离股浅动脉近心端并绕置硅胶束带。

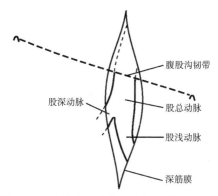

**图 12.5** 显露股总动脉、股浅动脉和股深静脉

6. 提起预置的束带，显露后方的股深动脉（有时股深动脉不止一支），仔细游离股总动脉后壁。在股深动脉起始段绕置硅胶束带（如果此步骤困难，将硅胶束带在股深动脉下方通过股总动脉后侧，绕回到股深动脉起始段上方）。当心此处的股深静脉。

7. 动脉的其他分支用 0 号线或其他编织线双重控制。

## 腘动脉的显露

### 内侧入路显露膝上段

在需要仰卧位的时候选择此入路，例如起自腹股沟区的旁路手术或切取大隐静脉。

**患者体位**

仰卧位，髋关节外展，膝关节屈曲，膝下垫沙袋。术者位于患肢对侧，面对下肢内侧。

**切 口**

以股骨下段内侧后缘为标志，在股骨内髁后方 1~2cm 起始做长约 12cm 切口，避免损伤大隐静脉。

**步 骤**

1. 切开后沿缝匠肌的前缘切开深筋膜。

2. 在此层面分离缝匠肌和股骨间隙，在股骨后方触及条索状的腘动脉，注意避免损伤坐骨神经。

3. 利用深部自动拉钩显露血管纤维束，其中有腘动静脉和一些动脉分支 / 静脉属支，分离动脉并控制（图 12.6）。

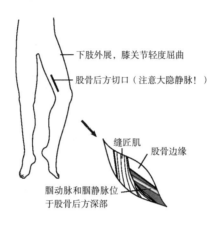

下肢外展，膝关节轻度屈曲

股骨后方切口（注意大隐静脉！）

缝匠肌　股骨边缘

腘动脉和腘静脉位于股骨后方深部

**图 12.6　内侧入路显露膝上段腘动脉**

## 内侧入路显露膝下段

在需要仰卧位的时候选择此入路，例如从腹股沟到腘动脉下的旁路手术。

### 患者体位

仰卧位，髋关节外展，膝关节屈曲。术者位于患肢对侧，面对下肢内侧。

### 切　口

在胫骨内后方 1cm 处做平行于胫骨的切口，距离膝关节约 6cm，长约 12cm，避免损伤大隐静脉。

### 步　骤

1. 在腓肠肌和胫骨之间切开深筋膜（图 12.7）。

2. 在胫骨后方触及血管束，并沿其分离，避免损伤胫神经。

3. 动脉常有两条静脉伴行，并且附近多动脉分支 / 静脉属支，所以需要游离这些结构，然后控制动脉。

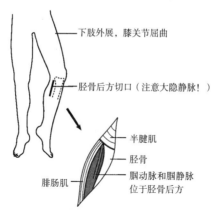

下肢外展，膝关节屈曲

胫骨后方切口（注意大隐静脉！）

半腱肌

胫骨

腘动脉和腘静脉
位于胫骨后方

腓肠肌

**图 12.7　内侧入路显露膝下段腘动脉**

**后入路显露腘动脉**

在不需要处理肢体前方和大隐静脉时，用于显露膝上和膝下段的腘动脉。例如处理腘动脉瘤和局限于腘动脉的损伤。在此处可以获取小隐静脉用于旁路手术。

**体　位**

俯卧位。

**切　口**

在膝内上方开始做 S 形切口，起始垂直部在肢体后内侧，长约6cm，水平部经过腘窝横纹，远端垂直延向肢体后外侧。

**步　骤**

1. 切开深筋膜进入腘窝。

2. 触及神经血管束。坐骨神经及其分支位于相对浅表的位置，其次为腘静脉，动脉在最深处（图 12.8）。

3. 牵开神经和静脉，需要时可结扎静脉属支，显露腘动脉。

## 小腿和足部动脉的显露

### 内侧入路显露胫腓干和腿部三条动脉

此入路可以显露胫后动脉和腓动脉的近端 1/3，但只能显露胫后动脉起始的 1~2cm。

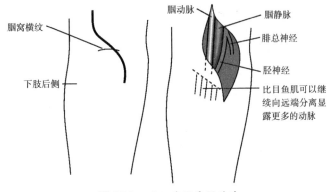

图 12.8　后入路显露腘动脉

**患者体位**

仰卧位。下肢外展，膝关节屈曲，膝下垫沙袋或其他支撑物。

**切　口**

小腿上段，在胫骨后方 1cm 处，沿胫骨上 1/3 做长 12~15cm 的切口。

**步　骤**

1. 切开深筋膜，打开腓肠肌与胫骨之间的间隙。

2. 触及胫骨后方的腘动脉并游离，仔细避开胫神经和腘静脉（有些属支仍需要结扎切断，以显露动脉）。

3. 沿腘动脉远端方向，首先分出胫前动脉，然后向下延续为胫腓干，后者向后分出胫后动脉并继续向下移行为腓动脉。通畅需要结扎一支胫前静脉以显露胫前动脉（图 12.9）。

**胫前动脉**

内侧入路可以显露胫前动脉的起始部（见上文）；向下延续部分走行于胫前间隙（图 12.10）。

**体　位**

仰卧位。

**切　口**

在胫前间隙中央做 5cm 切口。

**步　骤**

1. 通过伸展和屈曲踇趾，找到胫骨前肌和踇长伸肌之间的肌肉间隙，并切开深筋膜。

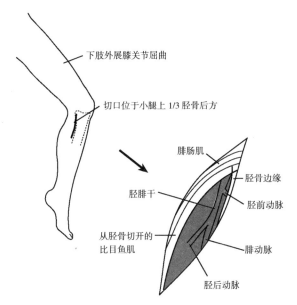

下肢外展膝关节屈曲

切口位于小腿上 1/3 胫骨后方

腓肠肌

胫骨边缘

胫腓干

胫前动脉

从胫骨切开的
比目鱼肌

腓动脉

胫后动脉

**图 12.9　显露胫腓干和小腿动脉**

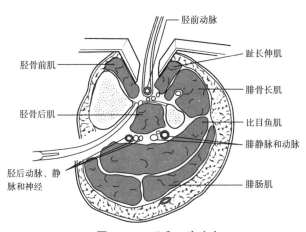

胫前动脉

胫骨前肌

趾长伸肌

腓骨长肌

胫骨后肌

比目鱼肌

腓静脉和动脉

胫后动脉、静脉和神经

腓肠肌

**图 12.10　显露胫前动脉**

2. 分离肌肉，显露胫前间隙底部的动脉和静脉。

3. 部分静脉属支要结扎离断以游离动脉。

**小腿远端腓动脉**

尽管腓动脉并未直接注入足部，但有些情况下它是下肢唯一必须

145

保留的动脉。腓动脉对胫前和胫后的循环都有重要意义，可以作为血管搭桥时的流出道。

体　位

仰卧位，下肢稍内旋（膝稍屈曲，下方垫沙袋或支撑物）

切　口

纵行沿腓骨外缘做 10cm 切口，远端距外踝约 6cm。

步　骤

1. 切开皮肤，分离腓骨长肌和腓骨短肌前缘。

2. 用骨膜剥离器分离腓骨骨膜，范围约 6cm。

3. 使用钢丝锯或碎骨器切除 5~6cm 腓骨。

4. 仔细轻柔地纵向切开深面的骨膜管，寻找腓动脉和下方的伴行静脉（图 12.11）。

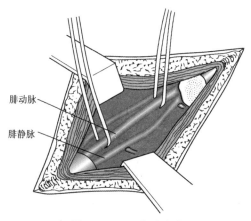

腓动脉

腓静脉

**图 12.11**　显露腓动脉

脚踝处的胫后动脉

此切口可以显露动脉向足部延伸部分。

体　位

仰卧位，下肢外展。

切　口

内踝后方 1cm，沿胫骨后方做 5cm 切口。

步　骤

1. 沿皮肤切口切开深筋膜。

2. 胫后动脉位于深筋膜下，趾长屈肌前方和胫后神经后方。

3. 有时为分离动脉需要，伴行静脉需结扎。

足背动脉

体 位

仰卧位。

切 口

直切口或 S 形切口向内外踝连线中点延伸，长度约 4cm。

步 骤

切开筋膜，动脉和伴行静脉位于踇长伸肌和趾长伸肌的肌腱之间。

## 颈动脉的显露

体 位

患者仰卧位，手术床上半段抬高呈折刀样，使患者上半身抬高。头部放置于环形枕上，偏向对侧，使患者颈部延展。

切 口

● 沿胸锁乳突肌前缘的斜切口。

或者

● 沿皮纹的横切口。此切口中点在胸锁乳突肌前缘，颈动脉分叉处（术前标记或位于下颌下 2cm）。

步 骤

1. 切开皮肤和颈阔肌。

2. 做横切口时，提起颈阔肌翻向下颌和切口下缘 4cm 处。

3. 无论何种切口方式，切开皮肤后，沿颈阔肌前缘分离暴露颈内静脉。

4. 从颈静脉前方或后方继续分离暴露颈部血管（从颈静脉前方分离需要结扎包括面静脉在内的更多的静脉属支）。

5. 切开颈动脉鞘，在近心端分离颈总动脉，探查迷走神经。迷走神经通常位于动脉后方，但有时在动脉前方表面。

6. 扩大颈动脉鞘切口至颈动脉分叉处，通过分支确认颈外动脉，颈外动脉的第一个分支是向前内侧行走的甲状腺上动脉。

7.游离颈总动脉并绕硅胶带控制。

8.游离颈外动脉至甲状腺上动脉起始处，至硅胶带控制。注意舌下神经跨过颈内和颈外动脉。双股 0 号丝线或其他束带控制甲状腺上动脉。

9.探查颈内动脉，多数位于颈外动脉深面，注意避免损伤舌下神经。在逆向分离时，注意避免损伤较高位置的副神经。尽量避免触及有较硬斑块、病变扭曲的动脉血管。游离动脉并绕硅胶带控制，但需要确认硅胶带不能过紧而在术者无准备的状况下阻断血流；可以将硅胶带的一端用钳子固定于铺巾上，但另一端需放松，以避免意外阻断血流。

10.在绕置的硅胶带帮助下轻柔提起颈动脉分叉，任何粗暴的操作可能会使病变的颈动脉球内的斑块脱落而造成脑梗死。注意避免刺激颈动脉窦导致的心率减慢和低血压，在分叉处局部使用利多卡因可以避免出现这种情况。颈袢往往在血管前方，有时会被断开（颈袢时舌下神经的分支，比迷走神经要细得多）（图12.12）。

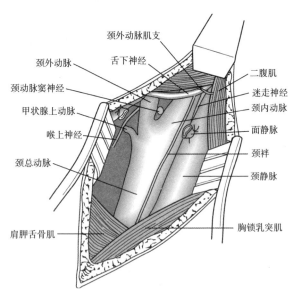

图 12.12　颈动脉分叉处的显露

## 锁骨下动脉的显露

### 锁骨上入路

#### 体 位

仰卧位，患者头置于环枕上，偏向对侧，颈部处于过伸位。消毒同侧上臂并用消毒巾包裹前臂和胸部，这样在需要时可以通过旋转或压低肩关节来更好的显露锁骨上窝。

#### 切 口

锁骨中 1/3 上方约 1cm。

#### 步 骤

1. 切开颈阔肌和胸锁乳突肌锁骨端，显露深部的前斜角肌。

2. 在断开前斜角肌之前推开三角形的脂肪垫和膈神经。

3. 注意锁骨下动脉横行于前斜角肌后方（如使用电刀断开肌肉时需格外小心）

4. 小心提起动脉并绕置控制带控制。此时还需要控制乳内动脉（行走于下方）、甲状颈干（行走于下方）和行走于锁骨下动脉前方肋颈干。注意包绕动脉后方的臂丛和胸导管，后者跨过左锁骨下动脉的近心端注入锁骨下静脉，向内侧牵开切口（或延长切口）可以显露颈总动脉和椎动脉（图 12.13）。

## 腋动脉的显露

### 患者体位

仰卧位，上肢外展 90°，置于搁手板上。

### 切 口

平行锁骨中 1/3，锁骨下方水平切口。

### 步 骤

1. 切开胸大肌上方的浅筋膜。

2. 钝性分离胸大肌纤维。

3. 切开深筋膜暴露胸小肌，喙突附近电刀切开胸小肌肌腱。切开肌腱后可以看到腋动脉的第二部分，伴有分支，这里可以游离腋动脉

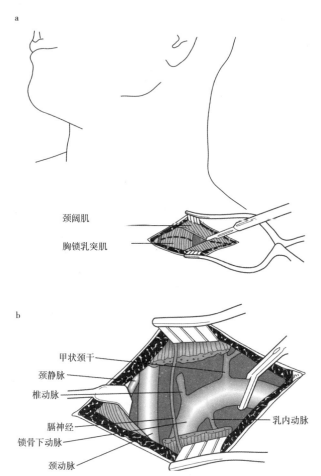

颈阔肌

胸锁乳突肌

甲状颈干
颈静脉
椎动脉
膈神经
锁骨下动脉
颈动脉
乳内动脉

**图 12.13** 锁骨下动脉的显露。a.切口部位。b.深部显露

并用血管橡皮带控制它。腋静脉位于动脉前内侧，可能与动脉粘连，也可能缺如（图 12.14）。

## 肱动脉的显露

### 体　位

仰卧位，上臂外展放置在大的搁手板或手术台上。

### 切　口

跨过肘窝的 S 形切口。

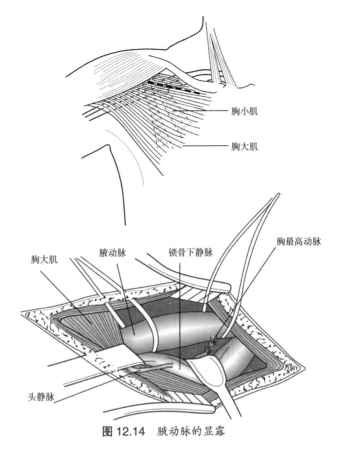

胸小肌

胸大肌

胸大肌　　腋动脉　　锁骨下静脉　　胸最高动脉

头静脉

图 12.14　腋动脉的显露

步　骤

1. 切开显露肱二头肌。

2. 找到下方的肱动脉。

3. 注意避免损伤走在动脉前方，较浅层面的正中神经（图 12.15）。

## 血管吻合技术

吻合部位

- 原则上术前依据动脉成像和症状严重程度确定（静息痛和缺血性组织坏死通常比间歇性跛行需要更广泛的旁路移植）。

- 流出道应当没有狭窄，通常应该大于近心端内径的 50%（虽然这对血流动力学影响不大，但会影响移植物的远期通畅率）。

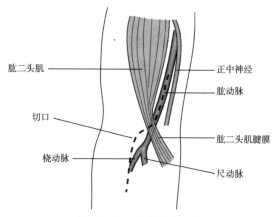

**图 12.15　肱动脉的显露**

- 理想的状况是至少有一条血管通达脚踝远端，如果这条血管是唯一的选择，但只要有广泛的侧支循环流出道也是足够有效的。多普勒超声有时可以发现远端通畅的主要血管，而往往造影却没发现可供远端吻合的明显的血管。

- 如果术前血管造影和多普勒超声无法明确远端流出道的情况，术中造影可以进一步明确。术中在处理其他部位之前，显露膝下段腘动脉，通过 21G 蝴蝶针在腘动脉注入 10~15mL 浓度为 50% 碘帕醇透视。如果腘动脉闭塞，就在可能吻合的部位显露远端的一条动脉，这条动脉可能有术前造影没有显示出来的流出道。如果没有合适的流出道，则患者不具备血管旁路移植的条件。

血管吻合的总体原则

- 取静脉移植物需要尽可能轻柔操作，尤其避免内膜损伤，否则会造成血栓风险。
  - 在分离时用束带或用血管钳提起属支、粘连的结缔组织或动脉外膜。
  - 血管获取后用生理盐水保持湿润或泡在生理盐水中。
  - 在吻合过程中，避免镊子钳夹血管，如需要钳夹血管时，尽量选择会被缝线缝入的部分，或者动脉的外膜。
- 避免动脉内斑块脱落或形成内膜片。
  - 切开动脉时去除或固定内膜片。
  - 尽可能保证缝合动脉时缝针由动脉内向动脉外进针，避免顶起斑块。

- 如果流入道在动脉分叉以下（在此平面以上，如果主动脉搏动减弱也需检查），吻合前需要检查流入道。检查时松开控制近心端血管钳 1~2s，在收缩压 >100mmHg 的情况下（可以让麻醉师协助提升血压），血流必须是搏动性的"可听到"的。如果不是，则需要在吻合前改善流入道（如近心端内膜切除、术中造影、移向更高的位置吻合，或者行近端移植物转流，向此处提供流入道）。

- 在确定移植物的长度之前，检查流出道的状况。切开动脉检查其内膜，通过肝素盐水冲洗管腔，通畅的管腔应该在注入 20mL 盐水时无显著压力。必要时可以术中造影，明确有无远端梗阻。如果流出道受限制，可以做内膜剥脱（注意不要留下漂浮的内膜片），可以扩大吻合口或绕过梗阻部位向远端搭桥。

- 避免移植物的牵拉和压迫。
  - 不能通过牵拉移植物来满足吻合，这种做法会使一端的吻合口撕脱或者压瘪管腔。
  - 当移植物需要跨过关节时，需要保留足够的长度。
  - 移植血管吻合后，检查有无压迫带或移植物成角（后者在皮下移植物向腘动脉搭桥过程中常见），松解所有可能压迫移植物的组织。

- 血管吻合后的创面缝合需要谨慎。
  - 良好的止血非常重要。如果在使用鱼精蛋白对抗肝素，反复止血后创面仍有渗血，可以放置负压引流过夜。这种情况在反复探查的腹股沟区域，有较多的锐性分离的情况下多见。
  - 暴露的人工移植物很容易感染，暴露的自体静脉很容易干燥并失去功能，因此需要保证移植物被皮肤和皮下组织良好的覆盖。
  - 避免用血管钳钳夹肢体远端的皮肤，这些皮肤往往脆弱、衰老，容易在缺血或在张力的作用下受损。如果术后出现肿胀，很容易发生伤口边缘的皮肤坏死，导致伤口裂开，应当努力避免这些损伤。

## 控制动脉

- 有适合各种尺寸的动脉钳 / 夹。根据动脉大小选用合适的动脉钳 / 夹。例如主动脉弯钳和有衬垫的 Forgarty 钳适合中动脉，而小的狗头夹、Heifitz 钳适合小动脉。注意不要夹得太紧以免损伤动脉壁（扣 2~3 齿通畅已经足够）。

- 避免夹破动脉斑块，虽然在动脉斑块环形生长时不可避免，但有时将钳子置于动脉后方，钳口前后钳夹斑块处动脉壁，可以避免夹破斑块。

- 硅胶带双重绕置动脉可以有效地控制小血管，这种措施造成的创伤小于钳夹。

- 动脉腔内阻断工具在动脉难以钳夹的情况下很有帮助。在大中动脉，Forgarty 球囊导管可以通过三通阀保持球囊扩张达到相同的效果。

- 如果没有严重的动脉钙化，止血带（120mmHg）置于肢体上段时可以有效控制出血。在难以找到管腔的动脉出血的处理中（例如腹股沟以下的假性动脉瘤），止血带有用。

**转流移植物的吻合**

常见的有"端端"和"端侧"两种吻合方式，可以依据移植物和动脉的情况选择。端侧吻合可能会有一些湍流，但在移植物和动脉尺寸不一致时，是很好的选择。

**端端吻合**

见图 12.16。

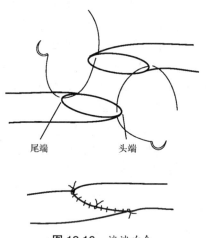

**图 12.16 端端吻合**

- 将动脉横断面做成斜切口。

- 将移植物断面修整至合适大小。不合适的内径会造成吻合后成角（内径稍小一些通常不会造成太大问题）

- 用带双针的普里灵（Prolene）缝线（见"血管缝合"，尺寸选择）将移植物的"足跟"端和动脉"足趾"端吻合，其中一枚针从内壁到外壁穿出移植物，另一枚针从内壁到外壁穿出动脉，然后打结。

用带皮头阻断钳阻断吻合口两端。**重复上述步骤，用一根新的双针线，吻合移植物"足趾"段和动脉"足跟"端。**

- 取一根针连续缝合直到一侧的中点，用皮钳控制不用的针，提起后可以调整血管和移植物的位置。从另一端取一枚针继续向中点缝合，打结，皮钳钳夹两枚针。

- 重复上述步骤缝合另一侧。

- 这种缝合有四个结固定，避免"荷包样"收线过紧导致的吻合口狭窄。

端侧吻合

见图 12.17。

- 在暴露的动脉壁中间做纵切口，长度约是移植物直径的 1.5 倍。

 - 移植物头端做一个略带弧形的罩形切面，使吻合口面积大于直线的斜行切口。

 - 用弯钳斜行夹住在人工移植物末端，用 11 号刀片沿弯钳凹面切断即可做成罩形切面。

 - 如果是自体静脉移植物，用 Potts 剪刀很容易做一纵向切口，匹配

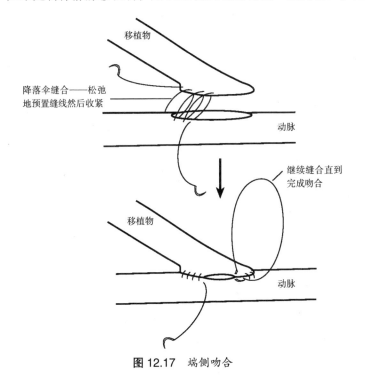

图 12.17  端侧吻合

动脉吻合口长度，修剪切口边角成小弧形，直到罩形切口的顶部和"趾"部。

- 一个方法是用一根双针普里灵线，把双针都由外壁到内壁从移植物罩形口跟端中线两侧穿出。皮头钳夹住其中一根线，另一根从自体动脉吻合口中线同侧，由内到外穿出，此时把收紧缝线。在移植物罩形口"跟"端和同侧自体动脉吻合口连续缝合三针，不收紧缝线，这样移植物和自体动脉保持着分离状态，此时术者视野清晰，可保证缝合位置正确。同法用另一头缝线缝合对侧吻合口，交替牵拉两头缝线和移植物以收紧"降落伞"样缝线，外翻缝合口边缘（静脉比人工血管容易）（图 12.17）。

- 皮钳夹住一根针，另一根继续沿动脉切口连续缝合。在缝到远端的时候（收紧缝线），可以根据情况修整移植物以适合于动脉吻合，在移植物头端放射状缝 3~5 针，保证与动脉切口远端相吻合，这样移植物的方向就和动脉切开的方向一致。如果有必要可以先不收紧这 5 针，调整后再收紧缝线。继续缝合到（译者注：接近同一边缘对侧"跟"端缝合过来的缝线）中线，然后用皮钳夹住针，用另一根针继续缝合另一边缘，完成吻合后打结，最后一针缝过中点，使结在吻合线上。

## 动脉补片

见图 12.18。

常见于局部内膜切除和取栓时纵行切开动脉，直接缝合动脉可能造成严重狭窄的状况。人工合成材料（例如 PTFE 或包被肝素的涤纶）和自体静脉都可以是补片的材料。自体静脉在获取时需要花费一些时间，但比较容易缝合，尤其是在缝合小血管和较薄的动脉壁（内膜剥脱术后）时有优势。自体静脉补片发生感染概率较低（尤其是在有溃疡的肢体）。在有条件的情况下，尤其在小动脉，例如腘动脉等，需要尽量使用静脉补片，以避免血栓形成。

- 如果使用静脉补片，需要内径至少 3mm 以上的浅静脉，并匹配动脉的长度。用 3/0 丝线结扎属支。沿纵轴剪开静脉，切除边角使之平滑呈突起的弧形，两端为锐角。

- 使用人工补片时将人工材料修剪到上述静脉补片的形状。

- 使用 Prolene 缝线或 PTFE 缝线（如果使用 PTFE 补片），一针由外向内穿过补片尖端。然后由内向外穿过动脉切口的一端。拉出缝线

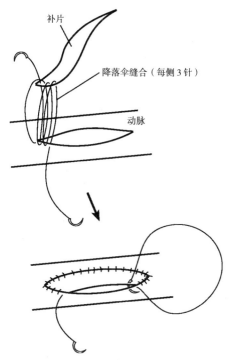

**图 12.18 补片缝合动脉切口**

使两端等长，皮钳夹住其中一根。在保证动脉和补片有间隙的情况下，连续缝合两针或以上，针脚沿尖端呈放射状，不收紧缝线。再用另一根针在对侧缝用相同方法三针，第一针由外向内穿过补片。

- 收紧"降落伞样"缝线，保证补片和动脉壁外翻。
- 继续绕补片连续缝合，在补片另一端缝 3~5 针放射状针脚。绕置对侧补片中点后，用另一根针完成吻合，打结。

吻合缝线

- 单股聚丙烯缝线可以很好地穿过组织，也可以在先不收紧缝线的情况下继续缝合，以提供一个良好的视野，最后再收紧缝线。
- PTFE 缝线被设计为具有堵住 PTFE 材料上针眼（有漏血可能）的能力，针和缝线直径一致（其他缝线的针比缝线略粗）。
- 大多数情况下使用圆针，但在难以穿透的钙化斑块，可以选择特殊设计的切口针。
- 缝线的尺寸选择与血管壁的厚度相关，参考如下。

- 主动脉用 2/0 或 3/0。
- 髂动脉用 3/0 或 4/0。
- 股动脉（视补片为人工材料或自体静脉）选择 4/0 或 5/0。
- 腹股沟以下的血管依据补片材料选择 5/0 或 6/0。

## 止血技巧

### 吻合口出血

缝合技巧不过关（针脚过粗或收线不紧）会导致出血。但有时即使仔细处理仍会因为动脉壁脆弱或钙化导致撕裂出血。下列技巧可能有帮助。

- 检查吻合口确定出血的来源：
  - 在缝线周围的出血（缝线未收紧）；
  - 如果针距过宽，则往往在表现为 1~2 个缝线周围的出血点；
  - 缝线边上的破洞往往为动脉撕裂所致。
- 尝试修复前首先重新夹住血管。
- 收线不紧时可以通过在一个点拉紧缝线，并在多处的线环上加缝一针，以收紧（图 12.19）或者重新缝合。
- 如果缝线上有单个点出血可以用 2/0 或 3/0 缝线做"Z"字缝合，穿过原缝线缝住出血点。
- 如果针眼出血，可采用以下方式止血。
  - 使用 3/0 的 Prolene 线穿过撕裂处，垂直原有缝线做"Z"字缝合（图 12.20）。

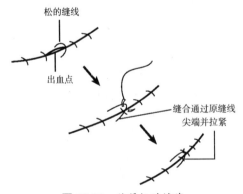

图 12.19　收紧松的缝线

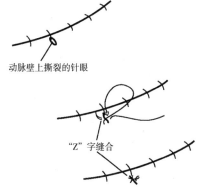

动脉壁上撕裂的针眼

"Z"字缝合

图 12.20 修复动脉壁撕裂的针眼

- 如果针眼持续出血，可以考虑重复"Z"形缝合，但缝合时需要在动脉壁上以 PTFE 薄片或一小片静脉加固。薄片 / 静脉在缝合后可以堵住出血点。

● 在主动脉部分置换的过程中，后壁的缝合检查起来很困难。可以稍稍翻转以提供有限的视野来检查后壁。有时有足够的空间来缝合移植物和主动脉的后壁。如果空间不够，可以尝试分离主动脉后壁（必要时断开腰动脉，但注意不要伤及血管吻合缝线），在吻合口周围包绕一圈 PTFE（0.5~1cm 宽），用 2/0 Prolene 线缝合（图 12.21）。有时这个方法无法处理后壁的出血点，吻合口需要拆开，重新用更紧密的缝合技巧吻合。

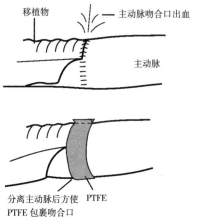

移植物 — 主动脉吻合口出血

主动脉

分离主动脉后方使 PTFE
PTFE 包裹吻合口

图 12.21 在主动脉置换的吻合口使用 PTFE 包裹止血

## 髂静脉出血的处理

- 髂静脉出血表现为术中盆腔暗红色血液涌出。

- 避免盲目钳夹，这会造成更多损伤。

- 通过纱布填压的同时应做以下措施。

  - 提醒麻醉师；

  - 寻求更好的协助；

  - 灯光和自动牵开装置；

  - 准备至少两个吸引器。

- 小心移开压迫的纱布并在有预置硅胶带的情况下阻断髂动脉，使用吸引器吸去血液。如果出血仍然很多，无法看清出血点，重新压迫。用两把持棉器同时压迫髂静脉上方或下方可能出血的部位，必要时可以同时压迫髂动脉。逐步移开压迫，如果出血未得到控制，重新压迫。

    注意吸引器在保持手术视野清晰的同时也造成患者大量失血！

- 如果仍然无法控制出血，断开髂动脉，暴露髂静脉——动脉修复较静脉容易。

- 发现出血点后用镊子夹起并用侧壁钳（如小的 Satinsky 钳）控制破口，用 5/0 或 6/0 的 Prolene 线缝合破口。如果只能看到破口的一端，在持棉器的协助下开始缝合破口，余下的视野会随着出血的减少而清晰，沿着持棉器压迫的方向探查破口。不要试图提起破口对侧的静脉壁，这样对关闭破口无益。

- 如果上述策略无效，纱布填塞盆腔控制出血，将患者送入 ICU 过夜，纠正大量输血引起的凝血功能障碍。次日在有经验的医师协助下修复静脉。这种做法很可能导致盆腔静脉血栓。

## 股静脉出血的处理

- 同样表现为大量暗红色血液涌出。

- 直接压迫。

- 通知麻醉师有失血，放置头低位，液体复苏。

- 处理原则同髂静脉出血，但入路较简单，必要时扩大切口充分暴露。

- 如果出血点无法明确，压迫出血区域的股总静脉，切开深筋膜，暴露出血点两端的更多静脉。

（穆尼热·约麦尔　周　斌　译）

# 第 13 章

# 腹主动脉外科

○ 腹主动脉瘤

○ 主 – 髂动脉闭塞性疾病

○ 主 – 髂动脉瘤与闭塞性疾病的外科治疗

○ 主动脉覆膜支架（主动脉瘤腔内修复术）

○ 选择性直筒型人工血管主动脉瘤修复术

○ 主 – 髂动脉人工血管旁路术

○ 破裂主动脉瘤开放修复术

○ 破裂主动脉瘤腔内修复术

○ 复杂性腔内解决方案

○ 主 – 双股动脉人工血管旁路术

○ 肾上主动脉瘤开放修复术

○ 肾上主动脉瘤开放修复术 + 内脏动脉重建术

○ 髂 – 股动脉人工血管旁路术

○ 髂动脉内膜剥脱术

○ 主动脉 – 肠瘘的治疗

○ 参考文献

# 腹主动脉瘤

## 背　景

- 肾下腹主动脉前后位直径 >3cm 被认定为动脉瘤样扩张。
- 绝大多数主动脉瘤呈梭形，位于肾动脉下方。
- 绝大多数动脉瘤在破裂前无症状，经常在不经意间被意外诊断发现。
- 超过 65 岁男性群体中，主动脉瘤发病率为 5%。
- 英国已对 65 岁以上男性群体进行腹部超声检查，以筛查腹主动脉瘤（NHS 腹主动脉瘤筛查项目，NHS Abdominal Aortic Areurysm Screening Programme，NAAASP）。

## 病因与自然病史

- 见第 1 章。

## 管　理

- 通过戒烟、控制高血压及药物控制动脉粥样硬化的其他危险因素，优化内科管理。
- 定期超声随访，监测瘤体变化。
- 适时外科干预，择优选择腔内或开放手术。

## 择期手术

- 目的是预防破裂。
- 最常用术式是腔内修复术，围手术期死亡率低（<2%）[1]，术后恢复快，但是必须长期随访监测。移植物耐久性超过 10 年，但是使用腔内技术进行主动脉再干预并不少见。
- 开放手术适用于不适合主动脉腔内修复（Endovascular aorticrepaire，EVAR）或拒绝 EVAR 的患者。该术式疗效确切，再次干预率低，尤其适用于年轻的合适患者。围手术期死亡率 5%。
- 动脉瘤前后径 <5.5cm，破裂风险低[2]，建议随访。
- 直径达到 5.5cm，腹主动脉瘤（abdominal aortic aneurysms，AAA）年破裂风险 5%；随瘤体增大，破裂风险呈指数级别增加。
- 手术方案的选择是根据瘤体破裂风险与患者全身状况两者之间的平衡。原则上，AAA>5.5cm 应该手术治疗，除非预估患者寿命不超过一年或手术死亡率高[3]。

动脉瘤影像学

- 超声是最精确的、用来测量动脉瘤前后径的成像工具。
- 计算机断层扫描血管造影术（computerized tomography angiography，CTA）能精确显示动脉瘤形态及其与主动脉分支的关系，以及其他腹部血管情况。
- CTA 对制定血管腔内修复方案是必不可少的。
- CT 也能同时显示腹腔内其他病变。
- CTA 评估的动脉瘤大小可能比真实尺寸高出 5%。

临床评估

- 病史应该包含动脉疾病危险因素、其他并存的动脉疾病、呼吸功能异常、用药情况及手术史。
- 体格检查的目的是明确是否有心肺疾患。
- 触诊到动脉瘤要评估其是否有压痛。
- 应评估双侧股总动脉、腘动脉搏动是否存在及可能并存的动脉瘤样扩张性病变。

预估手术风险

- 高龄、心脏病、肾功能不全、呼吸功能异常是不良事件主要危险因素。这些危险因素可以通过评分系统进行分层评估。
- 最常见的围手术期死亡原因是心肌梗死（myocardial infarction，MI）及多器官功能衰竭。
- Glasgow 动脉瘤评分（框表 13.1），V-Possum（框表 13.2）及 APACHE–Ⅱ（框表 13.3）评分系统对预测择期的开放手术及急诊手术死亡率有价值；上述评分系统较少应用于腔内动脉瘤修复术的围手术期死亡预估，因其围手术期死亡率低。
- 有诱导性心肌缺血证据的患者，应该考虑术前进行规范的心脏评估（见第 7 章）。

术式的选择

- 腔内修复术是在主动脉、髂动脉腔内植入支架移植物，使 AAA 与循环系统隔绝开来。也可以用分叉型或直筒型人工血管行开放腹主动脉瘤修复术。

框表 13.1　　　Glasgow 动脉瘤评分

使用以下公式计算

风险值≈实际年龄 + 下列分值

·休克 17 分；

·心肌疾病 7 分；

·脑血管病 10 分；

·肾病 14 分；

注：

·心肌疾病指以往确认的心肌缺血（Myocardial infarction，MI）或正在发作的心绞痛，或两者都有；

·脑血管病指各种级别的中风，包括短暂性脑缺血发作（Transient cerebral ischemia，TIA）；

·肾病界定为本次手术前血清尿素氮 >20mmol/L，血清肌酐水平 >150mmol/L，有慢性或急性肾衰竭病史，或以上几项有一项或多项；

·总风险分值 >77 分，择期手术患者有较高死亡率[1]。

引 自 Samy AK, Murray G, MacBain G. Glasgow Aneurysm Score. Cardiovascular Suryery, 1994, Volumn 2. Issue 1: 4–44. Copyrigh © 1994.

框表 13.2　　评估死亡率和发病率的（血管）生理和手术严重程度评分
（V–POSSUM）

| 生理学评分 | 手术评分 |
| --- | --- |
| 年龄 | 手术级别 |
| 心脏症候群 | 手术的次数 |
| 呼吸症候群 | 总的失血量 |
| 收缩压 | 腹腔感染 |
| 脉搏 | 合并恶性肿瘤 |
| Glasgow 昏迷评分（GCS） | 手术时间 |
| 血清尿素氮 | |
| 血清钠 | |
| 血清钾 | |
| 血红蛋白 | |
| 白细胞计数（WBC） | |
| 心电图表现 | |

引自 Prytherch, D. R. et al. British Journal of Surgery. Portsmouth POSSUM models for abdominal aortic aneurysm surgery, 2001, 88（7）：958–963. Copyright © 2001 British Journal of Surgery Society Ltd.

- 腔镜（有 / 无手辅助）外科修复动脉瘤技术（当前仅在几个中心开展，处于注册试验阶段）。

- 外科修复的精准度取决于动脉瘤累及范围及形态。术式选择取决于 AAA 形态、合并症，经治医师的经验及患者选择。

**框表 13.3** 急性生理与慢性健康评分 (Acute physiology and chronic health evaluation, APACHE)

APACHE 分值 ≈ 生理学分值 +GCS 分值 + 年龄分值 + 慢性健康分值

| 生理分值 | 慢性健康分值 |
|---|---|
| 体温 | 肝硬化 |
| 血压 | 心绞痛 |
| 心率 | 慢性呼吸道疾病 |
| 呼吸频率 | 肾衰竭 |
| 氧分压 | 免疫功能紊乱 |
| 酸碱度 | |
| 血清钠 | |
| 血清钾 | |
| 肌酐 | |
| 血细胞比容 | |
| 白细胞计数 | |

引自: Knaus et al. 'APACHE II: A severity of disease Classification system'. Critical care Medicine, 1985, 13 (10): 818–829. The Williams and Wilkins Co. Copyright © 1985

（戴贻权　郭平凡　译）

## 主 – 髂动脉闭塞性疾病

- 严重狭窄（直径减少 >50%）最常发生在髂动脉。

- 累及主动脉，特别是在肾周或肾下腹主动脉。

- 可以合并与主动脉疾病相关的严重肾缺血。

- 男性患者可能合并勃起功能障碍。

- 在进行下肢远端血运重建之前，必须先处理主 – 髂动脉阻塞。

- 本病主要病因是动脉粥样硬化，少数病因是：

  - 放疗后局部进展性动脉粥样硬化。

  - 肌纤维发育不良症。

  - 大动脉炎。

### 影像学

- 动脉多普勒检查（准确性受钙化、肥胖、腹胀影响）。

- 经股血管造影（tansfermoral angiography，TFA）：假如髂动脉系统严重病变或阻塞，经股动脉造影可能无法实施；造影可以与血管成形术 / 支架植入术同期进行。

- CTA：需要大量造影剂，肾功能不全者慎用。

- MR 血管造影：若主动脉或髂动脉原位有支架，图像可能不清晰。

治疗选择

- 球囊成形术 / 支架植入术。
- 主－股动脉人工血管旁路术。
- 髂－股动脉人工血管旁路术。
- 股－股动脉人工血管转流术（见第 19 章）。
- 球囊成形术加股－股动脉人工血管转流术（见第 19 章）。
- 腋－股动脉人工血管旁路术（见第 19 章）。

（陈宏宇　郭平凡　译）

## 主－髂动脉瘤与闭塞性疾病的外科治疗

　　血管腔内治疗的发展，给主－髂动脉患者带来了更多的治疗选择。治疗选择取决于患者因素、病灶形态学、预期寿命及患者自身意愿。术前检查对所有患者是一样的，目的是协助制定治疗方案及风险评估。

术前检查（择期手术）

- 近期 CTA（从主动脉弓到腹股沟）用于评价 AAA 大小及形态学、血管入路、排除伴随病变、其他部位动脉瘤等。
- 全血细胞计数（full blood count，FBC）。
- 尿素氮与电解质（urea and electrolytes，U&E）。
- 出凝血时间。
- 血型检查及备血。
- 心电图。
- 胸部 X 线检查（如果没有做胸部断层扫描）
- 肺功能检查。
- 心脏超声检查，可被动力学测试所取代，如动态心肺负荷超声或心肺运动测试（cardiopulmonary exercise testing，CPET）。

主要手术风险

血管腔内手术

- 与大剂量造影剂相关的肾衰竭。
- 出血：钙化动脉段置入动脉鞘可能引起鞘周边严重出血。

- 感染：腹股沟区感染非常麻烦，往往导致延迟出院。正确的外科止血，少用异体止血材料有助于减少感染发生。
- 血清肿：一般无法避免，是反复腹股沟区分离的良性并发症。

开放手术

- 心肌缺血：与主动脉阻断有关。
- 肾衰竭，甚至肾下主动脉阻断都可能影响肾脏血流，引起一过性或永久性肾脏损害。
- 吻合口出血：局部行内膜剥脱，更容易发生。
- 输尿管损伤：输尿管跨越髂动脉分叉处，要特别小心地分离髂内动脉（internal iliac artery，IIA）及髂外动脉（external iliac artery，EIA）。
- 感染：尽管移植物感染罕见，一旦发生则是灾难性的。

手术细节

　　见本章相关内容。

术后第一个 24 小时密切监测潜在的并发症

- 心肌缺血（MI）。
  - 心电图：观察心肌缺血及心律失常。
  - 平均动脉压（mean arterial pressure，MAP）低而中心静脉压高。
  - 血清肌钙蛋白升高。
- 呼吸系统受损（肺萎陷、肺不张、感染、心力衰竭）
  - 呼吸频率增快。
  - 血氧饱和度降低。
- 肾衰竭（急性肾小管坏死、造影剂诱发的肾病、肾动脉栓塞）
  - 尿量减少。
  - 血清肌酐升高。
- 腹腔内并发症（出血、肠梗阻、肠系膜缺血）
  - 腹胀。
  - 呕吐。
  - 直肠出血。
  - 腹腔筋膜室综合征（膀胱内压力 >25mm Hg）。
- 腿部并发症（缺血、筋膜室综合征、脊髓损伤）

- 脉搏。
- 皮肤色泽，温度。
- 肌肉挤压痛。
- 下肢神经功能受损。

术后早期并发症的管理

- 腿部缺血：取栓。
- 腿部筋膜室综合征：筋膜室切开。
- 腹腔间隔室综合征：腹腔镜探查。
- 出血：纠正凝血异常，必要时再次探查。
- 肾衰竭：确保合适灌注，可能需要血滤。
- 心肌缺血：按急性冠脉综合征方案处理（完全不考虑溶栓）。
- 呼吸衰竭：吸氧、生理支持、抗生素，必要时可采用机械通气。
- 肠缺血：轻度（保守处理）；重度（可能需要 Hart-mann 手术）。
- 截瘫：罕见（<0.7% 的病例），早期处置可能恢复，提高 MAP ± 脑脊液引流，利用 MRI 进行确诊。

术后 24 小时管理

- 血管腔内手术
  - 多普勒超声检查以确认完全无内漏。
  - 出院。
- 开放手术
  - 连续硬膜外麻醉到术后 3d。
  - 2~3d 后恢复饮食（肛门排气后）。
  - 活动。
  - 3 天以后，自觉舒适，即可出院。

远期并发症

- 了解外科修复后瘤体是否扩大。
- 移植物感染。
- 吻合口（开放手术）、腹股沟区入路口（EVAR）假性动脉瘤形成。
- 主动脉 - 肠瘘（开放手术）可致灾难性胃肠道（gastro-intestinal，GI）出血（死亡率 >80%）。

● 内漏、支架移位、主动脉破裂（可通过血管腔内动脉瘤修复术处理）。

（庄　晖　郭平凡　译）

## 主动脉覆膜支架（主动脉瘤腔内修复术）

手术操作分类代码　27.1

### 适应证

● 肾下腹主动脉瘤 ± 髂总动脉瘤。

● 主动脉瘤 >5.5cm（最大前后径）。

● 髂动脉瘤 >4cm（干预阈值存在争议）。

● 动脉瘤形态满足血管腔内动脉瘤修复术要求。

### EVAR 的适用范围与评估

● EVAR 对象是主动脉瘤、主 – 髂动脉瘤或髂动脉瘤。

● EVAR 前应通过 CTA 进行评估。

● 并非所有动脉瘤都适合 EVAR 治疗，按照器械的使用说明书（instructions for use，IFU），大约 30% 患者不适宜常规 EVAR；尽管许多中心目前开展的超适应证 EVAR 手术或许最终是可行的，但仍需权衡利弊关系。

● 目前有多个品牌的 EVAR 器具供临床医师选用，各品牌器具独特的亮点 / 精细的 IFU。

● 原则上，EVAR 必须满足下列条件：
  • 近端主动脉瘤颈（长度 >10mm，最大直径 <30mm，成角 <60°）。
  • 远端髂动脉锚定区（长度 >10mm，最大径 <24mm）。
  • 适宜的髂动脉入路（直径 >8mm）。

● 超适应证开展 EVAR，一定要评估隔绝质量及持久性。

● 更前沿的血管腔内处置方案见后面章节（见复杂性血管腔内处置）。

### 术前准备

要详细评估动脉瘤形态，预订适合尺寸的器具，应确保所需的材料到位。

### 麻醉、手术准备与消毒铺巾

● EVAR 应该在具备层流标准的手术室进行，理想条件是"杂交手术室"，即配备固定成像系统的开放手术室。

- 若没有杂交手术室，手术也可以在配备移动 C 臂成像转换器（image intensifer, Ⅱ）的手术室进行。
- 手术麻醉可选择局部、区域神经阻滞或全身麻醉。
- 患者平卧在 X 线的手术床上，手术单覆盖范围应超过足够的无菌区域，方便长导丝（200 cm）及各种器具引入。
- 有创动脉血压监测是必需的。
- 由手术团队决定是否留置导尿管。

分叉型支架移植物的手术过程

见图 13.1。

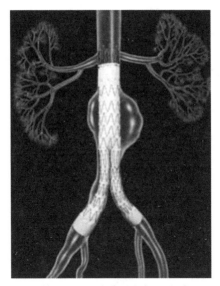

**图 13.1** 主动脉覆膜支架释放到位

- 在双侧腹股沟处显露 CFA 并分别安置控制带（有经验团队可使用 Preclose 血管缝合器，采取完全经皮方法建立入路）。
- 全身应用肝素 5000U。
- 分别于双侧腹股沟处穿刺双侧 CFAs，置入（7~8Fr）血管鞘。
- 经手术主要操作侧的 CFA（通常是右侧），在超硬导丝的引导下，将导管送至升主动脉或降主动脉的近端。

- 猪尾造影导管从对侧（左侧）股总动脉引至 L1 水平。

- 以肝素盐水冲洗主体支架，在 X 光下，调节短臂朝向（看清标志朝向），沿超硬导丝把主体器具送入，主体近端标志定位于 L1 下方。

- 进行血管造影显示肾动脉到髂内动脉开口位置（确定肾动脉位置，确保支架释放后不会覆盖同侧髂内动脉）。

- C 臂 – 尾角度调到合理位置，放大造影，锁定手术床及 C 臂，通过骨性标志或在屏幕上标出肾动脉开口位置。

- 缓缓释放主体，主体近心端带膜缘紧贴肾动脉开口下缘。以导引导管交换出猪尾管，以利于将导丝选入对侧支，这个过程可能用到头端形态不同的导引导管及泰尔茂亲水导丝。

- 要确认对侧支选穿成功，可以通过手推造影或支架内顺应性球囊充盈后形态学加以证实。经短腿把超硬导丝送到位。

- 调整 C 壁位置，展示髂动脉分叉位置（尾 – 头侧倾斜及向对侧倾斜），通过血管鞘，逆向手推造影剂，以显示髂内动脉开口。释放对侧髂支延长段要遵照相关 IFU，保证适度重叠（通常要 >2cm）。

- 同上，把对侧腿完全释放出。

- 近远端的锚定区及支架的连接处，应使用顺应性球囊扩张保证密合，以确保支架完全在位。

- 操作结束前，要做一个检测式造影，确认没有 Ⅰ、Ⅲ 型内漏——最好是后撤硬导丝以后造影。

- Ⅱ 型内漏可以接受，往往可以自发性血栓形成而消失，属良性内漏。

- 任何 Ⅰ 型内漏要立即处置，处理方式包括球囊扩张，近心端（主动脉支架延长段，Cuff）或远心端加用支架延长段（接腿延长段），若是近心端贴壁不良，可选用球扩式裸支架（Palmaz）。

- 从腹股沟区撤出血管鞘，无创性阻断钳控制出血（假如经皮入路，使用动脉缝合器缝合）。以 5/0 Prolene 线缝合动脉切口，要确保无内膜夹层。

- 检查足部，确认有良好的远端动脉灌注。

术后管理

- 恢复期患者必须密切监护。如果没有特别不适，没有必要特护，患者可以转入普通病房。

- 术后第一个夜间，常规患者可以解除监护，撤除各种导管并鼓励患者活动。
- 出院前，相当于术后 24~48h，建议多普勒彩超或 CTA 复查。

随访

- EVAR 术后必须随访。
- 监测动脉瘤大小变化，是否存在移植物移位、有无明显内漏（Ⅰ型或Ⅲ型）是非常重要的（表 13.1）。

表 13.1　EVAR 内漏分型

| Ⅰ型 | 近端锚定密封区漏（Ⅰa型）或远端锚定密封区漏（Ⅰb型） |
| --- | --- |
| Ⅱ型 | 瘤腔内自体血管反流漏，如腰动脉、肠系膜下动脉 |
| Ⅲ型 | 移植物模块间漏 |
| Ⅳ型 | 移植物材质（孔）漏 |
| Ⅴ型 | 内张力（脉压传导） |

IMA：肠系膜下动脉。Ⅰ、Ⅲ型内漏有准确需要再干预，Ⅱ型内漏一般为良性过程，但导致瘤腔增大时，需要处理。Ⅳ型内漏一般临床观察可自愈

经许可引自 Stavropoulos SW, Charagundla SR. Imaging techniques for detection and management of endoleaks after endovascular aortic aneurysm repair. Radiology, 2007, 243（3）: 641–655. Copyright © RSNA 2007.

- 目前尚无最好的随访监测方法。
- 在有经验的单位，多普勒超声随访安全、可靠、经济有效。
- 对没有建立多普勒超声随访的单位，可以继续在术后 1 个月、3 个月、6 个月进行 CT 影像复查，以后每年复查一次。
- 发现内漏，绝大多数可以通过再次腔内干预而纠正。

（戴贻权　郭平凡　译）

## 选择性直筒型人工血管主动脉瘤修复术

手术操作分类代码　L19.4

适应证

动脉瘤局限于主动脉而没有累及髂动脉，且其瘤体大小处于破裂或栓塞风险大于手术本身风险的患者。

麻醉、手术准备与消毒铺巾

- 全身麻醉，可联合使用硬膜外麻醉。
- 建立动脉通路，中心静脉通路及外周静脉通路用于监测、输液及给药。
- 留置导尿，与集尿袋相接，记录尿量。
- 备皮范围：从乳头至大腿中段，方便腹部切口延长及显示股动脉。
- 使用碘附或洗必素消毒皮肤。
- 使用广谱预防性抗生素。
- 鼻胃管不是常规使用。

手术切口与入路

- 经腹切口（纵切或横切口）入路

    **或者**

- 经腹膜后入路（斜形切口；见第 12 章）

手术步骤

1. 显露动脉瘤瘤颈，通常位于肾动脉开口下方（见第 12 章）。分离双侧髂总动脉开口，以便放置直角阻断钳。分离过程中，有可能伤及髂总静脉。

2. 阻断前 2 分钟，静脉推注肝素（70U/kg），以便其进入循环系统。

3. 髂总动脉开口用 DeBakey 钳或 Fogarty 导管进行阻断。

4. 右手向下牵拉动脉瘤，应用主动脉阻断钳控制主动脉瘤颈。动脉瘤搏动消失提示阻断完全。

5. 若瘤体前壁发现肠系膜下动脉，用 3/0 Prolene 线缝扎。

6. 用 11 号刀片及 Mayo 剪刀纵行打开动脉瘤前壁。取出占据瘤腔内的机化血栓。瘤腔内安置自动牵开器（Norfolk 或 Norwich）以显示内部瘤壁。

7. 吸出瘤腔内血液及血栓，并用纱面擦拭干净。

8. 以 3/0 Prolene 缝线缝扎腰动脉开口，快速控制腰动脉反流血。

9. 把瘤壁切口延及瘤体上缘，距阻断钳 1cm 左右分别向两侧延长，充分显示准备缝合区域的瘤颈，同法显示远端吻合口区域的髂动脉开口（图 13.2）。

10. 视瘤颈大小，选择直筒型人工血管（通常选 Dacron<sup>®</sup>，18~24mm）。

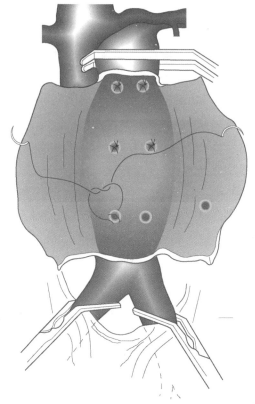

**图 13.2** 打开主动脉瘤腔显露主动脉瘤颈及主动脉分叉部用于吻合

11. 缝合近心端吻合口前，以湿纱布覆盖远心端阻断钳，以免缝合过程缝线被挂住。

12. 使用完整的 2/0 或 3/0 带双头圆针的 Prolene 缝线（最好长度 120cm）。第一针从人工血管的后壁中央，由外壁进针，将缝线长度 1/2 穿过人工血管，缝针从头侧垂直进针、从尾侧垂直出针，这样可以把主动脉壁从瘤颈的后壁中线向上牵拉，此处通常有比较好的支撑力（图 13.3）。

13. 使用降落伞技术（parachute technique）连续缝合吻合口后壁，最后一起收紧缝线；分别从吻合口两侧，连续缝合，最终两条缝线会师于吻合口前壁中央。最后一针要倒针缝，使结打在吻合口上。

14. 钳夹人工血管，松开近心侧阻断钳，检查吻合口的牢固性。明

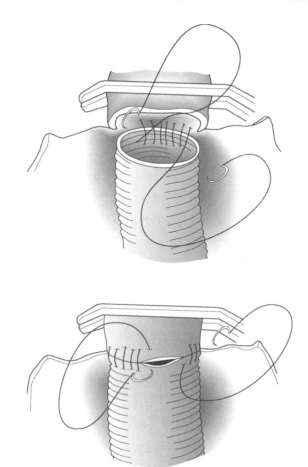

**图 13.3** 嵌入式主动脉人工血管吻合

显出血点要再阻断后修补。

15. 以适度拉力把人工血管牵拉至髂动脉开口，剪断多余部分人工血管。

16. 肝素盐水冲洗髂动脉开口及人工血管，冲洗出可能存在的血栓或碎屑。

17. 人工血管远端与髂总动脉开口吻合，应用 3/0 Prolene 缝线，后壁用"降落伞"技术，最后结打在吻合口前壁，如同近端吻合口一样。打结前用肝素盐水冲洗人工血管及吻合口远端的髂动脉开口。

18. 即将阻断钳松开前提醒麻醉师。

19. 松开一侧髂动脉阻断钳，检查吻合口牢固性。

20. 序贯恢复肢体灌注，压迫股动脉，松开髂动脉阻断钳，再松开主动脉阻断钳。这样处理的目的是让动脉碎屑漂到髂内动脉。相比于碎屑漂到股动脉，其进入髂内动脉所引起的损害小些。约 15s 后，松开腹股沟压迫。若下肢灌注满意，血压可能中度下降，呼气 $CO_2$ 含量增加。待麻醉师把收缩压提升到 100mmHg 以上，同法开放对侧肢体血流。

21. 若止血满意，用 2/0 薇乔连续关闭主动脉瘤腔，后腹膜覆盖人工血管，确保完全覆盖。关腹用 0 号尼龙线连续缝合关闭（若是横切口或斜切口，要逐层关闭），用单乔线皮内缝合关闭皮肤。

22. 手术结束撤掉铺巾前，检查足部缺血体征。若足部发冷，花斑或苍白，无脉搏（特别两侧有明显不同），要考虑接着做股动脉切开取栓（见第 14 章），取出主动脉瘤腔内容物脱落的碎屑。

（吴　捷　蔡方刚　译）

## 主 – 髂动脉人工血管旁路术

手术操作分类代码　L19.6

### 适应证

主动脉瘤累及双侧髂总动脉或伴随髂总动脉瘤，人工血管向下延及髂总动脉分叉部，或髂外动脉。

与直筒型人工血管旁路术相比，主 – 髂动脉人工血管旁路术的主动脉阻断时间较长。在特定患者中，因年龄或并发其他疾病的原因，医生更愿意选择短时间阻断主动脉，在预期寿命有限或者髂动脉瘤生长缓慢的患者中，小髂总动脉瘤（<3cm）可以不处理或将瘤样扩张的髂总动脉瘤颈直接与主动脉直筒型人工血管吻合。髂动脉瘤如果没有治疗，以后可以选择腔内修复。

### 麻醉、准备、消毒铺巾

- 全身麻醉联合椎管麻醉。
- 仰卧位。
- 导尿。
- 充分暴露，备皮。消毒范围上达剑突，下至耻骨联合，考虑手术要延及腹股沟，双侧腹股沟区域要同时消毒。

- 上述范围要铺巾，透明手术薄膜固定，防止手术巾移位。

切口与入路

经腹部切口入路可以显露肾下腹主动脉至髂外动脉。最好的入路是经腹正中切口入路，但对矮胖体型者，经脐下横切口入路也能显露良好（见第12章）。

手术步骤

见图 13.4。

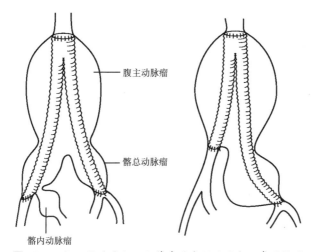

图 13.4 主－髂动脉人工血管旁路术远端吻合口常见位置

1. 分离主动脉瘤瘤颈（见第12章）。

2. 分离髂外动脉，放置牵引带，最好是紧贴髂动脉开口分离（如果远端吻合口要在髂动脉分叉处），但遇到局部致密粘连（如炎性AAA）或大髂总动脉瘤，则尽可能贴近腹股沟韧带分离髂外动脉。

3. 若计划吻合口做在髂动脉分叉处，提起髂外动脉牵引带显露髂内动脉开口并置吊带。若存在髂内动脉瘤，可能不得不考虑旷置该动脉瘤。若双侧髂内动脉存在瘤样扩张，最好的办法是保留扩张较小侧髂内动脉，确保盆腔有良好的血液灌注。若一侧髂内动脉瘤旷置，应沿着该动脉瘤向盆腔侧分离，找到粗大分支并置牵引带。髂静脉可能与髂动脉分叉部粘连，分离时要加倍小心。

4. 静脉注射肝素（70U/kg）。

5. 髂外动脉及髂内动脉分别阻断（若没有分离髂动脉分叉处，阻断瘤样扩张的髂总动脉）。

6. 紧贴最低肾动脉下缘放置主动脉瘤颈阻断钳，若肾动脉与动脉瘤间没有合适空间，阻断钳只好移到肾上水平主动脉。近心端吻合口缝合要尽可能快。

7. 纵行切开瘤壁；清除新鲜血凝块及附壁血栓以显示腰动脉开口（后壁）及肠系膜下动脉开口（前壁），若有反流血，2/0 Prolene 线缝扎。

8. 生理盐水冲洗瘤颈末端，依此处主动脉大小选择主 – 双髂动脉人工血管型号（髂支型号大小不重要），人工血管主体部分修剪到长度 2~3cm 就够。

9. 人工血管与主动脉吻合，从后壁正中线开始，两侧的头三针用"降落伞"技术缝合，缝线选择 2/0 或 3/0 Prolene（最好 120cm 长）。人工血管吻合口部分位于主动脉瘤颈内（嵌入式技术）。

10. 紧贴吻合口下缘用手或钳阻断人工血管，告知麻醉师，松开吻合口上方阻断钳检查吻合口完整性，可以有些出血。吻合口前后壁都应检查。

11. 重新放置近心端吻合口阻断钳，若是肾上阻断，应移到吻合口远心侧 2~3cm 处的人工血管。

12. 必要时移动撑开器，显示一侧髂动脉。

假如计划吻合到髂动脉分叉处

13a. 纵行切开髂总动脉，切口延长到髂外动脉起始段的 0.5cm 处。右侧髂总动脉前壁均可纵切，但左侧髂总动脉前壁有与性高潮相关的神经跨过，必须予保护。尽可能不去分离该区域，或仅切开髂总动脉远端或髂外动脉起始段的 0.5cm 长度。

14a. 沿着瘤腔把人工血管向下拉，使用适当的张力将对应的人工血管髂支牵引至髂总动脉分叉处，斜形剪断人工血管，使得人工血管较短的后壁可以抵到髂内动脉和髂外动脉开口处环形的吻合基线，斜形切口的边缘长度应该与吻合基线相匹配（图 13.5）。

15a. 远端吻合口用 3/0 或 4/0 Prolene 缝线，利用"降落伞技术"，从后壁正中线开始缝合，使得人工血管嵌入到远端血管内。

16a. 缝合完成，依次解除髂内动脉及髂外动脉阻断钳，通过反流

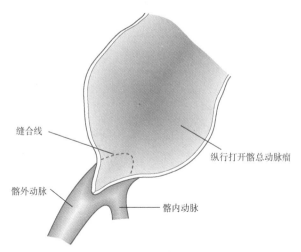

缝合线

纵行打开髂总动脉瘤

髂外动脉

髂内动脉

**图 13.5**　髂总动脉分叉部吻合区域准备

血判断吻合口的牢靠程度。

17a. 髂动脉吻合口完成后，嘱助手压迫同侧股总动脉，取另一把阻断钳，紧贴对侧人工血管髂支开口夹住，然后松开主动脉侧阻断钳，先恢复髂内动脉循环，让残留的碎屑顺血流进入髂内动脉，15s 后解除股动脉压迫。

假如计划把吻合口做在髂外动脉

13b. 在髂外动脉准备进行吻合的部位两侧用阻断带悬吊，间隔约2cm，带子用阻断钳夹紧。

14b. 纵行切开髂外动脉前壁，长度大约 1.25cm，使用生理盐水冲洗内部的血凝块或松动的碎屑。

15b. 把人工血管髂支修剪到合适的长度，经后腹膜，把对应人工血管髂支沿髂血管前方牵至髂外动脉吻合口处，保持合适张力，将人工血管末端斜形修剪，使之与髂外动脉切口相匹配，以 3/0 或 4/0 Prolene 线进行端 – 侧吻合。

16b. 吻合口髂外动脉侧近心端结扎。紧贴对侧人工血管髂支开口阻断钳夹住，松开主动脉阻断钳。另一种方法是人工血管髂支与髂外动脉作端端吻合。若髂内动脉瘤样扩张，一般情况是要旷置。若瘤体小，可以直接缝扎瘤体流入道；若瘤体较大，瘤壁上的分支动脉要紧贴瘤壁结扎或从瘤腔内缝扎分支动脉开口（图 13.6）。

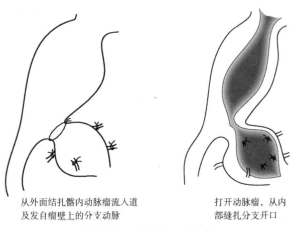

从外面结扎髂内动脉瘤流入道　　　　　　打开动脉瘤，从内
及发自瘤壁上的分支动脉　　　　　　　　部缝扎分支开口

**图 13.6　处理髂内动脉瘤**

最后步骤

18. 同法处理另一侧人工血管髂支与髂动脉。若髂总动脉正常，该侧人工血管髂支以嵌入式方法与髂总动脉开口缝合，缝线选择 3/0 或 4/0 Prolene。这种情况下先进行该侧吻合，操作快，主动脉可以更早开放。偶尔遇到髂总动脉分叉部呈大喇叭型或有病变，髂内动脉应切断，另取一段人工血管与其端端吻合，再把髂内动脉作为分支动脉与同侧人工血管进行吻合。

19. 血管重建完成后，检查无出血，取 2/0 薇乔缝合瘤壁以包埋人工血管，通过 2/0 薇乔致密关闭后腹膜以完全隔开人工血管。常规关闭腹壁切口。

（戴贻权　郭平凡　译）

## 破裂主动脉瘤开放修复术

手术操作分类代码　L18.4，动脉支架；L18.6，分支支架

适应证

根据临床表现或影像学检查确诊的破裂性腹主动脉瘤患者，这些患者通过手术可获得良好的预期寿命，并强烈要求外科手术治疗。

● 临床表现与体征：急性低血压发作（"晕厥"、虚脱或意识丧失），伴有腰背部疼痛，有时伴中下腹疼痛。患者的血压和意识水平逐渐改善，但血压一般无法恢复到平时水平（患者平时有高血压）。体

格检查时，可触及腹部搏动性肿块。如果没有发现搏动性肿块，超声通常是确诊 AAA 的最快方法（但不能证实其是否破裂）。

- 如果患者临床表现不太明确，而且全身情况尚平稳，CTA 可确认 / 排除破裂。CT 平扫可支持 AAA 破裂的诊断，其表现为主动脉周围的血肿和渗出，但这并不能确诊。CTA 诊断对血管腔内修复至关重要，在最近开展的 IMPROVE 临床试验中，开放手术修复组超过 90% 的患者常规进行 CTA 检查。

- AAA 破裂导致低血压而持续意识丧失的患者急诊手术术后可能的最佳结果是植物人状态，理当给予保守处理。

备选方案

- 在一些富有经验并有充足移植物库存的中心，可选择血管腔内主动脉支架植入术作为部分破裂 AAA 患者的急诊手术方式，这些患者通常病情相对稳定，允许进行主动脉 CTA 检查，并且具有良好的解剖结构（例如：良好的髂动脉入路和足够长的肾下瘤颈等）。

- 对失去手术抢救机会或不愿接受手术的患者，应采取保守治疗。通常患者在 12h 内死亡。少数情况下，AAA 破裂血肿局限后病情趋于稳定，患者通常无症状，不需要入院治疗。然而，病情持续进展，可能突然恶化，并死于破裂。

术前检查

- 急查血常规、尿常规、电解质、凝血酶原时间和交叉配血，备血 8 单位。但在检验结果出来之前不要延迟将患者转送至手术室。

- 患者出现虚脱、背部疼痛和呕吐（AAA 破裂的患者不常见）等，应进行血清淀粉酶检测以排除胰腺炎。

- 常规心电图检查排除心肌梗死。

麻醉、准备、消毒铺巾

- 患者仰卧位。

- 建立中心和外周血管通路，腹部和腹股沟区备皮，置入导尿管。患者准备完善，消毒、铺巾，准备切皮时才开始麻醉。腹部肌肉的松弛可能会抵消其对主动脉的填塞压迫作用，而增加出血，因此麻醉时机选择得当，出血可以减少到最少。

- 腹部消毒范围上至剑突平面，下至耻骨联合，包括双侧腹股沟区。

铺巾并暴露上述区域，大的手术自粘性薄膜将手术巾固定在耻骨联合和腹股沟区。

- 预防性使用广谱抗生素。
- 气管内全麻，不加硬膜外阻滞麻醉。

切口和入路

- 目的是必须尽快建立显示主动脉瘤颈的入路，阻断钳控制出血，同时不对临近的结构造成严重损伤。控制出血后可以放慢手术速度至正常水平。从耻骨联合正上方至剑突平面做一个正中切口，为了加快手术速度用刀片替代剪刀，但是要尽量小心避开粘连的肠管。

手术步骤

1. 将小肠推到中线右侧，显露主动脉，根据主动脉周围膨隆的血肿证实 AAA 破裂的诊断（动脉瘤向前破裂进入游离腹腔的患者送至手术台之前，几乎都死亡，除非破裂在送达手术室后发生）。

2. 血肿可能混淆正常解剖关系；如果肾下腹主动脉瘤破裂，要先尝试找到十二指肠的第 4 段，因为该解剖平面是放置主动脉阻断钳的位置。沿十二指肠第 4 段锐性分离后腹膜，顺其下缘向右侧延长以便能接触到其下方的主动脉，在该位置用剪刀向深面分离，遇瘤样扩张的主动脉，沿其瘤壁向上及向后显示瘤颈。一旦确认是瘤颈，分离出 2~3cm 的长度，然后主要用食指进行钝性游离瘤颈的四周直达脊柱，注意避免撕裂任一腰动脉。通常可以在瘤颈游离出足够的空间放置阻断钳，而不破坏主动脉的分支。如果无法快速定位动脉瘤颈部，可考虑在解剖结构相对清晰的膈肌水平处分离出主动脉做临时阻断的空间。

3. 接着处理髂动脉，可通过后腹膜触及髂动脉搏动。判断髂动脉是否有动脉瘤（甚至可能是动脉瘤破口位置），以决定选择采用直筒型或分叉型人工血管。相对于直筒型人工血管，使用分叉型人工血管需要更长的阻断时间，对心脏造成了更大的压力。对于年龄大的患者，暂不处理小髂动脉瘤是相对更合理的。

4. 如果选择直筒型人工血管修复，按照主动脉瘤择期直筒型人工血管修复中的步骤进行。合并髂总动脉瘤或髂内动脉瘤时选择分叉型人工血管修复，按照主－髂动脉旁路术的步骤进行。术中是否全身肝素化仍存在争议，许多外科医生在急诊手术中不进行全身肝素化。

5.一旦控制住出血、准备缝合人工血管时，请告知麻醉师检查凝血功能和血小板计数。一般要给患者输注新鲜冰冻血浆及血小板。尽快口头下医嘱，以便在松开阻断钳后尽快输入血制品，这样方可确定吻合口是否安全可靠。

## 术后护理

在动脉瘤破裂修复后，患者处于各种术后并发症高危状态。术后第一个24小时，应重点监测各种潜在并发症的发生；术后早期并发症的及时处理；术后也存在远期并发症风险。患者凝血功能可能仍不正常，所以应在其送达重症监护室后立即复查凝血功能并予纠正。

（李先涛　蔡方刚　译）

# 破裂主动脉瘤腔内修复术

破裂动脉瘤的腔内治疗是否比传统开放手术有更好的疗效目前正处于评估阶段。IMPROVE试验是一项美国国立卫生研究院（National Institute for Health Research，NIHR）的多中心研究，该研究从2009年开始，将送达急诊科的患者随机分为开放手术组和EVAR手术组（EVAR组要求在手术前先行CT检查）。早期结果提示两组疗效相近，但接受腔内修复的死亡率低于开放手术组。

## 适应证

● 与开放手术一样，临床疑似破裂性AAA。

● 当地具备擅长EVAR技术的专家。

● 当地具备充足的腔内移植物库存。

## 术前影像学检查

● CTA评估血管入路是否满足腔内治疗的要求？

　• CT确认是否为AAA破裂。

　• 入路血管的直径是否足够大。

　• AAA瘤体上方是否存在足够的肾下瘤颈（长度>10mm，直径<30mm）来锚定腔内移植物以及成功隔绝AAA。

　• 髂动脉远端是否有足够的锚定区（长度>10mm，最大直径

<24mm）。

麻醉、准备、消毒铺巾

- 与开放的破裂修复手术一样做外科准备（允许中转为开放手术），加上左上肢入路的准备（可用于术中导入阻断球囊）。
- 患者在清醒状态下进行准备。
- 局部麻醉下建立动脉入路。

根据患者平稳原则，整个手术可以在局部麻醉下进行；若因患者疼痛症状而中转为气管内全麻，需要在主动脉阻断球囊到位后方可实施全麻，以控制进一步失血。

切口和手术

- 建立标准股动脉入路。
- 手术过程依照择期手术的步骤进行；病情不稳定的需优化处理步骤。
  - 在紧急情况下，经皮穿刺股动脉快速建立动脉入路，无须预置血管缝合线。在动脉瘤成功隔绝后，沿血管鞘周围逐层切开分离股动脉。
  - 选择主–单侧髂动脉覆膜支架，快速隔绝破裂动脉瘤血流。
  - 在释放移植物期间，近端主动脉球囊阻断，以控制患者进一步出血。

术后护理

- 与破裂 AAA 开放修复手术一样。
- 所有患者都必须在重症监护室接受观察。
- 观察腹腔内筋膜室综合征表现：如膀胱压 >25mmHg、正常血容量情况下肾功能进一步恶化。如果出现腹腔筋膜室高压表现，应考虑剖腹探查或腹腔镜手术减压。

（庄　晖　郭平凡　译）

## 复杂性腔内解决方案

EVAR 术后早期疗效良好，促使科研人员通过技术改进，拓宽 EVAR 适用范围，将其应用于那些主–髂动脉形态不适合标准 EVAR 的患者。

### 无合适的血管入路

标准 EVAR（输送器外径 18F）要求髂血管入路直径大于 7mm，

以适应支架输送系统。可通过手术和技术改进解决此问题。

- 腔内移植物外径更细（当前最细的分叉型移植物外径是 14Fr，标准的移植物外径是 20Fr）。
- 当髂外动脉太细时，可以通过人工血管 – 髂总动脉旁路（髂总动脉与 8mm 的涤纶人造血管®缝合）建立入路。
- 主动脉弓上方入路（从锁骨下动脉或颈总动脉输送移植物）增加中风风险。

短瘤颈 / 近肾腹主动脉瘤

标准的 EVAR 要求近端肾下锚定区长度大于 10mm。如果患者不适合开放手术修复时，可将锚定区向近端延伸，同时又不影响肾和（或）内脏血管。

- 主动脉瘤开窗腔内修复术（F-EVAR）（手术操作分类代码　L26.6）
  - 肾下瘤颈长度小于 10mm。
  - 定制开窗型覆膜支架，包含肾动脉和肠系膜上动脉。
  - 标准的开窗型覆膜支架构造包括两个肾动脉开窗和单个朝前的肠系膜上动脉开槽。
  - 所有的分支用球扩式覆膜支架与主体桥接。
  - 循证依据有限。
  - 缺乏比较 F-EVAR 和近肾动脉瘤开放手术结果的随机对照研究。
  - 利用现有器具进行"开窗"，目前尚处于试验中。
  - F-EVAR 不适用于诸条内脏动脉过于靠近（closed-groupd visceral vessels）或者直径 <4mm。
- EVAR 加烟囱、潜望镜、通气管技术（EVAR plus chimney/ periscope/ snorkel grafts，CHIMPS）
  - 与 F-EVAR 的适应证一样。
  - 适用于 F-EVAR 移植物缺乏或者技术不可行时。
  - 通过肾动脉支架释放（通过肱动脉入路）和标准 EVAR（通过股动脉入路）相结合的方式来建立肾上锚定。
  - 循证依据非常有限，中远期效果有待观察。

胸腹主动脉瘤

胸腹主动脉瘤（TAAAs）是指动脉瘤累及内脏动脉。开放手术并发症明显。如果患者不适合开放手术，可选择腔内方式处理。腔内技术处理 TAAAs 相当复杂，目前仅有少数具有丰富临床经验的大中心才能开展此类手术。

- 腹主动脉瘤带分支支架腔内修复术（B-EVAR）（手术操作分类代码 L26.7）
  - 完全腔内解决方案。
  - 定制的分支型支架移植物，覆盖范围从胸主动脉至腹主动脉。
  - 分支型支架主体经股动脉入路释放。桥接支架经上肢入路送入，实现内脏动脉与分支型支架主体完整桥接。
  - 技术极具挑战性。
  - 由于长段主动脉覆盖，增加了截瘫风险。
  - 缺乏远期随访数据。
- 复合手术方案
  - 开放和腔内治疗相结合。
  - 无须主动脉阻断。
  - 分两步进行。
  - 第一步：开腹和内脏动脉去分支。利用桥血管逆向转流髂动脉的血流至内脏动脉，结扎内脏动脉近端防止血液倒流至主动脉。
  - 第二步：释放支架移植物隔绝动脉瘤。
  - 围手术期死亡率 > 15%。

双侧髂动脉瘤

患者合并双侧髂动脉瘤时，标准的 EVAR 需要栓塞双侧髂内动脉，可能导致影响生活质量的臀肌跛行。若同时存在肠系膜上动脉和（或）肠系膜下动脉病变，可能导致结肠缺血的严重后果。血管腔内方案进展使保留髂内动脉得以实施。

- 髂动脉分支支架（IBD：20Fr 的输送系统）
  - 利用现有支架移植物进行改进（预埋导丝），重建髂内动脉。
  - 适合 IBD 的解剖形态学标准包括：髂内动脉的第一段的长度（>10mm），直径（<11 mm）。
  - 不适用于髂动脉系统扭曲的患者。
  - <50% 的患者符合 IBD 说明书的适用范围。
  - 缺少长期的随访证据。

- EVAR 加潜望镜技术
  - 技术同烟囱技术。
  - 局限性与髂分支支架相似。

（陈宏宇 郭平凡 译）

## 主－双股动脉人工血管旁路术

### 手术操作分类代码 L19.6

#### 适应证

累及肾下腹主动脉和（或）双侧髂动脉的闭塞性疾病。考虑到随着疾病进展，髂外动脉可能出现狭窄或闭塞，即使当前髂外动脉是通畅的，也应避免行主－髂动脉旁路术。

#### 麻醉、准备、消毒铺巾

- 患者仰卧位。
- 全麻联合硬膜外麻醉。
- 建立动脉、中心静脉和外周静脉通路，用于监测、输液以及给药。
- 留置导尿管，定时记尿量。
- 预防性静脉推注广谱抗生素。
- 充分显露、备皮及消毒，范围从乳头平面到耻骨联合，下至双侧腹股沟区、大腿上部。
- 铺巾范围从剑突水平至耻骨联合，下到双侧腹股沟区，用灭菌透明自粘性手术薄膜固定手术巾。

#### 切口和入路

- 经腹部入路－正中切口，从剑突下至耻骨联合上方约 3cm；或经脐上／下 3cm 横切口。
- 腹膜后入路－经侧腹部斜切口（见第 12 章）。

#### 手术步骤

1. 显露肾静脉下方的主动脉长度 4~5cm（具体见第 12 章），两端置牵引带。

2. 暴露双侧股总动脉、股浅动脉近端和股深动脉近端（见第 12 章）。在腹股沟韧带下方、股总动脉、股浅动脉及股深动脉近端分别置牵引带。

3. 沿主动脉 – 双侧腹股沟区，利用主动脉阻断钳从腹股沟韧带下方沿着髂血管走行的弧度向上到达主动脉，建立主动脉 – 双侧腹股沟区的腹膜后隧道。用钳子夹住牵引带的一侧，然后将它穿过隧道，用于标记隧道的位置。使用血管钳夹住牵引带两端。这一步应该在给予肝素化前进行。

4. 普通肝素 70U/kg，静脉推注，等待 2min，使之进入循环。

5. 阻断所显露主动脉两端。

6. 主动脉吻合口可取端端吻合或端侧吻合。若肠系膜下动脉粗大（经常是髂动脉闭塞性疾病所致的代偿性侧支通路），主动脉 – 人工血管端侧吻合保留肠系膜下动脉是明智之举。其余的吻合方式取决于外科医生的偏好。

端 – 端吻合

7a. 距近心端阻断钳下方约 1cm 处完全横断主动脉前后壁。

8a. 使用 2/0 Prolene 线连续锁边缝合关闭主动脉远切端。松开下方阻断钳，检查止血情况。

9a. 根据近端主动脉的大小选择分叉型人工血管。横断人工血管主体侧，大约保留 2cm，2/0（120cm）或 3/0 Prolene 线进行连续吻合，从后壁中央起针，头 6 针使用降落伞技术缝合，人工血管边缘应嵌入主动脉腔内（图 13.7）。

10a. 一旦确认吻合口牢固，用手捏住人工血管或将其阻断，然后松开近端的主动脉阻断钳（事务必提醒麻醉师！），检查吻合口缝合是否完整。提起人工血管检查吻合口后壁，有明显出血的应重新阻断并修补（见第 12 章）。

端 – 侧吻合

7b. 在阻断钳之间，取相对柔软的主动脉前壁，纵行切开约 3cm，冲洗并显露出主动脉管腔。

8b. 选择与该段主动脉相匹配的分叉型人工血管，斜形修剪人工血管主动脉端，使前后壁距分叉处分别为 3cm 及 2cm（图 13.8）。

9b. 人工血管断端与主动脉切开处吻合，取 2/0（120cm）或 3/0 Prolene 线，第一针从人工血管的跟部开始进针，主动脉切开处最低部出针，连续缝合后壁，再缝合前壁。

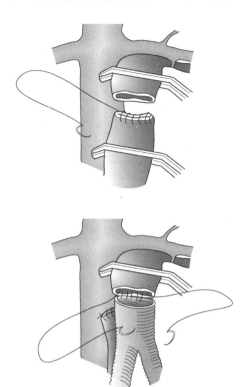

图 13.7 主动脉移植物端－端吻合

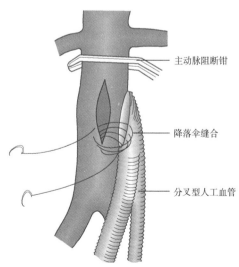

主动脉阻断钳

降落伞缝合

分叉型人工血管

图 13.8 主动脉移植物端－侧吻合

10b. 一旦完成吻合，捏住人工血管或将其阻断，然后松开上方的主动脉阻断钳（务必事先提醒麻醉师），检查吻合口缝合是否完整。有明显出血的应重新阻断并修补（见第 12 章）。

后续步骤

11. 分开跨腹股沟区隧道的牵引带，以弧形主动脉阻断钳夹住腹股沟侧牵引带，把阻断钳拉到隧道的另一侧。取出牵引带，钳夹人工血管的髂支，确认无扭转地将其引到腹股沟侧。湿纱布覆盖腹部切口，将注意力转到腹股沟侧。

12. 在腹股沟韧带水平阻断股总动脉，以及股浅、股深动脉近端。于股总动脉前壁做一个长约 1.5cm 的纵向切口。若股浅动脉闭塞，股深动脉是唯一的动脉流出道，把动脉切口稍向股深动脉开口处延长，这样，人工血管缝上之后，开口处的狭窄就会增宽。将人工血管的髂支抓牢，动作轻柔地将其牵拉至腹股沟，保持一定的张力。并斜行剪断多余的部分，使人工血管斜形切口刚好趴在股总动脉前壁，使用 4/0 Prolene 线起针从动脉切开处的底部或者顶部开始，使用降落伞技术进行连续吻合。

13. 提醒麻醉师准备开放一侧下肢血流灌注。阻断人工血管的对侧髂腿近端；松开位于腹股沟区股深动脉的阻断钳，然后松开主动脉阻断钳。10~15s 后松开股总动脉阻断钳。若下肢成功获得血流灌注，患者血压可能会下降（即使是经验非常丰富的麻醉师），呼出二氧化碳分压会升高。吻合口应该只有少量渗血，并将很快停止。如果有显著的出血，必须重新阻断并修复吻合口。

14. 对侧腹股沟区的处理方式同前。

15. 检查所有手术部位，细致止血。确认术野干净，在主动脉和移植物上方使用 2/0 薇乔关闭后腹膜，双侧腹股沟区 使用 2/0 微乔关闭双层筋膜（深筋膜和 Scarpa 筋膜）、可吸收缝线皮内缝合。

16. 在移除手术单之前，请台下工作人员显露患者双足，检查双足皮肤是否较术前红润。若临床改善不如预期（若股浅动脉和小腿血管是通畅的，应可触及足部动脉搏动），接着评估流入道搏动情况（人工血管髂腿搏动是否良好，如有必要，穿刺股动脉，请麻醉师协助测量股动脉压）。流入道搏动差可能是由于人工血管髂腿血栓形成、移植物扭转或打折所致，或者是移植物在隧道内受压迫所致，特别是位于腹股沟韧带处的受压。在腹股沟处的人工血管做一横向切口，插入6F Fogarty 导管即可清除血栓。人工血管扭转和打折可能需要剪开远端吻合口，理顺拉直移植物，并重新吻合。必要时，还可再接人工血管。任何可能造成压迫的条索带，包括腹股沟韧带底端的束带都应离断。如果流入道良好，那么考虑用取栓导管（4F Fogarty）向股浅动脉和股深动脉远端取栓，取出残余或脱落的碎片。患者足部灌注也会受血容量的影响，如果患者中心静脉压和血压较低，足部变得更冷、更苍白，脉搏更难以触摸到。

（戴贻权　郭平凡　译）

## 肾上主动脉瘤开放修复术

大的腹主动脉瘤往往向上蔓延累及肾动脉，甚至肠系膜上动脉和腹腔干。胸腹主动脉瘤沿着腹主动脉远端延伸，可能累及肠系膜上动脉和肾动脉。

在选择性修复中，术前影像学检查明确动脉瘤的近端累及范围对评估手术风险相当重要。毫无疑问，动脉瘤累及肾动脉、肠系膜上动脉及腹腔干，手术干预的风险较高，术前影像学检查可以评判和权衡手术风险和动脉瘤破裂风险，手术方法的选择也会更加合理。CTA 或MRA 检查时评估动脉瘤近端病变范围是必需的。

### 治疗方案

● 主动脉人工血管修复及内脏动脉重建术。

● 如果动脉瘤累及一侧或双侧肾动脉，通常可以斜行切断瘤颈，保留肾动脉开口与近端主动脉连续性。这样必须在肾动脉之间或其上方进行主动脉阻断，直到近端主动脉吻合完成。其他步骤同肾下动脉瘤人工血管修复术。

● 血管腔内修复术见前述相关章节。

（吴　捷　郭平凡　译）

## 肾上主动脉瘤开放修复术＋内脏动脉重建术

手术操作分类代码　L19.3, L41.3, L45.2

### 适应证

● 当动脉瘤增大到一定程度，自发破裂风险超过手术风险。与肾上腹主动脉瘤直径增长相关的破裂风险数据极少，但是，6.0cm 可能是进行手术干预的一个合理阈值。

- 累及肠系膜上动脉和腹腔干动脉的肾上动脉瘤发生破裂，进行开放手术几乎不能存活。

术前检查

术前检查同肾下腹主动脉瘤，但术前应进行影像学检查确认瘤体近端位置（参照肾上腹主动脉瘤开放手术中所述）。

麻醉、准备、消毒铺巾

- 全身麻醉。
- 患者仰卧位，上半身旋转至右侧，左上肢悬吊头架上，骨盆保持水平位置。
- 预防性静脉推注广谱抗生素。
- 留置尿导管。
- 备皮、消毒范围从左侧胸壁至腹股沟区
- 铺巾暴露术野，包括左侧下胸部、腹部及腹股沟区。

切口和入路

- 胸腹联合切口，上起第 9 或 10 肋间隙远侧 1/2，斜行向下汇合于腹正中线，然后向下延伸至脐部上缘（图 13.9）。对部分患者可采用屋顶形切口或"奔驰"车标样切口，通过将内脏器官向内侧翻起以显露主动脉裂孔上方的主动脉。
- 腹膜后入路，将左结肠、脾脏、胰腺尾部和左肾游离并推至右侧，显露并控制动脉瘤瘤颈，包括双肾动脉和肠系膜上动脉和腹腔干动脉（图 13.10），呈放射状切开膈肌数厘米便于扩大术野，必要时需离断膈肌脚显示瘤颈。

手术过程

1. 充分游离动脉瘤瘤颈，便于后续阻断。内脏分支无须解剖出来。

2. 解剖出髂总动脉（若有必要，沿腹正中线延长切口，切断肠系膜下动脉，有助于显露右侧髂总动脉）。若肾下腹主动脉无扩张，分离到此就足够。

3. 阻断瘤颈和双侧髂总动脉或者是低位腹主动脉。手术速度要快，

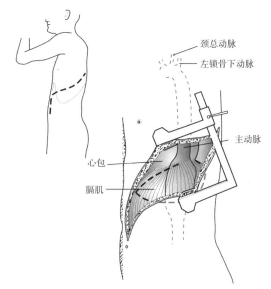

**图 13.9** 肾上主动脉的入路切口

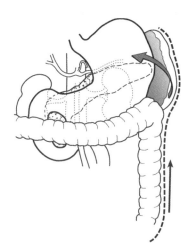

**图 13.10** 腹膜后入路显露腹主动脉

以减少内脏缺血时间，最好不超过 30min。

4. 在左肾动脉后方的动脉瘤壁上做一个纵向切口（图 13.11），向上延至近端瘤颈。在瘤颈水平，分别向两侧横向延长 1~2 cm，以增加瘤颈的显露。

5. 选择合适尺寸的涤纶人造血管®，用 2/0 Prolene 线，以嵌入式方

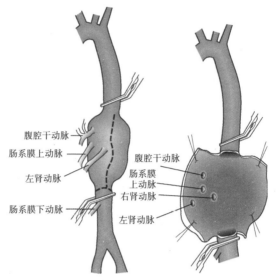

**图 13.11** 从左肾动脉后方打开肾上腹主动脉瘤

法进行人工血管 – 瘤颈吻合。检查缝合口止血情况。多数情况下，包含几条内脏动脉的主动脉壁呈片状与人工血管吻合。多数情况下，上段的吻合包括几对内脏动脉开口的吻合。左肾动脉通常需要单独与人工血管吻合。

6. 若有必要，将含有腹腔干、肠系膜上动脉和右肾动脉开口的部分动脉瘤壁修剪成形，以及单独含左肾动脉开口的部分瘤壁修剪成形。或者，如果上述四根血管开口处的主动脉壁没有明显的扩张或变薄，可将带有四支血管的动脉壁以片状方式，用 5/0 的 Prolene 线与人工血管相匹配的开窗处相吻合（图 13.12）。

7. 将主动脉阻断钳移至人工血管开窗处的下方，松开悬吊硅管，恢复内脏动脉灌注。

8. 如肾下腹主动脉瘤修补术中所示（见选择性直筒型人工血管主动脉瘤修复术）：人工血管远端与正常低位腹主动脉或腹主远端分叉处进行吻合，完成手术。

9. 放置胸腔引流管，关闭手术切口。

**手术并发症**

手术并发症与肾下腹主动脉手术相似，但其死亡率增加（文献报

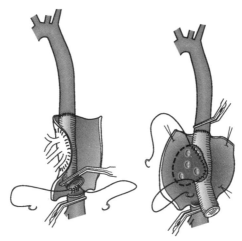

**图 13.12** 带有肾动脉和内脏动脉开口的主动脉壁与人工血管以片状方式吻合

道的死亡率为 15%~20%），肾衰竭的风险增加和因开胸引起的呼吸道并发症增加。

此外还包括如下：

- 前肠和中肠结构缺血损伤的风险；
- 由于脊髓根大动脉的灌注受损，导致截瘫的风险。

（庄　晖　蔡方刚　译）

## 髂－股动脉人工血管旁路术

手术操作分类代码　L50.6，急诊；L51.6，择期手术

适应证

- 同侧髂动脉远端闭塞性病变。
- 对侧髂动脉闭塞性病变（髂－股翻山人工血管转流术）。

麻醉，准备、消毒铺巾

- 虽然一般情况手术及阻断仅限于一侧髂动脉，但是经常术中很可能在主动脉上进行阻断，比如由于病变范围比预期的更广泛等原因。因此应提醒麻醉师做好相应的准备。
- 患者仰卧位。
- 全身麻醉或者连续硬膜外麻醉。
- 建立动脉通路、中心静脉通路和外周静脉通路，进行动脉压、中心

静脉压监测以及输液、给药。

- 留置导尿管。
- 预防性静脉推注广谱抗生素
- 暴露术区、剃除毛发、范围从乳头平面到耻骨联合，向下延伸至双侧腹股沟区、大腿上部；消毒。
- 铺巾范围从剑突水平至耻骨联合水平，向下至双侧腹股沟区。

切口和入路

- 髂动脉：经髂窝弧形切口的腹膜外入路，或者经腹部正中纵向切口进腹入路。
- 股动脉：弧形切口或纵向腹股沟切口（见第 12 章）

手术过程

1. 暴露髂总动脉（见第 12 章），尽可能充分游离，间隔 3cm，放置血管牵引带。若局部病变难与位于下方的髂静脉分离开，在吻合口的两侧必须分离出足够的距离，允许放置垂直的血管阻断钳。

2. 在腹股沟韧带水平显露股总动脉、股浅动脉近端和股深动脉，分别置牵引带。

3. 从显露好的髂动脉处，经腹股沟韧带的深面至腹股沟区，建立腹膜外隧道。若实施髂 – 对侧股动脉转流术，腹膜后隧道跨过盆腔并经对侧腹股沟韧带深面到对侧腹股沟区。

4. 全身肝素化，静推普通肝素 70U/kg。

5. 在隧道内放置直径 6 或 8mm 的带环 PTFE 人工血管，也可以选择涤纶人造血管®。

6. 在吻合口的两侧分别阻断髂动脉，做一纵向的动脉切口，确认流入道血流通畅。如果存在动脉粥样硬化性漂浮斑块或局限性狭窄，通常需要进行局部的内膜剥脱。若病变范围广泛，需要更广泛的内膜剥脱，应向髂总动脉近端延长切口。若流入道还是不满意，术者需要考虑将流入道吻合口改到主动脉、对侧髂总动脉、对侧股动脉甚至腋动脉。

7. PTFE 人工血管和髂总动脉进行端侧或端端吻合，取 3/0 Prolene 线或 PTFE 缝线进行吻合。紧贴吻合口，阻断人工血管，并松开吻合口近心端阻断钳。PTFE 膜针眼处若有渗血，用纱布垫填塞压迫止血。

8. 在腹股沟处阻断股动脉，必要时行局限性动脉内膜切除术，对PTFE 人工血管和股总动脉进行端侧吻合。如果股浅动脉闭塞，把股总动脉纵向切口延至近端股深动脉，扩大人工血管与股深动脉的吻合口，改善流出道血流。松开吻合口近远端阻断钳，吻合口细致止血，必要时用鱼精蛋白中和肝素。

9. 可吸收缝线关闭腹部切口肌层，并用皮下可吸收缝线缝合皮肤。如前所述，使用微乔缝线两层缝合腹股沟区及皮肤。

（戴贻权　郭平凡　译）

## 髂动脉内膜剥脱术

手术操作分类代码　L52.1

适应证

● 髂动脉闭塞性疾病

麻醉、准备、消毒铺巾

● 患者仰卧位。
● 全身麻醉联合硬膜外麻醉。
● 建立动脉通路、中心静脉通路和外周静脉通路，用于动脉压、中心静脉压监测及输液、给药。
● 留置导尿管。
● 预防性静脉推注广谱抗生素。
● 暴露术区、剃除毛发，范围从乳头平面到耻骨联合，向下延伸至双侧腹股沟区、大腿上部，并消毒铺巾。灭菌自粘性手术薄膜固定手术单。

切口和入路

● 经髂窝弧形切口腹膜外入路，或者选择正中线经腹腔入路。

手术过程

1. 解剖髂总动脉和（或）髂外动脉以确定病变的程度，近远端分别超出病变 2cm（注意髂动脉分叉附近有输尿管跨过）。若病变累及髂内动脉开口，则在髂内动脉近端放置牵引带。

2. 全身肝素化，静脉推注普通肝素 70U /kg。

3. 根据术前影像学以及术中直接触诊判断髂动脉病变范围，在病变的近远端分别给予阻断。在两把阻断钳之间沿动脉前壁做纵向切开。

4. 行动脉内膜切除术，去除导致管腔狭窄的粥样硬化斑块。确认远心端内膜片边紧贴动脉壁。若内膜片有漂浮起来的倾向（通过向其喷射肝素盐水判断），6/0 Prolene 缝线间断缝合固定内膜片，管腔中的残余碎屑完全冲洗干净。

5. 使用补片关闭动脉切开处——通常使用人工合成补片，若要避免使用人工合成材料，可改用静脉补片（从腹股沟区取大隐静脉）。

6. 若采用经腹腔入路，用 2/0 薇乔连续缝合关闭后腹膜。

7. 标准方式关腹。

（李先涛　蔡方刚　译）

## 主动脉 - 肠瘘的治疗

手术操作分类代码　L22.3，原位植入；L22.4 和 L16.2，切开后腋股动脉移植物植入；L22.4 和 L20.4，切开后自体静脉植入

主动脉 - 肠瘘（主动脉腔和肠腔之间的异常通道）最常见于主 - 双髂或主 - 双股人工血管重建术后近端吻合口附近，一般认为是肠壁（通常在十二指肠的第 4 段）受到缝线结的侵蚀而形成的，随后发展为肠壁和血管壁之间的脓肿，最后脓肿侵蚀破入主动脉。未植入人工血管的主动脉瘤侵蚀周围与之粘连的肠管而形成的主动脉 - 肠瘘相当罕见。

主动脉 - 肠瘘表现为胃肠道出血，往往先有一到两次"先兆性"呕血，随后出现致死性出血，患者存活的可能性不大。若在致死性出血之前能确诊，至少在短期内，患者或许可以获得救治。

### 诊断

- 临床疑似诊断：上消化道出血伴主动脉移植物手术史（通常在数年前做过此类手术），往往合并低烧，炎症标志物升高（白细胞计数、血沉、C 反应蛋白等）。

- 食道十二指肠镜检查显示，十二指肠第 4 段以上未见引发出血的任何病因，十二指肠第 4 段见局部炎症表现及血凝块附着（假如内镜能够达到）。

- CT 扫描显示主动脉 / 主动脉移植物周围 / 附近有积液和积气，肠袢紧贴主动脉。

可能的治疗方案

- 切除原人工血管，取新的含银或浸泡利福平的人工血管代替。
- 完全切除原来的人工血管，关闭主动脉残端，并行腋 – 双股动脉人工血管转流术。
- 完全切除原来的人工血管，取自体静脉重建（一般选用股浅静脉）。
- 对那些经任何大手术不太可能存活的患者采取保守治疗（使用抗生素），接受他们可能在不久的将来死于并发症的现实，通过使用抗生素抑制脓毒症来改善患者的一般情况。
- 可用血管腔内移植物控制出血，这一方法可作为过渡性手段，后续进行确定性治疗。

毫无疑问，人工血管是浸泡在脓液中，彻底的方法是完全切除人工血管。对于虚弱的患者来说，这是一个大手术，无法保证能根除感染或延长寿命。新的移植物可能被感染、主动脉残端可能会 "爆裂"。可能的替代方法包括清除严重污染的移植材料和脓液，用新的移植材料替换，然后根据所切除的移植物或脓液的细菌学进行长期抗生素治疗。在这些病例中，需要个体化治疗方案，不存在 "一个方案适用于所有患者"。

手术准备

- 主动脉 – 肠瘘通常是急诊手术，各种手术方案都涉及主动脉阻断（有时在肾动脉上方阻断），根本没有足够时间进行全面的心脏检查来优化术前准备。因此手术风险的评估仅依据患者的临床表现和心电图检查。
- 基本血液检验：尿素氮和电解质、肌酐、全血细胞计数、血沉、C 反应蛋白和交叉配血，备血 6 单位。
- 有人主张术前应避免使用抗生素治疗。在从瘘口局部获得微生物样本之前，不给予 "预防性抗生素"。根据细菌培养的结果，在微生物专家的建议下，给予广谱抗生素。
- 若计划进行腋 – 双股动脉人工血管转流术，则应确定首选哪一侧腋动脉（根据上肢血压、结肠造口的位置或可能影响从胸部到腹股沟移植物隧道的瘢痕），并提醒麻醉师使用对侧上肢建立动脉通路。
- 若考虑选用自体静脉，应进行双下肢深静脉超声检查，了解股深静脉是否发育良好，能否代偿股浅静脉切除后的静脉回流。

**感染性移植物切除，原位人工血管植入术**

见图 13.13。

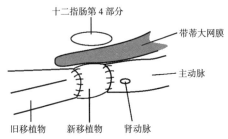

图中文字：
十二指肠第 4 部分
带蒂大网膜
主动脉
旧移植物　新移植物　肾动脉

**图 13.13**　感染主动脉移植物切除，原位人工血管植入术。主动脉侧面观可见大网膜将吻合口与十二指肠隔开

1. 全身麻醉，患者取仰卧位，腹部和腹股沟消毒准备（以备需要探查股动脉，如股动脉取栓），留置导尿管。

2. 通过腹部正中原切口进腹显露主动脉（经腹膜后入路无法进行肠管修复），通常见十二指肠的第 4 段与主动脉致密粘连，周围有炎症，甚至可见充满脓液的脓腔及粘连的小肠襻。

3. 从胰腺下缘、炎性肿块上缘入路显露主动脉，设法找到能放置主动脉阻断钳的空间。有时不得不在肾静脉（和肾动脉）上方进行阻断。若无法获得安全阻断位置，考虑在膈肌水平作临时性阻断（见主动脉显露）。一旦与之粘连的肠管分离干净，远心侧主动脉分清楚后，立即下移阻断平面。另一把阻断钳在炎性肿块下缘水平阻断人工血管。从主动脉/主动脉移植物上剥离炎性肿块（整块剥离下来，而不是剥离某段肠襻，若在肾上阻断，操作应尽可能快）。用肠钳夹住瘘口控制肠内容物溢出。

4. 通常情况下，你会发现吻合口上缘完全受侵蚀。完全打开修剪至主动脉残端露出牢固组织为度，以保证缝线收紧后不会裂开。获取微生物样本后给予一个剂量广谱抗生素。另取一条型号相同的人工血管（最好是含银或浸泡利福平的），利用 2/0 或 3/0 Prolene 线与主动脉残端进行吻合。

5. 切除被感染的原人工血管（残留现象不少见），尽可能多地切除分叉部上缘肉眼可见的污染人工血管，直至分叉处上方。新植入人工血管多余部分剪掉，并与旧人工血管用 2/0 或 3/0 Prolene 线行端－端吻合。人工血管要拉紧些，防止其隆起引发新的肠瘘。另一种方法，完全切除旧的人工血管，新取一条新的进行吻合。

6. 用可吸收缝线单层或双侧修复肠道缺损。

7. 用稀释的聚烯吡酮磺冲洗瘘管区域。

8. 做带蒂大网膜用于覆盖包括两个吻合口在内的人工血管并妥当固定，使人工血管与肠管完全隔开（特别在十二指肠的第 4 段区域）。

9. 标准术式关腹。

**感染移植物切除联合腋－双股动脉人工血管转流术**

见图 13.14。

该手术可以一期完成，感染人工血管切除后，接着进行腋－双股动脉转流术。这两个手术同期进行至少在理论上能减少新人工血管感

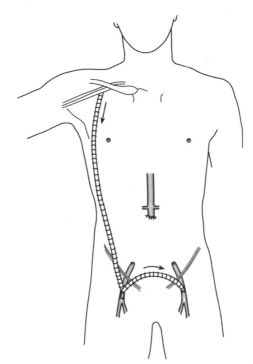

**图 13.14** 感染性主动脉移植物切除联合腋－双股动脉人工血管转流术

染机会（患者要重新准备及消毒铺巾）。整个手术时间相当长。一旦切除人工血管后，第二部分手术就必须立马进行，否则就有可能出现诸如下肢缺血坏死等并发症。另一种方法是先进行腋－双股动脉转流术，次日再切除感染的主动脉移植物；分期手术的弊端是感染风险较大，原因是主动脉移植物去除之前不能使用抗生素。

1. 若先行腋－双股动脉转流，细节请参照第 19 章的内容。如果先前的移植物吻合至股总动脉，则需要选择一个新的（更远端的）吻合部位（例如大腿中部的股浅动脉），确保新的吻合口远离原吻合口，免遭后者的污染。若原吻合口在腹部，新吻合口就做在股总动脉。为防止腋－双股动脉转流桥血栓形成，可以结扎新吻合口近心侧股总动脉，以杜绝旧移植物竞争性分流作用。仔细关闭并用自粘性薄膜密封覆盖切口，预防污染。

2. 接着（同一天或第二天）切除主动脉移植物。取腹部正中切口，并按照"感染移植物的局部切除"中描述的步骤 1~3 进行。切除的移植物送微生物检验，并给予一个剂量广谱抗生素。用 2/0 Prolene 缝线双层关闭主动脉残端或使用肠管闭合器及 2/0 Prolene 缝线闭合主动脉残端。

3. 切除人工血管，游离双侧髂支（如果是分叉型移植物）尽可能达腹股沟，近端游离尽可能靠近吻合口处。若是主－双股人工血管，在腹股沟韧带处结扎并切断人工血管。如果远端吻合口位于腹部，阻断血管，切除吻合口。视血管质量，动脉结扎或用静脉补片修复。

4. 用单层或双层可吸收缝线闭合瘘管的肠端，并用稀释的聚烯吡酮磺冲洗污染的人工血管床。取带蒂大网膜覆盖人工血管床，包埋主动脉残端，以防止肠粘连上去。关闭腹部切口，并用自粘塑料薄膜隔绝。

5. 若要切除腹股沟区的吻合口，从腹股沟韧带下方拉出剩余的人工血管。用静脉补片修复股总动脉切口。关闭腹股沟切口，并用自粘塑料薄膜密封切口，以防新吻合口受污染。

## 自体静脉转流术

1. 于双侧大腿内侧取股浅静脉作为静脉移植物，浸泡于肝素盐水中。关闭大腿切口。

2. 如前所述，切除主动脉人工血管。

3.修剪股浅静脉，两条股浅静脉近心端适当修剪并缝合在一起，以扩大自体静脉口径，再与主动脉残端吻合，另一侧股浅静脉分别与远心端旧人工血管的髂腿吻合。

## 术后评估与监测

定期随访，参照主–髂动脉瘤和闭塞性疾病手术治疗。

## 主要危险因素

- 主动脉残端破裂，伴灾难性出血。
- 新的移植物感染。
- 肾衰竭（脓毒症和肾上主动脉阻断）。
- 移植物闭塞，导致下肢缺血。
- 远端栓塞，导致多个部位感染或下肢缺血。
- 盆腔脏器缺血（主要是左半结肠），特别易见于腋–双股动脉转流并结扎股总动脉近端。

（吴　捷　郭平凡　译）

## 参考文献

[1] EVAR trial participants. Endovascular aneurysm repair versus open repair in patients with abdominal aortic aneurysm (EVAR trial 1): randomised controlled trial. Lancet, 2005, 365 (9478): 2179–2186.

[2] No authors listed. Mortality results for randomised controlled trial of early elective surgery orultrasonographic surveillance for small abdominal aortic aneurysms. The UK Small Aneurysm Trial Participants. Lancet, 1998, 352 (9141): 1649–1655.

[3] EVAR trial participants. Endovascular aneurysm repair and outcome in patients unfit for open repair of abdominal aortic aneurysm (EVAR trial 2): randomised controlled trial. Lancet, 2005, 365 (9478): 2187–2192.

# 第 14 章

# 胸主动脉手术

○胸主动脉瘤
○胸主动脉夹层

## 胸主动脉瘤

### 背　景

- 胸主动脉瘤( thoracic aortic aneurysms, TAA )是膈上主动脉的异常扩张。
- 胸主动脉直径 > 4.5cm（ > 50% 正常直径 ）。
- TAA 可累及一个或多个主动脉节段（主动脉根部、升主动脉、主动脉弓部或降主动脉），临床上根据其累及的节段进行分类。
- 60% 的 TAA 累及主动脉根部和（或）升主动脉，40% 累及降主动脉，10% 累及主动脉弓部，10% 发生在胸腹主动脉（有些累及多个节段）。

### 流行病学

- TAA 发病率为每年每 10 万人中有 6~10 例 [ 6~10/100 000（人·年 ）]。
- 英国的发病率正在上升。
- 临床上确诊的 TAA 主要分布在 60~70 岁人群中。

### 病因和自然病程

- 80% 的 TAA 是由退行性病变引起的。
- 其他病因包括慢性主动脉夹层、感染、主动脉炎和结缔组织病。
- 与同龄人相比，胸腹主动脉瘤（TAAA）患者的预期寿命较差（5 年生存率，21% *vs.* 75% ）。
- 最常见的死因是主动脉破裂。
- 直径小于 5cm 的动脉瘤的年破裂率为 2%，5~5.9cm 的动脉瘤的年破裂率为 3%，直径 ≥ 6cm 的动脉瘤的年破裂率为 7%。当胸动脉瘤直径达到 6cm 时，年破裂率骤增。
- 无症状 TAAA 的手术指征为动脉瘤直径达到 55~65mm，具体情况取决于病因（一些专家建议合并结缔组织病患者应尽早进行手术干预）。
- TAAA 破裂的死亡率为 97%。

### 临床表现

- 通常在做常规胸部 X 线检查时意外发现；
- 胸骨后、背部或肩部疼痛；
- 上腔静脉综合征（头痛、面部和上肢水肿）；
- 吞咽困难、呼吸困难、喘鸣（局部压迫所致）；

- 声音嘶哑（喉返神经受压所致）；
- 胸主动脉破裂。

影像学检查

- 胸部 X 线显示主动脉轮廓异常 / 纵隔增宽。
- CT 主动脉造影是诊断 TAA 的影像学金标准。
- 磁共振血管造影也可以用于 TAA 诊断，但是获取图像的时间较长。

分型（胸腹主动脉瘤）

　　Crawford 分型（I~V 型）（图 14.1）。

- I 型：始于降主动脉，累及至腹腔干。

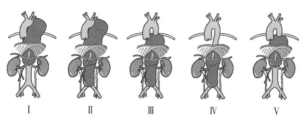

**图 14.1** 胸腹主动脉瘤 Crawford 分型

- II 型：始于降主动脉，累及至主动脉分叉处。
- III 型：始于胸主动脉中部，累及至主动脉分叉处。
- IV 型：始于横膈膜，累及至主动脉分叉处。
- V 型：始于第 6 肋间隙止于肾动脉上方。

治　疗

- 在无外科手术指征时进行药物保守治疗。
- 管控好高血压、高胆固醇血症、糖尿病和呼吸系统疾病。

手术指征

　　手术指征基于 TAA 大小、扩张速率和症状，具体包括：

- 升主动脉直径 ≥ 5.5cm 或为邻近正常主动脉直径的两倍（结缔组织病患者手术指征的标准应降低）；
- 降主动脉直径 ≥ 6.0cm；
- 每年扩张速度 ≥ 1cm；

- 有症状的动脉瘤（疼痛）；
- 创伤性主动脉破裂；
- 真菌性动脉瘤；
- 动脉瘤压迫支气管；
- 主动脉支气管或主动脉食管瘘。

开放手术

手术操作分类代码　21.2

- 术前准备
  - 全麻，双腔支气管导管插管。
  - 脑脊液引流。
  - 运动诱发电位监测。
  - 患者取右侧卧位，并用充气袋支撑。
- 手术步骤
  - 从第六肋间隙斜行开胸；
  - 远端主动脉灌注（左肺静脉至股动脉）并维持适度低温；
  - 阻断钳夹闭主动脉，嵌入 Dacron® 人工血管重建主动脉，将肋间血管和内脏分支重新连接至人工血管；
  - 通过左心脏转流复温；
  - 术后 ICU 监测。
- 风险 / 并发症
  - 呼吸衰竭
  - 截瘫（0~6%）
  - 肾衰竭
  - 内脏缺血
  - 死亡（5% ~20%）

胸主动脉瘤腔内修复术

手术操作分类代码　L27.3。

- 术前准备
  - 做好支架规划（尺寸、长度、锚定区、入路血管、辅助操作）；
  - 麻醉可选全身 / 区域或局部麻醉；
  - 选择性脑脊液引流（取决于支架将覆盖的主动脉的长度）；

- 患者仰卧，左肱动脉备作入路血管。
- 手术步骤
  - 通常通过股总动脉切开建立血管入路（有手术经验的中心可选择经皮穿刺入路）；
  - 从对侧股动脉入路导入诊断导管放置于升主动脉；
  - 安全地建立跨越 TAA 的导丝通路；
  - 沿硬导丝放置血管内支架，隔绝 TAAA。放置第一个支架时控制血压在较低水平，以便精确放置并降低"风袋"效应；
  - 术毕造影确认 TAA 隔绝良好；
  - 缝合入路血管。
- 风险 / 并发症
  - 中风
  - 截瘫（0~4%）
  - 内漏
  - 死亡（2%）

胸主动脉瘤腔内修复术中脊髓的管理

　　胸主动脉瘤介入手术最可怕的并发症之一是截瘫。可采取以下措施降低这种并发症的风险并提高胸主动脉瘤腔内修复术的安全性。

- 在围手术期维持适当的平均动脉压（优化脊髓灌注压）；
- 脑脊液引流（维持脑脊液压力低于 10mmHg）；
- 避免不必要地覆盖左锁骨下动脉和髂内动脉；
- 如果需要覆盖左锁骨下动脉来创建锚定区，可行颈总动脉 – 左锁骨下动脉转流术。

胸主动脉瘤腔内修复术后监测

- 术后 30d、6 个月及每年需复查 CT。
- 术后需要终身监测主动脉。

补充步骤

　　目前，已经有新的方法来治疗最具挑战性的、不适合行开放手术的 Ⅱ 型和 Ⅲ 型 TAAs。

- 杂交手术：腹腔内脏动脉去分支加 TAAA 腔内修复。

- 带分支支架移植物：一种完全血管腔内修复方法，利用定制支架的内嵌分支匹配内脏血管，可以封堵更远的主动脉区域。

## 胸主动脉夹层

### 背　景

- 胸主动脉夹层（thoracic aortic dissection，TAD）是由胸主动脉内膜和中膜撕裂导致的胸主动脉壁真假两腔呈渐进性分离的状态。
- 撕裂口最常见于胸主动脉血流剪切力的最大部位：升主动脉的右侧壁或降主动脉的近心端。
- 主动脉破裂是主动脉夹层引起死亡的主要原因。

### 流行病学

- TAD 的发病率为每年每 10 万人中有 2.9~4.3 例。
- 升主动脉更容易受累，占病例的三分之二。
- TAD 最常见于 60~65 岁的男性。

### 病因和自然病程

- TAD 由胸主动脉壁的内膜和中膜的撕裂诱发。
- 中膜囊性坏死是 TAD 的特征性病理表现。
- TAD 病理进程可以概括为主动脉壁炎症、血管平滑肌细胞凋亡、主动脉中膜变性、弹性蛋白断裂，进而形成血管夹层。
- 夹层扩大的程度对评估预后和制定治疗方案至关重要。

### 危险因素

- 结缔组织病（如马方综合征）
- 高血压
- 已有胸主动脉瘤
- 高龄
- 性别（男女比为 5∶1）
- 违禁药物使用（如可卡因和安非他明）
- 二叶式主动脉瓣

### 临床表现

- 临床上有主动脉处胸痛和高血压要怀疑主动脉夹层的可能。

- 严重的、突发的和撕裂样疼痛；疼痛可向前放射到颈部或肩胛骨之间。
- 低血压或脉压增大提示可能存在活动性出血。
- 如果夹层累及主动脉弓上分支主干，则可能发生双臂血压不等。如果夹层累及肾动脉，则血压可能升高。
- 高达 20% 的患者会出现神经功能受损。

诊断检查

- TAD 的诊断需要结合病史和检查。
- 诊断 TAD 时，应综合分析病史、心电图和血液生物标志物（如肌钙蛋白和 D- 二聚体），排除心肌缺血和肺栓塞。
- 胸部 X 线检查可偶然检测到主动脉轮廓或管径异常，确诊要有明确的主动脉影像学检查结果。
- 疑似主动脉夹层患者的首选检查是 CTA。
- CTA 诊断降主动脉夹层的灵敏度超过 95%，特异性为 87% ~100%。
- 对于病情不稳、不宜进行 CT 扫描以及肾功能严重受损的 TAD 患者，经食道超声心动图是一个有效的检查方法。

分　型

- TAD 的分型基于夹层的形态和病程长短。
- 两种最常用的分型系统是 DeBakey 分型和 Stanford 分型（图 14.2）。
- 对 TAD 的描述可以概括为 DISSECT（该首字母缩写与"夹层"

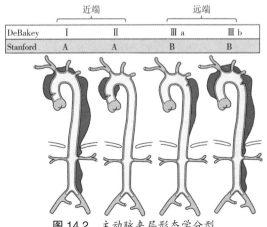

图 14.2　主动脉夹层形态学分型

一词发音相同），即病程（duration）、内膜撕裂位置（intimal tear location）、尺寸（size）、节段范围（segmental extent）、临床表现（复杂型/单纯型）（clinical presentation—complicated/ uncomplicated）、假腔血栓形成（false lumen thrombosis）。

- 症状出现后 2 周内，为急性夹层，超出 2 周的为慢性夹层。虽然人们逐渐认识到 TAD 发病后 2 周至 3 个月阶段为亚急性期阶段，但目前仍分类为慢性夹层。

## 治 疗

- 急性升主动脉夹层（A 型夹层）应尽早行手术治疗。
- 急性单纯型降主动脉夹层（B 型）可行药物治疗。
- 应用药快速控制血压和降低左室内压上升速率。
- 一线药物是静脉注射 β 受体拮抗剂（如拉贝洛尔），将收缩压控制在 100~120mmHg。这通常需要联合使用多种药物。
- 使用阿片类镇痛药缓解疼痛，以抑制交感神经对疼痛作出反应释放儿茶酚胺。
- 理想情况下，应给予患者高级别护理。
- 如果药物治疗效果满意，患者可口服抗高血压药物治疗，并规律复查 CTA 监测病情变化。

## 手术指征

当降主动脉夹层药物治疗失败时，需要手术治疗。手术指征包括以下方面。
- 主动脉破裂
- 主动脉先兆破裂
- 内脏灌注不良（肠、肾脏、脊髓或下肢缺血）
- 主动脉快速扩张（在急性期降主动脉扩张，直径 > 4.5cm）
- 复杂型夹层
- 难以控制的高血压
- 主动脉疼痛无缓解
- 慢性主动脉夹层（主动脉最宽处直径 > 6cm）

## 手术治疗

升主动脉夹层需要及时进行开放手术治疗。降主动脉夹层在需要手术干预时通常采取腔内支架治疗。

**升主动脉置换术**

手术操作分类代码 L18.1

- 开放手术修复仍然是治疗近端 TAD 的金标准。
- 手术需要置换升主动脉，通常需要在深低温停循环条件下进行。
- 手术修复的目标是切除原发撕裂的内膜，切除并修复升主动脉，封闭假腔，并防止夹层向下扩展。
- 开放手术围术期死亡率较高（高达 30%）。
- 手术存活希望不大的患者拒绝手术比例较高（高达 40%）。

**B 型主动脉夹层开放手术**

手术操作分类代码 L18.2

- 经左后外侧开胸，采用人工血管置换病变降主动脉。
- 单肺通气、完全肝素化、体外循环、深度低温、脑脊液引流和停循环都是必需的。
- 围术期死亡率高达 20%。

**B 型主动脉夹层腔内手术**

手术操作分类代码 L27.4

- 在治疗 TAD 时，腔内支架植入可防止夹层快速扩展、器官灌注不良综合征和失血性死亡。
- 根据螺旋 CT 重建影像规划选择支架。
- 关键的形态学指标包括入路、主动脉分支情况，锚定区的位置及其合适性。
- 胸主动脉支架输送系统通常不能经任何小于 6mm 的髂动脉导入。
- 关键的一点是在支架输送时应保证定位于真腔。
- 通过间断性血管造影并观察导丝和导管的走行可确保支架定位于真腔。
- 支架尺寸应仅超过管腔 0~10%。
- 避免球囊扩张和使用过大的支架，以防止进一步损害脆弱的血管内膜和扩大夹层。
- 大多数 B 型夹层仅需覆盖撕裂口处较短的主动脉节段（10cm）。

**开放手术和腔内治疗比较**

- 目前，没有随机对照实验正式比较这两种治疗方案针对匹配人群的优劣。

- 唯一的比较数据来自 meta 分析，其最新报告如下结果：
  - 相对于开放手术，胸主动脉腔内修复术的 30d 死亡率显著降低（OR 0.9；95% CI 0.09~0.39；$P < 0.001$）；
  - 两者在短期并发症方面无统计学差异，如截瘫（OR 1.16；95% CI 0.46~2.93；NS），卒中（OR 0.68；95% CI 0.2~2.29；NS），心肌梗死（OR 0.73；95% CI 0.14~3.69；NS）。

并发症

- 死亡。
- 中风：主要由于主动脉弓动脉粥样硬化栓塞，也可能由低血压引起。
- 截瘫：由于脊髓缺血。
- 肾衰竭：如果夹层累及肾动脉。
- 逆撕型 A 型夹层：发生于脆弱的主动脉内膜，夹层向近心端扩展需要外科手术治疗。
- 内漏：胸主动脉腔内修复术后疾病发展或支架移位引发，可再次介入治疗。

监　测

主动脉一旦发生夹层，其后会更容易形成新的夹层。夹层发生后应终身对主动脉进行监测。此外，血管发生夹层后，在手术修复部位上方或下方，薄弱的血管可发展为动脉瘤样变性。

- 每年进行 CT 监测。
- 也可根据个人情况量身定制监测方案。

补充步骤

主动脉夹层可扩展到整个主动脉并跨过内脏分支，这时需要进行开放手术修复、风险高或者采用创新性的血管内治疗方案。

- 内脏动脉可以通过连接在髂总动脉或升主动脉的人工血管移植物进行灌注，这有利于对累及这些内脏动脉分支的动脉瘤 / 夹层实施腔内隔绝术。

（梁振兴　冯建宇　张　超　陈文生　译）

# 第 15 章

# 腹股沟下血管重建术

○ 治疗慢性缺血的腹股沟下血管重建术

○ 股总动脉内膜剥脱术

○ 膝关节上股动脉 – 腘动脉旁路术

○ 膝关节下股动脉 – 腘动脉旁路术

○ 股动脉 – 远端动脉旁路术：概述

○ 股动脉 – 远端动脉静脉移植物旁路术

○ 股动脉 – 远端动脉 PTFE 及静脉移植物序贯旁路术

○ 股动脉 – 远端动脉 PTFE 和静脉复合移植物旁路术

○ 用 PTEE 和静脉袖套行股动脉 – 远端动脉旁路术

○ 腘动脉瘤

○ 经后方入路的腘动脉瘤旁路术

○ 经内侧入路的腘动脉瘤旁路术

○ 股动脉切开取栓术

○ 腘动脉切开取栓术

○ 筋膜切开术

○ 筋膜室切开减压术

○ 腘窝陷迫松解术

○ 腹股沟下动脉球囊扩张和支架植入术

○ 髂动脉球囊扩张和支架植入术

## 治疗慢性缺血的腹股沟下血管重建术

- 血管重建术适用于影响生活质量的间歇性跛行患者（保守治疗无效）和患有可重建血运的重度下肢缺血患者。

- 股总动脉内膜剥脱术和膝上的股动脉 – 腘动脉旁路术风险较低。

- 当旁路末端吻合位置向膝下延伸时，流出道血管会更细、移植物会更长、手术时间更长且手术要求更高，手术的风险就更大。

- 膝下动脉或小腿血管的移植物吻合适用于缺血性静息痛或组织丢失风险高的患者。

- 股总动脉内膜剥脱术或术中髂血管成形术常与以下手术联合施行：股 – 股动脉旁路术或股 – 远端动脉旁路术，这样可扩大流入道。

- 广泛的下肢动脉粥样硬化常合并心脑血管广泛的病变，这也体现在不同转流术的死亡率上：股 – 远端动脉旁路术的死亡率（10%）高于膝上 / 膝下股 – 腘动脉旁路术的死亡率（2%~5%）。

### 备选非外科手术治疗

- 跛行患者的保守治疗包括良好的综合治疗（抗血小板药物、他汀类药物、血压控制、戒烟）。应为所有间歇性跛行患者制定有监督的锻炼计划（见第 5 章）。

- 对于下肢缺血行血管重建的患者，腔内治疗较外科治疗比例显著升高。腔内技术包括经皮血管成形、内膜下血管成形、药物涂层球囊、裸支架或药物洗脱支架的成形术。短段病变、硬化病变比闭塞性病变效果好，腹股沟上节段性病变比腹股沟下病变效果好。

- TASC 指南推荐腹股沟上或腹股沟下的 A/B 类病变行腔内治疗。随着近年来腔内技术的发展和经验的累积，腔内治疗已成为其支持者的首选，甚至对于 TASC D 级病变也是优先考虑。

- 在髂动脉段，"荷兰髂动脉支架试验"结果支持对狭窄性病变行一期腔内成形术（选择性地植入支架），但对于慢性髂动脉闭塞通常直接行一期支架植入术。

- 腹股沟以下动脉的通畅率取决于需要处理的病变的长度（表 15.1）。内膜下成形与真腔内成形的再闭塞率相近。与传统球囊相比，紫杉醇药涂球囊的出现降低了再狭窄率。

- 股浅动脉闭塞性病变行支架（金属裸支架或药涂支架）植入治疗的

数量日益增多。而且现在已经研发出用于小腿段的支架。一个近期的研究显示支架植入比球囊扩张成形术的 1 年再狭窄率显著降低。

- 对于股腘动脉，一些近期研究显示药物洗脱支架早期结果是好的，但尚缺乏远期研究结果或性价比资料。

## 术前检查

- 成功的下肢血管旁路术需要有理想的流入道，合适的移植物和良好的流出道。利用多普勒或者血管造影（经股的 CT 或 MR）决定近端及远端吻合位置。通过多普勒可能发现被血管造影遗漏的、通畅的远端动脉。有时候台上造影可以证实远端血管是否适合血管旁路移植。
- 静脉定位标记（见第 11 章）。
- 追踪近期所有皮肤溃疡或拭子培养的结果，以确定有无感染存在，因为这可能影响预防性使用抗生素的效果。

表 15.1　重度肢体缺血患者腹股沟下旁路术的 1 年及 5 年移植物通畅率

| | 一期（二期）通畅率 | |
| --- | --- | --- |
| | 1 年 | 5 年 |
| 膝关节上 PTFE | 76%（80%） | 48%（54%） |
| 膝关节上 静脉 | 83%（87%） | 69%（71%） |
| 膝关节下 静脉 | 84%（87%） | 68%（77%） |

- 如有皮肤溃疡，应做足部 X 线检查以确定有无骨髓炎，而骨髓炎是在旁路术的同时做足部手术的适应证。如果临床高度怀疑有骨髓炎，而足部 X 线检查结果为阴性，则应做 MR 检查。
- 常规心功能检查包括临床评估和心电图（通常不需要做负荷超声成像等检查）。一个心功能差的患者即使能耐受 4~8h 的血管外科手术，其心脏也很难为远端的血管移植物供应血流。
- 呼吸功能。临床评估包括患者平躺的能力（或至多垫上 3 个枕头），因为尽管呼吸功能差的患者可用硬膜外麻醉来降低手术风险，但患者也必须在术中平躺以保证腹股沟区的操作（如果血管移植物从股总动脉开始）。
- 血液学检查：查尿素氮及电解质，空腹血糖，交叉配血，备血 2 单位。

器械和设备

- 确认有合适的手术台且术中可以造影。如有需要，摆好体位以便术中行血管造影。
- 带有无菌探头的多普勒仪器（无菌的腹腔镜袋）。
- 备血管移植物。
- 取栓导管。

术中血管造影术

- 动脉切开处插入血管鞘（6F）造影显示流出道情况。
- 如要检查一段闭塞的动脉或移植物，阻断钳近端阻断后，可插入21G 的蝶形穿刺针造影。
- 肝素盐水冲洗以确认没有漏出，才可以注射造影（在 X 线下造影剂漏出使手术野模糊不清）。
- 将 C 臂机器定位在注射区域。
- 确认手术室内的全体人员（包括外科医师）有充分的铅辐射保护。
- 用 10mL 注射器按照 50：50 将造影剂（碘帕醇或类似药剂）与生理盐水混合。
- 用 C 臂机器造影时注入少量造影剂。
- 多次操作直到将血管流出道显示至足部水平。将注入造影剂的总量限制在 15mL 以内。
- 在血管造影中发现移植物管腔狭窄，则提示移植物内、远端吻合口处或流出道存在 扭曲或外在压迫、血栓或碎屑。
- 用 10mL 肝素盐水冲洗导管或穿刺针以除去造影剂。如果是用穿刺针，可围绕穿刺处作 "Z" 字缝合，拔除针时收紧缝线，解除近端阻断时打结确认止血。

血管移植物内血流欠佳的处理方法

- 如移植物有搏动，可在近端吻合口的下方作术中血管造影。
- 如果移植物内有血栓，则将其在远端吻合口上方横行切开，向近端送入 3F 或 4F Fogarty 取栓导管（根据动脉的大小选择）以清理管腔、恢复血流。如果倒置的静脉移植物的瓣膜阻挡了导管通过，就需要在近端吻合口附近横行切开移植物，然后用肝素生理盐水冲洗移植物。将 Fogarty 取栓导管向下送过远端吻合口进入流出道动脉，并尽量伸向远端以取出任何阻塞远端流出道动脉的血栓或碎片。用肝素盐水冲洗远端动脉，如有阻力，应做术中血管造影以确定原因。

- 除非流出道不好，否则血管移植物不能改善肢体灌注就一定有原因。这些原因可能如下。
  - 移植物的旋转、打折和外在压迫；
  - 移植物长度不够而导致远端吻合口张力过大；
  - 吻合技术差，导致远端吻合口狭窄；
  - 流出道动脉内有漂浮的内膜片；
  - 血栓或动脉粥样斑块碎片阻塞了移植物或流出道；
  - 所用静脉移植物太小；
  - 原位移植的静脉未处理属支或未切除瓣膜；
  - 抗凝不足；
  - 肝素诱发的血小板抗体（见肝素诱导的血小板减少症）。

### 手术末期的评估

- 远端有动脉搏动吗？如无，多普勒检查能否探及血流信号？如无，那在血管移植物上多普勒能否探及血流信号、信号有多强？如移植物血流差或没有发现远端血流，应考虑在患者离开手术台前重新手术探查。
- 足部的颜色是淡红色吗？皮肤温暖吗？其颜色变差提示移植物无效。应注意，即使移植物很好地发挥作用，如果患者血容量不足或体温低，那么足灌注的改善还需要一些时间。
- 血压满意吗？如果血压低，心电图是否有心肌缺血的表现。如怀疑有，但不明确，可测血清肌钙蛋白。如果没有新发生的心肌缺血的证据，患者是否需要增加灌注量以改善血循环。
- 查血红蛋白。长时间的手术可能有大量失血、但没被觉察到，而老年患者对此不能耐受。如果血红蛋白低（< 9g/dL），应及早输血。

### 术后指导与管理

- 24 小时内维持静脉输液和给氧。
- 在第一个 24 小时内，要经常检测脉搏、血压、体温和氧饱和度。
- 在第一个 24 小时内，以触诊或多普勒检测足部动脉搏动和检查足颜色，每小时一次；之后每4小时一次。同时评估足的运动和感觉功能。上述指标如有恶化，应立即报告，因为被血栓阻塞的静脉移植物只有在血栓形成后的几小时内接受再手术才能得以挽救。

- 如果血管移植物情况不稳定（例如所用的静脉质量差、术中形成过血栓而重作手术、心脏功能差或不稳定者），则术后要足量肝素化，除非存在严重的出血问题；静脉输入肝素比皮下注射低分子量肝素更容易控制术后发生的切口出血；持续48小时后决定是否停止肝素化或换用华法林（可根据多普勒对移植物的评估结果）。

- 如果已经意识到血管移植物处于高风险期，出院前应安排多普勒检查。制定2年的随访计划，术后6周内行第一次多普勒检查。

### 主要的危险

- 死亡率为2%~10%，取决于相关合并症。
- 心肌梗死：见前文。
- 移植物阻塞及肢体坏死。
- 偶尔有腹股沟处吻合口出血，常与感染有关。
- 腹股沟或其他伤口感染，尤其有远端皮肤溃疡作为感染源时易发生。
- 术后患肢水肿常见，通常因为患肢的再灌注，会持续多月；鉴别诊断包括深静脉血栓形成。

## 股总动脉内膜剥脱术

手术操作分类代码　L60.1, 补片成形；L60.2，无补片成形

### 手术适应证及需要的条件

- 导致肢体的缺血症状和体征的股动脉节段性闭塞或重度狭窄。由于腹股沟韧带和股深动脉由此发出，在这段动脉做球囊血管成形术或植入支架效果不佳。相反，开放手术简单直接、效果很好。

- 至少保留股深动脉作为流出道。如果股深动脉起始部阻塞但病变短且远端条件好，则可将内膜剥脱术延伸至股深动脉以解除阻塞，将股总动脉补片延伸至股深动脉起始部使其管腔扩大，以保证有良好的流出道。

- 如股深动脉条件差而股浅动脉闭塞，在腘动脉通畅的情况下需要同时做股动脉–腘动脉旁路术以维持股总动脉通畅。

- 除了明确股总动脉是否通畅外，还要判断单纯股总动脉内膜剥脱术能否足以增加血流。如患者只是跛行，则仅做该手术可能达到目的，但重度缺血的患者需要从两个层面来纠正病变。除非对影响患肢的主－髂动脉病变做了血管成形术或旁路术，否则单纯的股总动脉内膜剥脱术可能不足以改善血流供应。传统观念认为血管内有顺畅的血流才能促进组织愈合。

## 麻醉、准备和铺巾

- 可选择全身麻醉、硬膜外麻醉，或局部浸润麻醉。
- 能做主－髂动脉 X 线扫描的手术台，以备术中行髂动脉腔内成形。
- 导尿。
- 动／静脉通道以维持输液、给药和必要时的输血。
- 静脉输注预防性广谱抗生素，特别在需要使用补片时。
- 显露腹股沟韧带以上至大腿中部的肢体，备皮消毒。如果流入道存疑，需消毒对侧腹股沟区域，为股－股动脉旁路术做准备，并告知放射科医师可能需要做术中血管造影。如流出道存疑，则需消毒踝关节及其以上的整条腿，并将足置于透明的小肠袋中，以备做旁路术。

## 切口和入路

采用垂直切口或斜切口（见股总动脉显露）。将切口延长至腹股沟韧带以上是没有意义的，远端髂外动脉病变可以在腹股沟区处理。如果髂外动脉内膜剥脱段较长，则可能要离断腹股沟韧带。

## 手术技巧

1. 显露并控制股总动脉、股浅动脉及股深动脉，沿股总动脉头端提起腹股沟韧带以显露髂外动脉直至动脉前方无明显病变。动脉后壁粥样硬化灶常延伸至血管表面，触摸呈"U"形。在腹股沟韧带水平可遇见旋髂浅动脉和阴部外动脉，可游离结扎或用 0 号线双重悬吊控制。在腹股沟韧带上方有旋髂深静脉经过动脉，应将其游离结扎以防止难以处理的出血。

2. 如果准备做股深动脉成形术，应将其游离直至分叉处并将其分支悬吊。股深静脉在股深动脉起始部与之相交，应将其仔细游离并结扎以充分显露股深动脉。

3. 静脉给予肝素 70U/kg。

4. 可用小沙丁钳或匙钳行髂外动脉阻断，于腹股沟韧带下方的动脉后方尽可能高位阻断，按从前壁到后壁的方向阻断动脉，这样可防止硬化斑块的破裂损伤动脉壁，然后阻断远端血管。

5. 纵向切开股总动脉。如可扪及病变灶，就只将动脉切口延至病变灶的上方；否则就切开整段股总动脉。如果要将股深动脉作为流出道，则将切口折向股深动脉，并延伸至正常血管壁的部位（图 15.1）。

6. 行标准股总动脉内膜剥脱术。如果髂外动脉远端流入道存在明显的狭窄，可从下方将斑块环形游离并用 Roberts 钳或类似的器械将其剥脱，在操作结束后松开髂外动脉阻断钳。通常斑块在钳夹时会破碎，而此处即为内膜剥脱术的近端。可将 Roberts 钳反复伸入近侧以取出其他松动的斑块，动作要轻柔，直至流入道满意。

7. 如果流入道仍不满意，可行术中血管造影，做髂动脉成形术和（或）支架植入或股 – 股动脉旁路术。

8. 必要时可将内膜剥脱延伸至股深动脉，但务必保证远端结束点管腔光滑，否则需要做内膜固定。

9. 可用补片关闭动脉切口。补片可选静脉（腹股沟区大腿前侧静脉或大小合适的分支静脉或者大隐静脉近端）或内膜剥脱后的股浅动脉，或者选用人工血管（Dacron 或 PTFE）。

10. 在有些病例中，从腹股沟韧带处到股总分叉或股深动脉起始处（股浅动脉闭塞情况下）的股总动脉置换可能更快更容易。用于置换

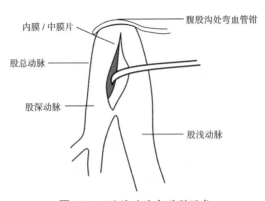

**图 15.1 股总动脉内膜剥脱术**

的血管可以是静脉、剥脱内膜的股浅动脉、PTFE 或 Dacron 血管。

11. 有效止血。如果术中离断过腹股沟韧带，则需要重建腹股沟韧带。留置引流管，特别是腹股沟既往做过手术。

## 术后指导

患者术后返回病房，第二天可活动，2~3d 内回家。给予有效药物治疗，尤其是使用抗血小板药物和他汀类药物治疗。

## 随　访

无须特殊随访。

# 膝关节上股动脉 – 腘动脉旁路术

手术操作分类代码　择期：L59.2（人工血管），L59.3（静脉）；急诊：L58.2（人工血管），L58.3（静脉）

## 手术适应证及需要的条件

- 因股浅动脉闭塞导致的重度缺血或小腿跛行。
- 外科手术通常在以下情况下施行：最大限度地行保守治疗无效，血管成形术无法实施或已失败。
- 必须有良好的流入道到股总动脉。
- 膝关节以上的腘动脉通畅，流出道的最低要求是有一条通达足部的连续的动脉。

## 可选用的血管

- 静脉（见 11 章）。一种方法是"原位"移植大隐静脉，即结扎其属支、用瓣膜刀将静脉瓣膜毁损，但这种方法会在大隐静脉从浅入深到达腘动脉时严重成角，尤其是粗腿患者。
- 如有开放的溃疡或远处感染时，应尽量避免使用人工血管，这点很重要。
- 没有感染时，有的外科医师常规使用 PTFE（保留静脉以备将来使用，且手术更快、更容易）。采用静脉和 PTFE 实施的膝关节上股动脉 – 腘动脉旁路术的 1 年通畅率是相似的（表 15.1）。

## 麻醉、准备及铺巾

- 全身麻醉或区域麻醉（硬膜外麻醉）。

- 静脉及动脉插管以便给药、维持输液及输血。
- 导尿。
- 预防性静脉输入广谱抗生素。
- 显露腹股沟上方的下腹部，以及踝关节以上的整个肢体。
- 剃除腹股沟区、大腿内侧及小腿的体毛。
- 消毒准备，沿腹股沟韧带上方的腹股沟区及足部近侧的整个肢体铺巾，将足置于无菌的小肠袋中。
- 术前最好使用多普勒在皮肤上描记大隐静脉走行，从而确保获得最佳切口。
- 如需从对侧下肢获取静脉，需按相同方法准备对侧肢体。

### 切口及入路

经腹股沟切口显露股血管（见股总动脉显露）。经大腿内侧入路显露膝关节上腘动脉（见腘动脉显露）。沿大隐静脉走行做间断或连续切口获取需要长度的大隐静脉。

### 手术操作

1. 悬吊股总动脉、股浅动脉及股深动脉。触摸股总动脉搏动以确认有足够的流入道。

2. 悬吊膝上腘动脉，悬吊处多选在有明显病变动脉的远端。细心解剖避免损伤附近腘静脉及其属支。

3. 如果担心流出道血管，最好行术中造影。必要时行动脉切开及内膜剥脱直到远端动脉出现管腔。如果一直到腘动脉都没有找到合适的流出道节段，可以考虑膝下血管搭桥。

4. 一旦动脉旁路所需移植物的长度（远端达腘动脉切开处）确定后，可切取静脉或切取同长度的直径 8mm PTFE 人工血管，如用静脉原位移植，见原位静脉旁路移植（图 15.2）。

5. 用隧道器在缝匠肌深面做一从腹股沟至远端切口的隧道。将血管移植物（如为静脉，需要倒置）置于隧道内。

6. 静脉注入肝素 70U/kg。

7. 阻断腹股沟处的动脉，在股总动脉上做一长约 12mm 的纵向切口，尽可能避开明显的斑块。用肝素盐水冲洗显露的管腔。松开股总动脉阻断钳约 1s 以检查近端血流。如血流欠佳，可能需要通过行股总动脉

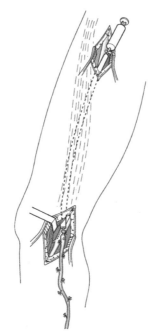

**图 15.2** 经深部隧道（缝匠肌深面）的腹股沟下旁路术

近端 / 髂外动脉远端内膜剥脱术来改善。若无法建立良好的流入道，则应在行腹股沟下旁路术前可考虑先行髂动脉成形或者股 – 股人工血管转流。

8. 将移植物近端修剪成竹叶状，用 5/0 Prolene 线将其与股总动脉做端侧吻合。

9. 在靠近吻合口处阻断移植物（不能在恢复血流前让过多的血液留在人工血管内形成血栓）并松开动脉的阻断钳。如吻合口有明显出血，可重新阻断进行修补。

10. 在腘动脉上做长约 10mm 纵向切口（除非已经切开），并用肝素盐水冲洗。

11. 将血管移植物修剪至适当长度（将其牵直，但张力不能太大），其长度恰好到达远端吻合口。将移植物末端修剪成斜面。如为获得良好的流出道，延长的动脉切口，可考虑用静脉片修补关闭近端切口，这样移植物的斜面就不用太长。

12. 用 5/0 或者 6/0 Prolene 线将移植物与腘动脉端侧吻合。在缝最后 2 针前松开近端阻断钳以冲洗移植物。

13. 松开腘动脉近端的阻断钳（使任何残留的碎片不会进入远端肢体）并解除移植物的阻断钳。几秒钟后松开腘动脉远端阻断钳。

14. 触摸腘窝及足部的动脉搏动，检查足颜色。如术前影像检查提示有直达胫前动脉或胫后动脉的血流，就应该能触到这些动脉搏动。如果血流是通向腓动脉的，至少足部有一条动脉多普勒信号良好。如果对移植物功能有疑问，术中可做近端吻合口至足部的血管造影复查。

15. 分两层缝合切口，用 2/0 薇乔缝线缝合皮下组织，用 3/0 单乔缝线作皮内缝合。必要时切口处行负压引流。

## 膝关节下股动脉－腘动脉旁路术

手术操作分类代码　　择期：L59.2（人工血管），L59.3（静脉）；急诊：K58.2（人工血管），L58.3（静脉）

### 手术适应证

- 股浅动脉和腘动脉的阻塞性疾病导致的重度缺血。
- 该手术的通畅率低于膝关节上旁路术，故仅适用于严重缺血患者。

### 可用的血管移植物

- 静脉移植物的通畅率相对较高（倒置移植或原位移植）。
- 如四肢没有合适大小或长度的静脉可用，则选用带静脉袖套的 PTFE 人工血管，详见"股动脉－远端动脉带静脉袖套的 PTFE 人工血管旁路术"。

### 麻醉、准备及铺巾

同膝关节上旁路术（膝上股－腘动脉旁路术）。

### 切口及显露

- 取腹股沟斜切口或垂直切口，显露并悬吊股总动脉、股浅动脉及股深动脉（见股总动脉显露）。
- 取膝关节下内侧切口，显露膝关节下腘动脉（见腘动脉显露）。

### 手术步骤

与膝关节上股动脉－腘动脉旁路术相似，但应注意以下几点。

- 对手术可行性存疑的病例，可考虑先显露远端动脉探查流出道。
- 在显露腘动脉时应小心保护大隐静脉。
- 在切取所需长度血管移植物时要确定膝关节是伸直的。
- 移植物隧道可位于皮下或缝匠肌深面。要想原位移植有好的效果，需要分开肌腱为浅表走行的移植物创造满意的空间，并使移植物经浅层向深层与动脉吻合时的成角不会超过膝上吻合时的成角。
- 用 6/0 Prolene 线行远端吻合。
- 术毕，最好做血管造影确认移植物及流出道效果是否满意。

## 股动脉－远端动脉旁路术：概述

手术操作分类代码 择期：股－胫，L59.4（人工血管），L59.5（静脉）；股－腓，L59.6（人工血管）；L59.7（静脉）。急诊：股－胫，L58.4（人工血管），L58.5（静脉），股－腓，L58.6（人工血管）；L58.7（静脉）

### 手术适应证及需要的条件

- 在以下四个标准均满足时可考虑手术。
  - 患肢存活受到威胁（有静息痛、坏疽或缺血性溃疡）。
  - 有影响小腿动脉的腹股沟下动脉病变和(或)股浅动脉及腘动脉病变。
  - 有良好的流入道（即首先处理主动脉－髂动脉病变。如果只有静息痛症状，也许不必做远端旁路术）。
  - 在小腿或足部有一条远端动脉能为移植物提供通向足部的流出道。
- 若有足够的静脉可用，自然为首选；但在绝对需要的情况下可以用PTFE（带袖套）。

### 股动脉－远端动脉旁路术可选方式

- 近端吻合通常在股总动脉水平，因为病变部位常在股浅动脉、也可能在更远处，特别是糖尿病患者；如果近端股总动脉外观良好，则病变部位就在股浅动脉或腘动脉。如果静脉移植物长度不能达到股总动脉时，游离闭塞的股浅动脉，从其始发处向下分离3cm，行内膜剥脱术，为静脉移植物创造流入道。
- 远端吻合通常在可为足部提供流出道的小腿或足主要动脉的最近心端处（即使该动脉不能到达足部，只要能为足部提供流出道就可以，如腓动脉）。

- 移植物材料
  - 理想的移植物是单根、足够长度的静脉，用于原位移植（切除瓣膜并结扎属支）或倒置移植。
  - 如静脉移植物长度不够且腘动脉有一节段是通畅的，可考虑在股总动脉及腘动脉之间用 PTFE 血管作旁路术，之后接着用静脉移植物从腘动脉向远端做旁路术。
  - 如静脉长度不够且腘动脉不通，可考虑用 PTFE 静脉复合移植物，PTFE 血管位于近端。
  - 如几乎没有可用的静脉，可考虑使用 PTFE 血管，在其远端吻合处加上静脉袖套。

## 麻醉、准备及铺巾

同膝关节上股动脉 – 腘动脉旁路术（见膝关节上股动脉 – 腘动脉旁路术）。

## 切口及入路

- 取腹股沟斜切口或纵切口显露股总动脉 / 近端股浅动脉。
- 远端血管的操作见 12 章。

## 股动脉 – 远端动脉静脉移植物旁路术

1. 在腹股沟韧带附近悬吊股总动脉，在分叉处悬吊股深动脉及股浅动脉。

2. 显露所选择的远端血管（见 12 章）并充分游离，使之可以放置 2 根间隔 1.5cm 的细硅胶悬吊带；也可以选择 Esmarch 止血带。

3. 显露腹股沟区的大隐静脉及其以远部分，直到满足所需要的长度，再确定是采用倒置的静脉移植或是原位静脉移植。如大隐静脉取自对侧肢体，通常采用倒置移植。如果静脉偏小（直径至少为 3mm），则做原位移植并将其细小远端与小动脉吻合以减少血管之间大小差异。否则，就需要外科医生根据自己的经验来选择。

## 倒置的静脉移植旁路术

4a. 游离静脉至所需长度，通过沿静脉走行的一串短切口将其显露，将切口间的皮肤提起以游离切断静脉的属支，用 3/0 薇乔结扎属支断端的主干侧，同法处理断端另一侧或用结扎钳夹闭。

5a. 在大隐静脉 – 股静脉汇合处及其远侧分离出静脉，游离作为移植物的静脉段。切取静脉，将其置于混有 30mg 罂粟碱的盐水中。将静脉放入托盘或无菌物品车上，操作时光线要良好，在移植物远端置入插管，用盐水轻柔地冲洗移植物同时压闭其近端，寻找有无漏水处，被忽视了的漏水的属支可用 3/0 丝线结扎。如静脉有小裂口，可 6/0 Prolene 线做 "Z" 形缝合修补。

6a. 用隧道器在股总动脉及远端吻合处之间做隧道。如移植物要与小腿上端的胫后动脉或腓动脉吻合，通常在大腿的缝匠肌深面做一隧道，然后在远端从小腿切口穿出。如吻合口在踝关节处的胫后动脉或足背动脉，则将隧道器全长穿过皮下从小腿下端内侧穿出，必要时用主动脉钳延长隧道。如移植物要与胫前动脉吻合，可在大腿前内侧做隧道，然后向下通向小腿外侧，通常可用隧道器完成；另外，也可用隧道器先将隧道延伸至膝下腘动脉区域（经缝匠肌深面），然后用主动脉钳将隧道经骨间膜通向胫前动脉浅面的皮肤切口，该隧道更短一些，适用于短的移植物。一旦打好隧道，即可实施肝素化（70U/kg，静注）（图 15.2）。

7a. 将倒置的静脉植入隧道，不能扭转。阻断股总动脉、股浅动脉及股深动脉。作股总动脉纵向切口，长约 1cm。将移植物近端修剪成竹叶状。用 5/0 Prolene 线进行吻合，从移植物端的后跟处开始，连续外翻缝合完成吻合。

8a. 松开腹股沟血管处的阻断钳，在移植物远端检查流出道血流情况。如全身血压正常，应该有能达到小腿的喷射性血流。然后在腹股沟处阻断静脉移植物。

9a. 在接受吻合的动脉段两端放置狗头钳或 Heifitz 钳，也可以在其两端用硅胶带双重悬吊收紧以阻断动脉。在接受吻合的动脉段做一长 6~8mm 的纵向切口（根据移植物的大小决定）。冲洗远端血管以确认流出道良好。如有局部病灶，则需做内膜剥脱术。裁剪移植物远端使其长度达到吻合处，并将其修剪成竹叶状。用 6/0 Prolene 线将静脉与动脉端侧吻合。松开近端阻断钳或近端悬吊带，稍后再松开腹股沟处的移植物阻断钳，这样任何血凝块就不会流向远端。约 10s 后松开远端阻断钳。触摸远端动脉搏动并查看足颜色的变化。

10a. 如果有问题，做一次全程造影，方法同前。术毕做血管造影，在移植物、吻合口及流出道处的任何血流淤滞都应此时处理，以预防早期移植物堵塞。

注意：必要时可用 6/0 Prolene 线将大隐静脉、小隐静脉（lesser saphenous vein，LSV）或上肢静脉等 2~3 条静脉行端端斜口吻合成一条足够长的血管（需确认所有静脉的瓣膜均处于同一功能方向），用于倒置的静脉旁路移植物。如要用小隐静脉，通常开始时患者取俯卧位以便于手术获取该静脉，随后将患者翻身（重新准备和铺巾）以完成手术的其他过程。

## 原位静脉旁路移植物

4b. 沿大隐静脉走向做一组小切口显露该静脉。结扎或用结扎钳处理所有属支，保持其连续性。显露隐股交界处（saphenofemoral junction，SFJ），包括股总静脉。

5b. 用狗头钳或 Heifitz 钳在大隐静脉头端附近将其阻断。在 SFJ 处用小弯钳阻断以确保移植物有最大的长度（达到股总动脉的切开处），紧贴阻断钳切断大隐静脉。用 4/0 Prolene 线连续缝合近侧断端，缝线的一端用皮头钳固定，在阻断钳下方来回缝合股静脉端，收紧缝线，松开阻断钳，沿缝合处再次缝合切口缘，最后打结固定。大隐静脉的切缘成为罩状，要大到足以满足吻合需求；但如果太小，可在移植物上做纵向切口使之扩大（图 15.3）。

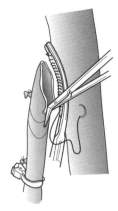

**图 15.3　在大隐静脉根部做袖套**

6b. 静脉给予肝素 70U/kg。

7b. 在腹股沟韧带处阻断股总动脉，并在起始部阻断股浅动脉及股深动脉。在股总动脉上做纵向切口，要确保大隐静脉的头端可达到该切口，必要时可离断大隐静脉在大腿的属支，这样可轻度上提大隐静脉。用 4/0 Prolene 线连续吻合大隐静脉与动脉切开处，以降落伞法从后跟处开始吻合（图 15.4a）。吻合毕，松开所有阻断钳（包括静脉阻断钳），检查血流情况。静脉移植物应该是扩张的和有搏动的，这种状态应延续至第一个有功能的静脉瓣处。

8b. 将显露出的大隐静脉远端切断，使其长度超过远端吻合口 2~3cm。将瓣膜刀送入静脉，向上深入，直至触摸静脉壁时感觉到它抵达腹股沟吻合口处。轻轻回退瓣膜刀以保护吻合口缝线，如有必要，可依据瓣膜刀的具体使用方式开始破坏瓣膜。向下沿移植物缓慢回退瓣膜刀。术者可感觉到瓣膜刀每一次在静脉瓣膜处的卡顿，以及随后瓣膜切毁后的通过感，继而瓣膜刀顺利通过（图 15.4b）。从静脉退出瓣膜刀。如所有瓣膜被切毁，在静脉远端应有良好的搏动性血流，但经常需要进行 1~2 次的上述轻柔操作才能获得良好的血流。移植物内的血流也可被静脉属支分流而减弱，所以可沿移植物检查有无遗漏未处理的属支。

9b. 在腹股沟处的移植物上安置阻断钳（如移植物远端有持续性出

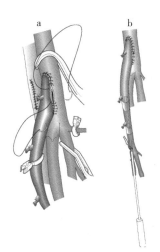

**图 15.4**　股动脉 - 远端动脉原位静脉移植旁路术。a. 近端吻合；b. 切毁瓣膜

血，则提示有未结扎的属支）。必要时游离静脉使之可经皮下隧道到达远端吻合口（弯主动脉钳可用来打隧道，并用其齿部顶端将移植物从隧道中拖出）。在远处动脉拟做吻合处的两端置阻断钳或双重悬吊并收紧。根据动脉的大小在其上做一 0.6~1cm 的纵向切口。在静脉移植物末端紧邻动脉处做纵向切口使其成为罩状，使得静脉末端切开处以平滑的线状到达动脉切口的近端，避免了移植物在膝部伸展时发生扭曲或张力过大。将静脉末端修剪成竹叶状，用 6/0 Prolene 线连续缝合做静脉–动脉端侧吻合。移除近端动脉阻断钳及腹股沟处的移植物阻断钳以冲去小腿远端的碎片。约 10s 后移除远端动脉阻断钳，触摸移植物及远端动脉搏动。

10b. 如果担心移植物的通畅情况，则术中行血管造影，方法同前。通过系列造影将穿刺点以下的移植物全程显影，查看有无移植物扭曲或仍存在的静脉瓣膜残片、有无未结扎的属支、远端吻合口的情况以及远端流出道的情况。标记仍存在的属支位置并予以结扎。如果移植物、吻合口或远端流出道有血流淤滞，必须在此阶段处理以防早期移植物堵塞。

## 股动脉–远端动脉 PTFE 及静脉移植物序贯旁路术

该手术需要以下条件：部分腘动脉是通畅的，膝关节上或膝关节下的腘动脉均可；并且有足够长的静脉移植物连接腘动脉至远端动脉（图 15.5）。

1. 显露并悬吊以下血管：腹股沟的股总动脉 / 股深动脉及股浅动脉、膝关节上或膝关节下腘动脉（经内侧入路）及远端吻合处的动脉。

2. 切取可用的静脉，其长度足以从腘动脉达到远端动脉。

3. 用隧道器从腹股沟至膝关节附近切口作缝匠肌深面的隧道，植入直径 6 或 8mm 的 PTFE 人工血管（根据远端血管的大小选择）。用隧道器或弯主动脉钳在腘动脉与远端吻合动脉之间做隧道，留下隧道器套筒或一条带子作为标记。

4. 静脉注入肝素（70U/kg）。

5. 在腹股沟处阻断动脉。于腹股沟处动脉长 1~1.2cm 的纵向切口（根据移植物大小决定）。在 PTFE 血管末端置 Roberts 或类似的弯钳，沿弯钳的移植物侧切开，从而做成一个与动脉切口匹配的袖套。用 4/0

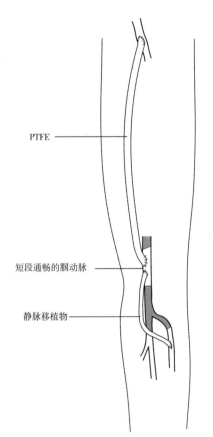

PTFE

短段通畅的腘动脉

静脉移植物

**图 15.5** 股动脉－远端动脉 PTFE 及静脉移植物序贯旁路术

Prolene 线做 PTFE 血管与动脉的连续吻合，从移植物端后跟处开始。在吻合口下方阻断移植物，松开动脉阻断钳。PTFE 血管的针眼往往会短时间地出血，故用纱布将吻合处包起来。

6. 术野转向腘动脉，在拟作吻合的血管段两端置阻断钳，阻断钳之间至少得留出 4cm 的通畅血管段来作吻合。在显露的腘动脉上段做一长 1~1.2cm 的纵向切口，记住需要在其下方进行静脉移植物的吻合。可能需要至少在吻合口下方做局部的动脉内膜剥脱术以扩大管腔，因为即使动脉是通畅的，动脉硬化病变也往往较重。如第 5 步，将 PTFE 血管末端作成有弧度的接口。用 5/0 Prolene 线行 PTFE 与腘动脉连续吻合，方法同前。

7. 正确放置阻断钳，继而进行第二条移植物的操作，将倒置的静脉移植物植入隧道。在前一次腘动脉切口的下方做一纵向切口，长约 1cm（根据静脉的大小而定）。将静脉近端修剪成竹叶状与动脉用 5/0 或 6/0 Prolene 线做连续吻合，方法同前。不松开阻断钳，因为不能让血液淤积在 PTFE 血管内，否则容易形成血凝块。血流在完成远端吻合前，没有或者仅有少量血液流出。

8. 将静脉移植物轻轻拉至远端切口处，使其顺直、但没有绷紧（如果中间的吻合口位于膝关节上腘动脉，则记住要伸直小腿来调整移植物长度）。在接受吻合的远端动脉段游离出 2cm 长度，在其两端双重悬吊或放置狗头钳或 Heifitz 钳，根据静脉大小做一长 7~10mm 的动脉切口。修剪静脉末端以形成一个袖套。将静脉与动脉用 6/0 Prolene 线连续吻合。

9. 所有吻合完毕后，松开所有阻断钳，这样从腹股沟的血流可持续地通向远端吻合口。检查有无出血，必要时重新阻断并修补。但记住 PTFE 血管的针眼往往有明显出血，如果轻轻局部压迫并等待一段时间后，这些针眼可以封住。而更多的缝补可产生更多的出血针眼！用鱼精蛋白中和肝素可加快止血。

## 股动脉 – 远端动脉 PTFE 和静脉复合移植物旁路术

当没有静脉能满足所需移植物的长度、且没有通畅的腘动脉段作为中转点时，本手术即是一个折中办法（图 15.6）。

1. 显露并悬吊腹股沟处的主要动脉及远端通畅的动脉。测量从股总动脉至远端动脉所需的移植物长度。

2. 从大隐静脉、小隐静脉或上肢静脉（通常取一段，偶尔会取两段。移植物上吻合口越多则越容易形成血栓）切取可用的最大长度的静脉（直径 >3mm）。

3. 倒置静脉，将其头端修剪成竹叶状。对照所需移植物长度测量静脉长度，不够的长度用 6 或 8mm 直径的 PTFE 血管补上，人工血管要多留 2~3cm 的长度，根据静脉的大小选择相应直径的 PTFE 血管。在 PTFE 血管末端用 Roberts 或类似的弯钳阻断，沿弯钳的移植物侧切开，从而作成一个与静脉切口匹配的有弧度的袖套。将静脉与 PTFE 血管用 4/0 或 5/0 Prolene 线连续端端吻合。

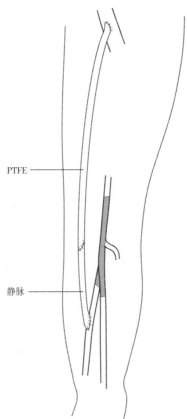

**图 15.6**　用 PTFE 和静脉复合移植物行股动脉 – 远端动脉旁路术

4. 在两个皮肤切口之间做皮下隧道。如隧道通向踝关节或足部动脉，则需将隧道器从小腿上部穿出，再用弯主动脉钳将隧道向下延伸至目标部位。

5. 静脉注入肝素 70U/kg。

6. 将复合移植物植入隧道，PTFE 血管端位于腹股沟。

7. 在远端动脉段游离出约 2cm 长度，在其两端双重悬吊或放置狗头钳或 Heifitz 钳以控制该动脉。做纵向动脉切口，用生理盐水冲洗切开的动脉，松开远端动脉，经插管或注射器向远端动脉注入生理盐水检查流出道。可能需要将动脉切口向远处延伸以打开附近的狭窄处。将移植物的静脉末端修剪成竹叶状以匹配动脉切开口，用 6/0 Prolene 线连续吻合静脉与动脉。当术野转向移植物头端时，原位保留远端的阻断钳或悬吊带。

8. 阻断腹股沟处的动脉，在股总动脉上做一长 1~1.2cm 的切口（根据 PTFE 血管的大小决定）。将小腿伸直，向腹股沟区上拉复合移植物，从而使其伸直但不紧绷。修剪 PTFE 血管，使其长处超出动脉切口近端约 1mm。用一弯钳协助修剪 PTFE 血管末端成竹叶状，方法同前。用 4/0 Prolene 线连续吻合移植物与动脉。松开远端动脉段的近侧阻断钳或悬吊带，再松开腹股沟处的阻断钳，使动脉内的任何碎屑不会流向远端小腿。约 10s 后松开远侧悬吊带或阻断钳。

9. 检查远端移植物及动脉的搏动，并观察足部颜色的改善情况。检查有无出血，必要时重新阻断、修补出血处，但记住 PTFE 血管针眼处会有一段时间出血，产生新的针眼无助于止血。必要时以纱布轻压出血处，并用鱼精蛋白中和肝素以助止血。

10. 如果不放心，做一个术中造影，方法同前。在此阶段要纠正任何血流受阻的情况，否则移植物容易发生术后早期血栓形成。

11. 用 2/0 薇乔线关闭切口，3/0 薇乔线皮内缝合。

## 用 PTFE 和静脉袖套行股动脉－远端动脉旁路术

1. 显露并悬吊腹股沟处的动脉。显露并悬吊远端拟吻合处的动脉。在腹股沟或其他部位切取 3cm 长的静脉，直径至少 5mm，置于混有 30mg 罂粟碱的生理盐水中。

2. 做一隧道，该隧道在大腿位于缝匠肌深面；如远端动脉位于小腿中段，则该隧道在小腿也位于肌肉深面，如远端动脉位于小腿远端，则该隧道小腿远端部分位于皮下。将 6mm 的带支撑环 PTFE 血管置于隧道内。

3. 在股总动脉上做一纵向切口。在 PTFE 血管头端做一弯的罩套，用 2/0 或 3/0 Prolene 线连续吻合 PTFE 血管和股总动脉。在吻合口下方阻断 PTFE 血管，松开动脉阻断钳。在吻合处用纱布包裹以促进止血。

4. 将术野转向远端切口。将远端动脉阻断或双重悬吊，做长 8~10mm 的纵行动脉切口。取静脉移植物，纵向剖开。用 6/0 Prolene 双针线将静脉片的长边中点与动脉切口的近侧起始点固定，沿动脉切口的一边缝合直至末端，在此处切去部分多余的静脉但留部分静脉片跨过此末端点贴向对侧，沿着末端动脉切口边沿继续将剩余静脉片缝合到拐角对侧短段静脉片上，在血管外将缝线与自身打结。取开始缝合处的另一根缝针沿动脉切口的另一边吻合剩余部分，在已打结固定的静脉处螺旋向上与其吻合直至中线部位，然后在血管外与自身打结。切除静脉片的多余部分，这样静脉袖套就有了一个平顶（图15.7）。

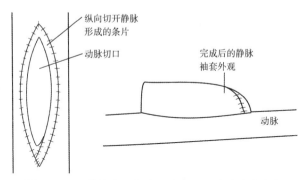

纵向切开静脉形成的条片

动脉切口

完成后的静脉袖套外观

动脉

**图15.7** 用带静脉袖套的股动脉 - 远端动脉旁路术

5. 斜向修剪 PTFE 血管末端，使其与静脉袖套的顶端匹配，要在膝关节伸直时确认移植物长度合适。用 5/0 或 6/0 Prolene 线吻合 PTFE 血管与袖套。

6. 松开远端动脉的近侧阻断钳，然后松开移植物上的阻断钳，10~15s 后松开其远侧阻断钳。触摸远处动脉搏动，并检查足部颜色。

7. 如果不放心移植物，可以行术中血管造影，可采取一些必要的矫正措施以改善血流。

8. 用薇乔线关闭切口，3/0 可吸收线皮内缝合。

## 腘动脉瘤

- 腘动脉瘤是最常见的外周动脉瘤。
- 与主动脉瘤不同，它的主要并发症是继发于瘤腔血栓堵塞或远端动脉栓塞而导致的急性肢体缺血。
- 它可能是因为出现急性肢体缺血的表现才被诊断，或偶然发现的，患者常合并有主动脉瘤。
- 30% 的患者合并有主动脉瘤，50% 的患者有双侧腘动脉瘤。
- 20% 的主动脉瘤患者合并有腘动脉瘤。

### 无症状腘动脉瘤患者的处理

- 腘动脉瘤的自然病史还不太清楚。一般认为直径大的（＞2.5cm）和更扭曲的动脉瘤更容易形成血栓和栓塞，但许多动脉瘤可能一直没有症状，也没被发现。

- 无症状腘动脉瘤的治疗效果优于有症状者（通常表现为远端肢体缺血），但治疗有一定的失败率，并有可能导致肢体缺血或坏死。对人群中无症状腘动脉瘤患者的自然病史没有准确了解，就不可能制定明确的治疗指南。干预方案的确定可能会受到血栓栓塞病史的影响，包括对侧肢体的病史。

治疗方法

- 观察等待：对无症状的小的腘动脉瘤患者用多普勒定期监测。
- 用外科旁路手术隔离动脉瘤：动脉瘤通常局限于腘动脉，因此可经后方入路或内侧入路做旁路术。
- 腔内覆膜支架隔绝术：由于血栓形成概率较高而未广泛使用。
- 用溶栓疗法治疗急性栓塞事件（腘动脉堵塞或远端动脉栓塞），其后做移植物旁路术或支架植入。将远端动脉内的血栓栓子清除可改善远端流出道，从而提高后两种治疗的成功率。

并发症

- 移植物血栓形成，尤其在流出道条件差时。
- 再灌注导致的下肢肿胀。
- 在恢复期对侧肢体动脉瘤血栓形成。

结　局

无症状腘动脉瘤旁路术的移植物 5 年通畅率为 80%~90%，但有症状患者的通畅率明显降低。

## 经后方入路的腘动脉瘤旁路术

手术操作分类代码　L59.2，人工血管；L59.3，静脉

该入路可很好地显露从收肌裂孔到其分叉部的腘动脉，也易于获取小隐静脉作为移植物。可使用内置嵌入技术。

手术适应证

- 有症状或无症状的腘动脉瘤没有累及股浅动脉，且至少有一条好的小腿流出血管。

- 不适用于有急性肢体缺血的患者。

术前检查

- 行动脉影像学检查（多普勒、经股动脉的血管造影或 CTA）以了解动脉瘤的范围及流出道动脉的通畅性（另一侧的腘动脉和主动脉有时也应用超声检查来确定是否有动脉瘤）。
- 静脉标记，特别同侧小隐静脉，但如果其条件不够好，可用大隐静脉。
- 检测基线空腹血糖、血尿素氮及电解质，交叉配血，备 2 单位血。
- 检测 ABPI。

麻醉、术前准备和铺巾

- 全麻及气管内插管，取俯卧位。
- 动脉及静脉通路准备。
- 静脉内给予预防性广谱抗生素。
- 导尿。
- 除非需要获取大隐静脉，患者刚开始需要仰卧位才容易，然后转俯卧位。大腿下份的大隐静脉常可满足长度需要，且可在俯卧位获取。
- 将下肢从大腿中段至踝处剃毛备皮，铺巾显露该区域，将足置于透明的小肠袋中。

切　口

在腘窝做 S 形切口（见腘动脉瘤后方入路），可延伸切口以获取小隐静脉或大隐静脉。

手术步骤

见图 15.8。

1. 将腘动脉瘤与腘静脉和小隐静脉解剖分离开来，它们可能紧密粘连，注意静脉止血。

2. 结扎动脉瘤的侧枝，避免损伤位于外侧的腓总神经。

3. 悬吊动脉瘤上下的腘动脉，测量旁路移植物所需的长度。

4. 获取静脉移植物；小隐静脉最易获得的。

5. 静脉注入肝素 70U/kg，等候其在体内循环 2min。

6. 将腘动脉近端及远端阻断，纵向切开动脉瘤。掏出血栓，找出残余反流出血的侧支，以 3/0 Prolene 线缝扎。

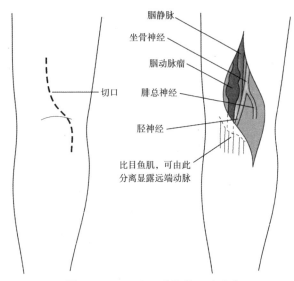

图 15.8  经后方入路修复腘动脉瘤

7. 将阻断钳之间的动脉腔内碎片冲洗出去。倒转静脉，作为内置嵌入移植物。从后壁开始，用 5/0 Prolene 线在动脉瘤近端做连续吻合。将静脉修剪至所需长度，在远端正常动脉边缘做吻合。

8. 松开阻断钳，检查有无出血。

9. 检查足灌注及颜色。

10. 用 2/0 薇乔线关闭切口，3/0 单乔线皮内缝合。

## 经内侧入路的腘动脉瘤旁路术

手术操作分类代码  L59.2，人工血管；L59.3，静脉

### 手术适应证

无症状或有症状的腘动脉瘤，包括累及股浅动脉以及瘤体远端堵塞但小腿下段实际存在或有潜在的流出道动脉者。此入路灵活方便，可探查远端任一动脉，而且必要时可用取栓导管取出远端动脉内的栓子和血栓或行术中溶栓以改善流出道。在患者因腘动脉瘤出现急性肢体缺血时，该途径是最佳入路。

### 术前检查

同经后方入路，但患者因腘动脉瘤血栓而发生急性肢体缺血时，

没有时间完善术前的血管影像学检查,可术中行血管造影检查流出道。

麻醉、准备和铺巾

- 全麻或硬膜外麻醉。
- 建立动脉及静脉输液通路。
- 静脉内给予预防性广谱抗生素。
- 患者取仰卧位。
- 导尿。
- 下肢从腹股沟至踝部区域剃毛备皮。
- 铺巾显露整个下肢,将足置于小肠袋中。

切口及入路

- 经膝上内侧切口显露近端腘动脉(见腘动脉暴露)。
- 经膝下内侧切口显露远端腘动脉及其主要分支动脉起始部(见腘动脉暴露)。

手术操作

1. 解剖出动脉瘤上方 2~3cm 处的腘动脉/股浅动脉。

2. 解剖出动脉瘤下方的腘动脉或其主要动脉分支。

3. 对远端有流出道无症状动脉瘤患者的择期修复手术中,获取所需长度的大隐静脉后,静注肝素(70U/kg),并阻断动脉。当腘动脉瘤有血栓或发生广泛的远端栓塞时,远端吻合部位(以及移植物所需长度)就不确定了。此时要在动脉瘤下方切开腘动脉,用 3F Fogaty 导管分别伸入远端的 3 条主要分支动脉,尽可能清除血栓。随后术中血管造影检查血流情况,如不理想,应考虑做术中溶栓(在 30min 内注入 5mg tPA),之后再做血管造影。用肝素生理盐水充分冲洗远端动脉。

现在腘动脉就可能有了好的流出道或可作为旁路术的远端动脉。如果未见到流出道,剩下的选择就是放弃手术(如术前已计划好,可继续做截肢手术),或探查踝部的血管,并由此送入取栓导管。除非能建立足部的血管流出道,否则重建血管的手术不能改善肢体循环。如要继续移植物旁路手术,则分离、悬吊远端吻合处的动脉,静脉注入肝素 70U/kg(图 15.9)。

4. 获取需要长度的大隐静脉,倒转,从上方的切口至远端吻合处

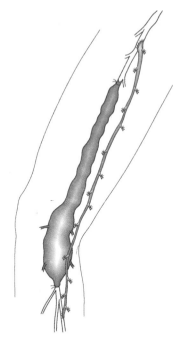

**图 15.9**　经内侧入路的腘动脉瘤手术

做深部的隧道。在时间紧迫的急性情况下，再使用人工材料 ± 静脉袖带行旁路术，但此法存在争论。

5. 用 0 号 Prolene 线在动脉瘤上方结扎腘动脉。

6. 用 5/0 Prolene 线在结扎处上方做移植物 – 动脉端侧吻合。

7. 结扎动脉瘤下方的腘动脉。用 5/0 或 6/0 Prolene 线将静脉移植物与所选的远端动脉做端侧吻合。

8. 松开阻断钳，检查有无出血。

9. 检查足部的灌注。

10. 急性缺血的小腿可能需做筋膜切开术（见筋膜切开术）。

## 股动脉切开取栓术

手术操作分类代码　L62.2

### 手术适应证

用于治疗髂动脉、股动脉或腘动脉栓塞导致的急性下肢缺血。因骑跨性血栓导致的急性主动脉堵塞（骑跨在腹主动脉分叉处），可经双侧股动脉切开取栓。

临床表现

- 典型的表现是六 "P" 征中的一个或多个症状（框表 15.1）。

**框表 15.1 急性肢体缺血的六 "P" 征**

- 疼痛（Pain）
- 感觉异常（Paraesthesia）
- 麻痹（Paralysis）
- 肢体发冷（Perishing with cold）
- 颜色苍白（Pale）
- 无脉（Pulseless）

**第 7 个 "P" 征**

- 心律失常引起的心悸（palpitations）

- 急性肢体缺血也可表现为新发生的短距离跛行。
- 栓子的自然溶解可减轻肢体缺血的症状，正式的抗凝可以防止血栓的蔓延。
- 临床表现延迟出现可使取栓变得困难，管腔内的附壁血栓对血管有潜在的危害。
- 急性肢体缺血可能是严重全身疾病表现的一部分，如癌症。
- 将急性血栓栓塞性疾病与慢性动脉硬化性疾病加重进行鉴别是非常重要的。

急性下肢缺血的鉴别诊断

- 动脉栓塞。
- 已有的动脉粥样斑上血栓形成。
- 腘动脉瘤血栓形成。
- 主动脉或髂动脉夹层。
- 动脉创伤。

临床评估

- 确定症状持续时间。
- 了解缺血的程度，是否有感觉或运动功能受损害。

- 确定肢体的活力：是否有固定的皮肤花斑？
- 既往有无跛行病史？
- 对侧肢体应该有动脉搏动的部位都能扪及搏动吗？
- 是否有股青肿样的全肢肿胀伴蓝色／紫色的皮肤颜色改变？
- 在任何一条腿上有可扪及的腘动脉瘤吗？
- 有无心房纤颤。
- 其他部位是否有血栓栓塞的证据。
- 通过触摸动脉搏动来确定血栓栓塞的部位。
- 如果肢体没有严重缺血或对缺血的原因存疑，可考虑做多普勒或血管造影的影像学检查。

备选方案

- 腘动脉取栓术。
- 血管造影并溶栓。
- 延迟的血管造影（6 周后）。
- 如肢体不能挽救，可行一期截肢。
- 抗凝治疗，等待自然改善。
- 止痛药和缓解症状的护理等保守治疗。

术前检查

- 心电图：有无成为栓子来源的心房纤颤或近期心肌梗死？
- 空腹血糖、尿素氮及电解质，交叉配血，备血 2 个单位。
- 如重度缺血病史较长（>5d），要为可能的截肢手术获取知情同意。
- 如预计有任何延迟手术的情况，可输入肝素行抗凝治疗。

麻醉、准备和铺巾

- 在手术室准备好与 X 线检查匹配的手术台、C-臂机器，放射技师到位。
- 静脉内给予预防性广谱抗生素。
- 腹股沟区局部浸润麻醉、硬膜外麻醉、腰麻或全麻。许多患者合并有危险的心脏疾病，尽可能不用全麻。如已使用肝素，则硬膜外麻醉不安全，所以在决定全身抗凝前要考虑好这些问题。
- 将腹股沟区剃毛，下肢备皮、铺巾，将足置于小肠袋中。

切　口

做腹股沟处的斜切口或垂直切口，显露股总动脉、股浅动脉及股深动脉（见股动脉暴露）。

手术步骤

见图 15.10。

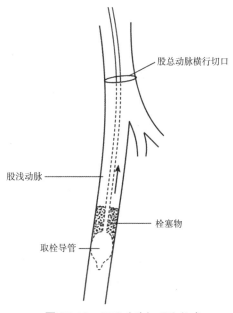

**图 15.10**　经股动脉切开取栓术

1. 用硅胶悬吊带控制腹股沟区的动脉。

2. 检查腹股沟区动脉的搏动。

3. 静脉注入肝素 70U/kg，等候其在体内循环 2min。

4. 分别阻断全部三条动脉。

5. 在股总动脉分叉部用 11 号手术刀做横切口，除非此处有明显的动脉粥样硬化病变，后者需做旁路手术或内膜剥除术，往往选择纵向切口。

6. 用 Potts 剪刀将动脉切口延长至动脉横径的 1/3 到 1/2。

7. 用 DeBakey 钳将见到的血凝块取出。

8. 将 4 号取栓导管送入主动脉尽可能深（用取栓导管上的刻度估计进入的深度）。这种操作存在血栓脱落至对侧肢体的风险。

9. 轻柔充盈导管球囊，使之接触到动脉壁并回撤，取出血栓，之后收紧悬吊带以避免过多出血。在回撤球囊时，不需太用力，可以稍微回抽球囊充盈液使之缩小以便回拖。用力回撤充盈过度的球囊会使动脉内膜剥离。

10. 反复上述操作，直到没有血栓取出及喷出的血流良好为止。

11. 在股深动脉内重复上述操作，检查回血情况，再用肝素盐水冲洗。

12. 在股浅动脉内重复上述操作，尽可能地将足够长度导管送入血管内。

13. 评估回血情况，用肝素生理盐水充分冲洗。

14. 如未将导管全部送入股浅动脉血管或回血不佳，可做术中血管造影。如显示远端血管有持续存在的堵塞，可选以下方法。

• 继续尝试经股动脉取栓；

• 在靠近堵塞的远端动脉处切开取栓；或在透视下经导丝引导取栓；

• 做术中股浅动脉内溶栓（30min 内注入 5mg tPA）；

• 如在堵塞处远端有通向足的流出道，做股动脉 – 远端动脉旁路术。

• 如果这是一个慢性阻塞，去除凝块可能足以促进肢体活动。

15. 用 4/0 Prolene 线缝合动脉切口，松开阻断钳（最后松开 SFA 阻断钳），检查足部的灌注情况。如 5min 内没有改善，可能需要考虑采取第 14 步中的措施。

16. 用 2/0 薇乔线关闭切口，3/0 单乔线皮内缝合。

17. 评估是否需做预防性筋膜切开术（见筋膜切开术）。

技术失败的原因

● 因附壁的机化血栓或动脉粥样硬化病变不能送入取栓导管。

● 血栓复发（尤其是患者处于促凝状态或有肝素诱发的血小板减少症时）。

● 取栓操作中导管通过时造成的夹层。

● 动脉吻合处有狭窄或者内膜片。

早期的术后并发症

● 出血。

- 骨筋膜室综合征。
- 横纹肌溶解症。
- 肾功能衰竭。
- 心律失常导致的猝死。
- 血栓形成导致的肢体缺血复发（通常是在手术结束时没有发现前面已列出的问题而造成的）。

术后处理

- 静脉团注肝素 2h 后启动肝素持续泵注，保持全身抗凝。如果认为再出血的风险很低，则可以使用低分子量肝素。
- 每 4 小时检测一次 APTT 以监测抗凝效果（维持在正常值的 2 倍水平）。
- 观察有无骨筋膜室综合征。
- 观察尿量。
- 安排寻找血栓栓子来源的检查：
  - 经胸部的超声心动图；
  - 经食道的超声心动图；
  - 主动脉 – 髂动脉的影像学检查。
- 启用华法林行长期的抗凝治疗。

## 腘动脉切开取栓术

手术操作分类代码　L62.2

方法同经股动脉切开取栓术，只是经内侧入路达膝关节下腘动脉，显露其 3 条主要分支的起始部，在腘动脉下方做横切口，用取栓导管清除每一分支内的血栓（图 15.11）。本手术用于腘动脉有搏动、但远端有堵塞或经股动脉切开取栓术失败的病例。

## 筋膜切开术

手术适应证

- 筋膜切开术用于治疗或预防骨筋膜室综合征。
- 骨筋膜室综合征是含有肌肉和神经血管束的骨筋膜室压力增高导致的临床后果。最常见于缺血 – 再灌注或创伤所致的肌肉水肿。最常见的临床症状是肢体肿胀、疼痛、感觉消失及肌力丧失，提示骨筋

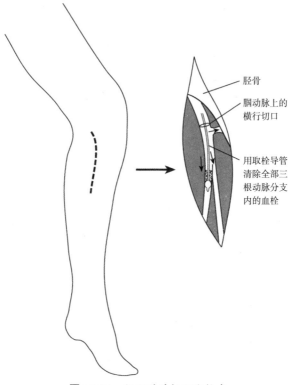

胫骨

腘动脉上的
横行切口

用取栓导管
清除全部三
根动脉分支
内的血栓

图 15.11　经腘动脉切开取栓术

膜室内的肌肉神经缺血。如不及时治疗，将导致肌肉神经坏死，继
而永久性地丧失功能。

- 小腿是最常见的受累部位，尤其是前骨筋膜室和外侧骨筋膜室；如
不治疗，最可能出现足下垂和足背感觉功能丧失。

- 发生骨筋膜室综合征时筋膜室压远低于收缩压，但此时的压力足以
使神经肌肉的血液灌注受到损害。

诊　断

- 肢体再灌注后，在下列情况下可能发生骨筋膜室综合征。
  - 缺血时间长（>6h）；
  - 肌肉体积硕大；
  - 重度缺血；
  - 完全的再灌注。

- 在以下情况下必须考虑骨筋膜室综合征的诊断。
  - 与损伤 / 手术打击不相称的疼痛；
  - 远端肢体感觉改变；
  - 肌力减弱；
  - 骨筋膜室张力高。
- 可通过将 18G 针头刺入骨筋膜室并与压力传感器和监视器连接来测定骨筋膜室压力。骨筋膜室的绝对压力值 >30mmHg 或者压力在平均动脉压上下 30mmHg 以内都符合骨筋膜室综合征的特征。
- 但是，如果临床怀疑有骨筋膜室综合征，无论骨筋膜室压力是多少，都应该做筋膜切开术。

## 筋膜室切开减压术

腿部

　　手术操作分类代码　　T55.4, 前室 ; T55.5, 后室

术前准备及铺巾

- 最常在肢体血管重建手术后施行。
- 患者取仰卧位。
- 从膝关节至踝关节的小腿用碘或氯己定做环形标准消毒准备。
- 导尿（再灌注肌肉损伤产生的肌红蛋白可导致肾功能衰竭）。

手术步骤

　　可经 2 处切口完成四象限的筋膜切开术（图 15.12）。

1. 外侧切口位于胫骨和腓骨中间。
  - 皮肤做纵向切口，沿着小腿延伸。
  - 继续向深面切开筋膜以打开腓骨筋膜室。注意避免损伤腓骨头处的腓总神经。
  - 前筋膜室位于腓骨筋膜室的前方，可通过牵拉前方的皮肤边缘或切开位于上述两骨筋膜室之间的筋膜达到该骨筋膜室。将前骨筋膜室表面的筋膜全程切开，方法同腓骨筋膜室。
  - 筋膜切口处会有肌肉膨出，这也证实了骨筋膜室综合征的诊断。

2. 做小腿全长的内侧切口达后骨筋膜室。
  - 沿小腿全长将皮肤切口深面的筋膜切开，这就打开了含有腓肠肌的

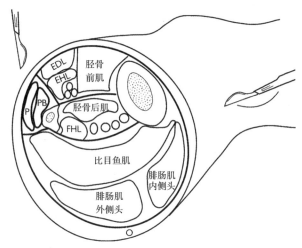

**图 15.12** 小腿筋膜切开术

EDL, 趾长伸肌; EHL, 跛长伸肌; P, 腓骨长肌; PB, 腓骨短肌肉; FHL, 跛长屈肌

浅层骨筋膜室。

- 沿腘血管向下将比目鱼肌与胫骨全长分离，这就打开了深面的后骨筋膜室

3. 要切除坏死的肌肉。根据以下表现确定肌肉没有活力。

- 外观昏暗
- 没有出血
- 没有自发性收缩
- 对神经刺激没有反应

4. 对活力有疑问的肌肉可计划在 12~24h 内于麻醉状态下再检查。

5. 双侧的切口保持开放，用凡士林纱布或类似的不粘连的敷料及棉垫覆盖肌肉。可用 Prolene 线做皮下鞋带样的松散缝合以利于后期的皮肤缝合。予以宽松包扎。

并发症

- 未使所有的骨筋膜室充分减压。
- 出血。
- 神经损伤：腓总神经。
- 横纹肌溶解症、急性肾衰竭及心律失常。
- 失去活力的组织感染。

术后管理

- 计划全麻下再次观察肌肉组织活力并更换敷料。
- 理疗。
- 监测肾功能。
- 对血栓栓塞后再灌注的病例做抗凝治疗。

切口处理

- 切口不做一期缝合。
- 可以在 3~5d 后做延迟的一期缝合。
- 可以逐渐收紧皮下鞋带样的缝合线使皮肤切口两边靠拢或关闭切口。
- 更大的皮肤缺损需做皮肤移植。

### 大腿、前臂及上臂的筋膜切开术

手术操作分类代码　T55.3, 股；T55.1, 上臂；T55.2, 前臂

有时在这些部位需做筋膜切开术。同样的原理也适用于腿部筋膜切开术，但是通过一个贯穿筋膜的全长切口可以实现完全减压。手术中有整形外科专家的参与会更好。

## 腘窝陷迫松解术

手术操作分类代码　L62.8, 韧带剥离；L62.1, 动脉修复；L62.2, 取栓术

腘动脉受压症是发育异常导致的腘窝处动脉受压。通常是由腓肠肌内侧头引起的，其原因可能是异常肌肉或相关条带的嵌入，或者可能是动脉的位置异常，偶尔可能是受腘窝内的其他肌肉或条带压迫，多见于男性。

在患病人群中，尽管本病从出生时就存在，但直到青少年后期或二十多岁时才出现症状，该病尤其见于一些被迫比常人行走或跑得多的人，可能是腓肠肌发育到一定程度引起的。该病可引起小腿因供血受限出现的跛行，可导致动脉血栓形成或狭窄后的动脉瘤及远端动脉栓塞。该病通常在双侧小腿发生，尽管多数人只有单侧出现症状。

### 排　查

- 做腘动脉多普勒检查时，患者取俯卧位，足悬空，然后做主动的跖屈或被动背屈以收缩腓肠肌，这样应该能显示出血流减少。无症状的青年男性患者中高达 50% 的患者用此法可出现血流减少。在腓肠

肌嵌入部周围有可能显示出动脉的异常走行。

- 血管造影术应该能显示静息状态下动脉的迂曲走行，及主动跖屈时动脉受压，也可显示动脉内的血栓及远处的栓塞。
- 核磁共振血管造影术可显示腓肠肌的异常嵌入及其导致的动脉位置偏移。
- 有时术前检查不能明确诊断，手术探查就成了确立诊断的唯一方法。

## 备选方案

无。

## 术前准备

- 影像学检查如前所述。需做多普勒或血管造影术检查，如还有疑问，可做核磁共振检查，它既可用于诊断，又可用于寻找需要局部修复和减压的动脉损伤。
- 测定 ABI 以记录术前静息状态下和运动后的任何缺血表现（由血栓形成或远处动脉栓塞引起）。
- 常规血液检查，包括血型鉴定及抗体检测，但不需要交叉配血。
- 青年患者不需做心电图及胸部 X 线检查，除非有做这些检查的临床适应证。
- 根据术前检查确定对侧肢体有无类似病变。如有，可做双侧松解术。如患者有双侧小腿的症状，但术前检查不能明确诊断；可先探查症状最重的一侧腘窝，如发现压迫条带，还有进行双侧手术的余地。

## 麻醉、准备和铺巾

- 全麻或腰麻。
- 患者取俯卧位。
- 无须导尿
- 可选择静脉内给予预防性广谱抗生素。
- 将大腿下端至踝关节之间的下肢环形剃毛、消毒。
- 在腘窝上方至小腿下段之间铺巾，完全显露其间的小腿部分，然后单独对足铺巾。

## 切口及入路

经后入路达腘动脉（见腘动脉后入路），如需做动脉修复，经此切口也可切取小隐静脉。

**手术操作**

1. 辨别腓肠肌内侧头有无任何附着的、使动脉变形的条带。分离去除这些条带。确认被动背屈时动脉没有压迫。

2. 如术前检查表明有动脉损伤或管腔内有血栓或有狭窄后动脉瘤形成，则需要切开动脉，并可能将其置换。静脉给予肝素 70U/kg。在动脉狭窄上方及动脉瘤下方放置阻断钳。纵向切开动脉，取出血栓，用小隐静脉静脉片修补、关闭动脉。如动脉严重伤或形成动脉瘤，可切除受累动脉，用 PTFE 移植物或小隐静脉置换这段动脉，做端端吻合。如有远端动脉栓塞的表现，可送入 3F 的 Fogarty 取栓导管取出栓子，从而改善远端灌注。

3. 用 2/0 薇乔线缝合深筋膜，3/0 单乔线皮内缝合关闭切口。

4. 如有适应证，可探查对侧小腿。

**术护管理**

● 术后第 1 天开始活动。

● 检测 ABI。

●24~48h 内可以回家。

**手术效果**

对于解除了明确的压迫且远端有极少栓塞的患者，其症状几乎完全消失。

## 腹股沟下动脉球囊扩张和支架植入术

手术操作分类代码　L71.1

**术前准备**

● 术前无创血管造影或多普勒超声是进行干预计划的必要条件。

● 肾功能不全患者需要在手术前和之后静脉水化。

● 服用二甲双胍的糖尿病患者在血管造影后 2d 内需要暂停服用。

**手术操作**

1.腹股沟下成形术通常行股总动脉穿刺，有时需要通过对侧 "逆穿翻山"，特别是肥胖或近端股浅动脉病变患者。如果不能通过顺行路径穿过病变，也可使用逆行的腘动脉或小腿血管入路。

2. 使用 Seldinger 技术将合适尺寸的血管鞘（4~6F）插入股总动脉。全身给予 3000U 的肝素。

3. 进行血管造影以确认疾病范围，然后在路图引导下，导丝穿过狭窄部位。大多数病变可以使用传统的导丝和弯曲导管相配合通过。对于闭塞性疾病，使用亲水性 0.035 英寸导丝和多用途导管穿过病变部位。通常情况下，金属丝会部分经内膜下通过；如果发生这种情况，通过金属丝形成一个袢，在导管的帮助下将金属丝向远端推，从而继续到病变的末端。一旦病变被横穿，可以通过继续推袢来实现重返真腔，或借助于重返真腔导管返回真腔。需要注意的是，有时内膜下通路不能强行走下去，这样重要的分支不会丢失，更重要的是，潜在的旁路移植的选择不会受到影响。

4. 一旦返回真腔，就可以进行血管成形术。可能需要多次球囊扩张才能达到最佳效果。如果球囊扩张效果不佳，可选择支架植入；或者一期支架植入也是可行的。

5. 最后行血管造影，记录所处理血管的通畅性和保存流出道的情况。穿刺部位需加压止血。

## 术后早期并发症

- 出血 / 血肿形成。
- 腹膜后出血（穿刺部位过高）。
- 远端栓塞。
- 假性动脉瘤形成。
- 动脉血栓形成。

## 术后管理

- 常规生命体征观察。
- 常规穿刺部位评估。
- 最多平躺 4h。
- 通常可以作为日间手术来实施。
- 需要抗血小板药物（有时需要双联抗血小板）和他汀类药物治疗。

## 髂动脉球囊扩张和支架植入术

手术操作分类代码 71

**术前准备**

- 术前无创血管造影或多普勒超声检查是计划行介入手术所必需的。
- 肾功能不全患者可能需要在手术前和之后进行静脉水化。
- 服用二甲双胍的糖尿病患者在血管造影后2d内需要暂停服用。

**手术操作**

1. 通常需要同侧逆行股总动脉穿刺，股动脉脉搏较弱时通常在超声引导下穿刺，有时需要从对侧逆穿翻山。

2. 使用Seldinger技术将6F血管鞘插入股总动脉。全身给予3000U的肝素。

3. 逆向血管造影，做路图，用导丝穿过髂血管病变。大多数病变可以使用传统的导丝和弯曲导管相配合通过。对于髂动脉闭塞，有时同侧入路导丝导管无法通过，在这种情况下，可尝试从对侧入路利用导丝导管反向打通髂动脉，回到同侧建立通道。

4. 选择合适尺寸的腔内成形所需的球囊。在男性中，髂总动脉直径为7~9mm，而女性中髂总动脉直径往往小1mm左右。使用压力装置对球囊加压，但不要超过推荐的最大压力。

5. 如果球扩后还存在明显的残余狭窄或夹层，则需要植入支架。通过0.035mm的导丝引导释放支架。可使用自膨式支架（更高的贴合髂动脉的生理弯曲的能力），但在髂动脉开口处的病变，需要额外的径向力和精确的定位，球囊扩张支架可能更加适合，因为它能够避免支架过悬于对侧髂动脉上方。

6. 完成血管造影，记录所处理血管的通畅性和保存流出道的情况，穿刺部位需要加压止血。

**术后早期并发症**

- 出血/血肿形成。
- 腹膜后出血（穿刺部位过高）。
- 远端栓塞。
- 假性动脉瘤形成。

- 动脉血栓形成。

术后管理

- 定期进行重要的观察。
- 定期评估穿刺部位。
- 平躺 4h。
- 通常可以作为日间手术来实施。
- 需要抗血小板药物（有时需要双联抗血小板）和他汀类药物治疗。

（黄庆锦　黄建强　马玉奎　夏　印　译）

# 第 16 章

# 下肢截肢术

## 下肢截肢术的概述

- 需要大截肢的（靠近膝关节）患者有严重的下肢缺血以及以下情况。
  - 无法行血管重建的动脉疾病，如病变范围太广而无法搭桥的。
  - 损伤坏死程度重而无法挽救的下肢。
  - 患者全身情况差不能耐受血管重建及介入治疗的。

- 截肢的手术风险高，约有 10% 的死亡率，因为这些患者大都有广泛的心脑血管病变。对于非常虚弱的患者，如有必要，采用换药，镇痛以及抗生素进行保守治疗会更好。如果患者不能耐受截肢，不能因为护理方面的问题去劝说患者截肢。

- 截肢能显著提高一些患者的生活质量。有的患者由于静息痛而整夜坐在椅子上，有的患者下肢肿胀，有的因服用阿片类镇痛药后导致嗜睡、焦虑、厌食、便秘，有的患者因疼痛和活动受限从未出过起居室或卧室。截肢后这些患者疼痛消失，逐渐恢复食欲和对生活的信心，能坐着轮椅出门。一些年轻合适的患者最终装上假肢。患者自己下定决心去截肢很重要，而那些被劝说或因恐吓而同意截肢的患者往往恢复的比较差。

- 另一类患者由于腿没有功能（不能负重），在某些情况下也可以考虑截肢，例如既往中过风。有些患者腿部血供正常，但会在脚后跟或其他受压点出现压疮，这需要医生在护理这类患者的时候要早期发现和处理受压部位，床上翻身或使用减压设备处理。严重压疮带给患者巨大痛苦，如果这些保守措施都不能让创面愈合的话，考虑大截肢是合理的。很多这类患者也同时存在肢体缺血，这种缺血也许能改善，肢体也有保住可能，但由于腿没有实际用处，所以建议截肢。无论是否可以减轻疼痛或者治愈伤口，由于血管成形术有相对低的并发症和死亡率，所以医生要尽量考虑血管成形术，避免高手术死亡率的截肢术。

- 截肢不需要急诊手术，气性坏疽是例外。糖尿病患者足部容易出现这种罕见的并发症。缺血的足部被产气荚膜杆菌感染后，会迅速向上蔓延至腿部，并在组织中产生气体，这通过触诊可以感知或者通过 X 线可以判断。如果早期不进行急诊高位截肢和静脉抗感染治疗，将危及生命。其他的感染可能导致败血症，但常常通过静脉注射高剂量广谱抗生素就可以控制，然后限期进行血管重建或者截肢。有时候如果抗生素无法迅速控制感染，急诊截肢可能会改善病情。

## 截肢的替代方案

- 保守治疗（如有必要，止痛、创面换药、抗生素）。
- 脊髓刺激。
- 前列环素注射（见周围动脉闭塞性疾病的药物治疗）。

## 术前检查

- 全血计数。
- 血型及抗体检测。如果血红蛋白 <10g/dL，交叉配血 2U。
- 凝血功能筛查。如果 INR >1.5，需纠正。
- 血肌酐，白蛋白（长期的饮食差会导致营养不良）。
- 胸部 X 线检查。
- 心电图。
- 做过髋关节置换或其他金属植入手术患者，要行膝上截肢术的话，需要通过 X 线测量（金属物）主干长度（因为常规锯子无法切断）。

## 大截肢术后的常见并发症

- 切口缝线处小范围的皮肤坏死可以通过局部清创清除所有失活组织，然后缝合伤口。大面积的坏死，残骨外露需要进行更近端水平的再次截肢术。
- 伤口感染使用广谱抗生素治疗，一旦伤口拭子试验确定了病原微生物，就要选用针对性的抗生素。
- 幻肢痛可以使用针对神经痛的镇痛药，如加巴喷丁、阿米替林、丙戊酸钠、卡马西平处理，经皮神经电刺激可能会有用。
- 局限于一个触发点的残肢痛提示存在神经瘤。最好的处理方法是重新探查残端，切除神经瘤。
- 抑郁症和其他心理疾病并非不常见。通常在富有同情心、善解人意的护士或患者亲人的支持和鼓励下，患者能很自然地恢复，偶尔才需要心理专科医师的指导。

## 肢体大截肢的发病率 / 死亡率

- 30d 围手术期的死亡率至少在 10%。

- 血管性截肢患者的生存期中值为 4 年。
- 糖尿病患者的生存率明显降低。

## 膝上截肢术

手术操作分类代码　X09.3

- 膝上截肢在下肢截肢术中速度最快、技术要求最低，伤口愈合率最高。
- 膝上截肢患者相对于膝下截肢术后活动更不方便。
- 对于活动不便的患者，膝上截肢避免了伴有搬动困难的膝关节僵硬畸形的风险，尽管经膝关节截肢也许更合适。

### 备选截肢方案

- 应尽一切努力保留膝关节，这样患者装假肢后可以活动，相对而言，膝下截肢活动更方便。
- 对于活动不便的患者，经膝截肢术比经股部截肢残肢更长，在搬动的时候具有更长的杠杆，在坐位时有更大的平衡面。

　　这两种替代方案都需要良好的血液供应到小腿上部，以促进伤口愈合。

### 主要风险

- 伤口不愈合——约 5% 的患者需要行残端伤口修复术。
- 伤口感染。
- 幻肢痛——有残端神经瘤容易发生。
- 由于缺少活动和营养缺乏而导致的肺部感染和压疮。
- 只有约 40% 的患者在第一年具备户外活动能力。

### 麻醉、术前准备和铺巾

- 全身麻醉、硬膜外麻醉或腰麻。
- 当不适合全身麻醉及腰麻时，可以腰丛 / 坐骨神经阻滞相结合。
- 仰卧位（如果清醒，可以垫 2~3 个枕头）。
- 对侧肢体的受压区域必须用胶垫保护，以防止压伤。
- 预防性静脉注射广谱抗生素。
- 导尿。
- 下肢从腹股沟到膝下环形消毒，暴露整个大腿，小腿用一次性铺巾包裹。

手术步骤

手术的目的是为获得长度合适形状良好的残端，使骨骼末端被健康的肌肉和皮瓣无张力地覆盖。最好是在做切口前仔细测量和标记皮瓣。不过，如果有疑问，皮瓣可以留长些，随后再修剪。

1. 确定股骨的离断平面，如果可能的话，平面应该在距离膝关节不少于15cm的地方，给人工膝关节的安装留出空间。另一方面，长的残端可以让患者在床上或椅子上有更好的平衡和杠杆作用。

2. 用线测量这一平面的腿的周长。在大腿的内外侧面标记等分点，以半周长分割大腿。用这些点来标记等长的前、后皮瓣，其长度约等于皮瓣宽度的三分之一（图16.1）。

3. 使用24号刀片，沿标记切开皮肤，必要时旋转或抬起腿部以便进一步分离。

4. 如果在内侧面发现大隐静脉存在的话，分离结扎。

5. 切口向下，分离深筋膜和肌肉直至骨膜。当肌肉和纤维收缩时，小心不要向上切割，保持刀片靠近远端切缘，以保持肌肉长度。

6. 将肌皮瓣从股骨分离到原设计的骨平面，使肌皮瓣可以无张力地覆盖它。

7. 辨别内收肌管中的股浅血管，血管钳分离后分别结扎，但要避免将隐神经一起结扎。

8. 找到坐骨神经，在有张力下将神经离断，使其收缩到肌肉中。

9. 切开股骨上的骨膜。使用骨膜剥离器，将骨膜剥脱至选择的股骨分割平面。

10. 在股骨离断处近心端放置隔离板，先将锯片向小腿部倾斜，再将锯片向头部倾斜交叉锯骨离断股骨，使切割骨表面的前部成一斜面。

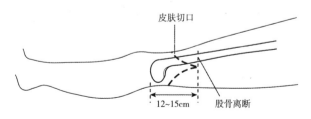

图16.1　膝上截肢术

把骨头的边缘包括后面的股骨嵴锉光滑。

11. 把残端放在倒置的覆盖有布巾的容器上，从前部皮瓣开始仔细检查皮瓣的切缘，结扎有明显出血的血管。

12. 在伤口里放置一个引流管，深入肌层，从大腿外侧的皮肤穿出来。不要把引流管缝在皮肤上。

13. 将深筋膜覆盖股四头肌和肌腱，无张力下缝合在一起，用 0 或 1 号可吸收缝线间断缝合固定。

14. 用可吸收或不可吸收的单丝线皮下缝合皮肤，确保皮肤没有张力，没有"狗耳朵"。

15. 纱布包扎伤口。

16. 用弹力绷带包扎残端，不要太紧，以免引起残端压伤。用胶带将引流管粘到绷带上，以防止其脱落。

17. 用两条胶带，从绷带上方约 10cm 处粘在皮肤上，向下环绕残端的末端，然后回到大腿后部的皮肤上，固定残端绷带。

## 手术后护理

- 当 24h 内引流量小于 50mL 时，通常 24h 后，在不影响包扎的情况下拔除负压引流管。
- 5d 后取下敷料，检查伤口。
- 如果缝线是不可吸收的，则在 2 周后拆线。
- 为了保持髋关节活动度，术后 1~2d 开始理疗，锻炼肌肉力量和平衡，训练从床转移到轮椅。评估患者的住处是否有合适的轮椅通道，这些需要职业治疗师早期的帮助。
- 对有意装假肢的患者，可以在术后 2 周伤口愈合后，借助助行器进行早期活动。2~3 周后使用压力渐进的残端弹力袜。
- 只要伤口完全愈合，可在术后 6~8 周安装假肢。

## 膝下截肢术

手术操作分类代码　X09.5

- 从技术上讲，膝下截肢比经股截肢要求更高，愈合率更低。
- 保留膝关节可使使用假肢运动的能量消耗减半。经胫骨截肢使用假肢活动的人群是经股骨截肢使用假肢活动的两倍。

## 替代治疗

膝下截肢的斜皮瓣技术可作为后侧长皮瓣手术的另一种方法。斜皮瓣截肢会产生更多的锥形残端，但技术上要求更高。随机试验没有显示这两种方法在愈合率上有差异。

## 主要风险

- 愈合不良；超过 10% 的患者需要修复残端伤口。
- 伤口感染。
- 幻肢痛，残端上有神经瘤时更易发生。
- 因运动不便和营养不良导致的肺部感染和褥疮。

## 麻醉、皮肤准备和铺巾

参照膝上截肢，但小腿要消毒到踝关节平面，用一次性铺巾包裹足部远端。

## 手术步骤

手术的目的是制作一个长度合适，形状良好的残端，其骨端被健康的肌肉和皮瓣覆盖，没有张力。最好的方法是在做切口前仔细测量和标记皮瓣，然而，如果不放心，皮瓣可做长一点，随后修剪（图 16.2）。

1.选择胫骨的离断面。离断面距离膝关节 12~15cm，以便膝下安装假肢。

2.在胫骨嵴上方标记皮肤，并在这个平面用丝线测量腿的周长。在胫骨嵴两侧的四分之一圆周上各标记一个点。在前面画一条稍微凸出的线把这两个点连接起来。胫骨前侧皮瓣的切口（图 16.2）。

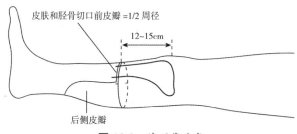

皮肤和胫骨切口前皮瓣 =1/2 周径

12~15cm

后侧皮瓣

**图 16.2　膝下截肢术**

3. 沿这些点标记一个长的后侧的皮瓣。皮瓣应延伸至远端健康皮肤的极限，但随后可修剪。

4. 沿标记线切开皮肤，切口向下深达深筋膜前侧。在同一平面的胫骨上切开骨膜，标记离断面。

5. 将前肌筋膜室和外肌筋膜室肌层分离直到腓骨。分离结扎胫前动脉。在胫骨离断面近端约 2.5cm 处离断腓骨，使其侧面呈斜面。

6. 沿后皮瓣向深面切断深筋膜和肌肉，直到胫骨。分离并结扎胫后血管和腓血管，离断胫骨并从后侧皮瓣上将其剥离。

7. 在胫骨近心端放置隔离板，截骨。先从胫骨前方做一斜切口，再从骨骼垂直方向进行第二次切割，产生了一个前斜面，最后把骨头的边缘磨平。

8. 将比目鱼肌从腓肠肌分离并部分切除，使后皮瓣变薄。将后皮瓣向前折叠，与前切口边缘相吻合，切除多余的组织。确保深筋膜和皮肤都可以无张力缝合。

9. 把残端放在一个覆盖铺巾的翻转的容器上。

10 从前侧皮瓣开始仔细检查皮瓣的切缘，结扎或电凝明显出血的血管。

11. 在伤口肌层深处上放一个引流管，通过小腿外侧的皮肤引出。不要将引流管缝合在皮肤上。

12. 将后皮瓣深筋膜与前皮瓣深筋膜及胫骨骨膜用 0 号薇乔线间断缝合。

13. 皮下单乔可吸收缝线或类似缝线缝合皮肤，确保皮肤没有张力且没有"狗耳朵"。

14. 用纱布包扎伤口。

15 用毛料和弹力绷带包扎残端。不能太紧，以免残端压疮形成。用胶带将引流装置粘到绷带上，以防止其脱落。有证据表明，塑料支具或外石膏固定保持膝盖伸直可以促进早期功能康复。

术后护理

- 当 24h 内引流量小于 50mL 时，通常 24h 后，在不影响包扎的情况下拔除负压引流管。
- 3~5d 后移除敷料，检查伤口。

- 如果缝线是不可吸收的，则在 2 周后拆线。
- 为了保持髋关节和膝关节活动度，术后 1~2d 开始理疗，锻炼肌肉力量。如果不能保持这些关节的活动能力，会引起关节固定屈曲畸形，损害将来安装假肢后的活动能力。需每日检查，确保膝关节能充分伸展。
- 术后 2 周伤口愈合后，可借助助行器早期活动。2~3 周后使用压力渐进的残端弹力袜。
- 只要伤口完全愈合，可在术后 6~8 周安装假肢。

## 经膝关节截肢术

手术操作分类代码　X09.4

- 经膝关节截肢术适用于可以行膝下截肢但不大可能装假肢活动的患者。
- 经膝关节截肢术与膝上截肢术相比，提供了更长的杠杆与更好的肌肉平衡，有助于独立移动。
- 经膝关节截肢术还允许安装末端承重假肢，避免膝上截肢术的绑带和坐骨负重并发症。
- 经膝关节截肢术耗时短，出血少。

### 备选方案

- 膝上截肢术比经膝关节截肢术愈合率更高。由于严重的合并症，特别希望避免再次手术的患者应考虑膝上截肢术。
- 不可能独立转移的患者，也可选膝上截肢术。
- 膝关节截肢术需要长皮瓣，因此，如果担心这一区域皮肤的血供，也应考虑膝上截肢术。

### 主要风险

- 伤口不愈合：伤口愈合率大约为 80%。
- 伤口感染。
- 幻肢痛：残肢上有神经瘤时更易发生。
- 由于运动能力差和营养不良造成的肺部感染和褥疮。

### 麻醉、皮肤准备和铺巾

参照膝下截肢术。

**手术步骤**

1. 在胫骨粗隆上标记皮肤，用一根带子测量腿部这一水平处的周长。

2. 以前方胫骨粗隆和后方腘窝皮肤折痕为标记，切开皮肤，做相等内、外侧皮瓣（用绳带确定半周长），皮瓣在顶端的长度是测量周长的 1/3（图 16.3）。

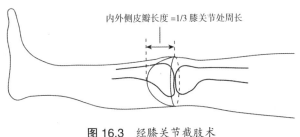

内外侧皮瓣长度 =1/3 膝关节处周长

**图 16.3　经膝关节截肢术**

3. 翻转皮瓣，暴露髌骨肌腱和大隐静脉。离断并结轧大隐静脉，避免结扎隐神经。髌骨肌腱在附着胫骨粗隆处被分割。

4. 横切膝关节前囊，暴露出股骨髁。进一步屈曲，打开膝关节暴露交叉韧带。

5. 离断半膜肌肌腱、股二头肌肌腱、膝内侧韧带和外侧韧带。

6. 离断交叉韧带，长度尽可能多保留。

7. 膝关节囊离断后，暴露腘血管和坐骨神经。

8. 分离并分别双结扎腘血管，坐骨神经在有张力的情况下离断，让其回缩。

9. 离断腓肠肌的内侧头和外侧头，以完成截肢。

10. 电凝或结扎出血点止血。

11. 半膜半腱肌腱和股二头肌肌腱用 0 或 1 号可吸收缝合线固定在交叉韧带上。髌骨肌腱也固定在位于髁间切迹的交叉韧带上。

12. 止血确认后，用皮下单丝线缝合皮瓣，确保没有张力。切口下放置引流管，但引流管不要缝合到皮肤上。

13. 纱布敷料敷盖伤口。

14. 用弹力绷带包扎残端。不要太紧，以防残端压伤。引流管贴在绷带上，防止移位。

## 术后护理

- 当 24h 内引流量小于 50mL 时，通常 24h 后，在不影响包扎的情况下拔除负压引流管。
- 5d 后移除敷料，检查伤口。
- 如果缝线是不可吸收的，则在 2 周后拆线。
- 为了保持髋关节和膝关节活动度，术后 1~2d 开始理疗，锻炼肌肉力量。如果不能保持这些关节的活动能力，会引起关节固定屈曲畸形，损害将来安装假肢后的活动能力。
- 如果伤口愈合，在大约 2 周左右在辅助下早期活动。2~3 周后使用压力渐进的残端弹力袜。
- 只要伤口完全愈合，可在术后 6~8 周安装假肢。

## 经跖骨截肢术

手术操作分类代码　X10.4

### 手术指征

临床出现组织丢失，严重感染或坏疽影响多个脚趾，但尚有网状空间。跖骨头背部的皮肤可能受累，但是脚底皮肤必须是完整的。必须有证据表明足部近端有良好的血液供应（皮肤粉红、温暖，毛细血管充盈时间短，即使没有扪及动脉搏动，但 ABPI>0.7）。

### 术前检查

参照膝上截肢术前检查，且还需：
- 足部 X 线检查排除近端跖骨骨髓炎。近端软组织内气体提示感染。
- 如有疑问，可以行 MRI 检查，确诊或排除足部的骨髓炎（至少比 X 线更准确）。

### 备选方案

- 最多三趾的严重缺血可行单个脚趾截除。
- 对于那些特别希望避免再次手术风险的患者，应该进行更近端截肢（通常是膝下截肢），这样才有更大的愈合机会。
- 对于足底皮肤不完整而不能进行经跖骨截肢的患者，若足近端和踝关节处皮肤灌注良好，可考虑跗骨中部截肢（Lisfranc 或 Chopart）或

Symes 截肢，但这不适用于血管疾病患者。

主要风险

- 伤口不愈合。
- 伤口感染。
- 深静脉血栓形成 / 肺栓塞。

麻醉、术前准备和铺巾

- 全身麻醉。
- 脊髓麻醉。
- 踝部阻滞。
- 患者仰卧或靠在枕头上。
- 如果患者同意在足部失活的情况下选择膝下截肢术，就需要从小腿消毒到大腿下段，铺巾时暴露膝下小腿段和足部。

手术步骤

见图 16.4。

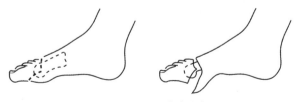

图 16.4　经跖骨截肢术

1. 在足背的中跖骨平面做一个横切皮肤的切口。

2. 在每侧足的中间点，切口向远端移行，形成尽可能长的足底皮瓣。

3. 足底皮瓣翻转到设计的骨分割平面。

4. 背侧切口向下通过伸肌腱（尽可能从近心端离断）深入至跖骨干。

5. 用电锯分割跖骨干，切割面应在离皮肤切口近端 0.5~1cm 处，以允许背侧皮瓣的收缩。

6. 将离断的跖骨从足底皮瓣上剥离取出并切除。

7. 切除屈肌腱让足底皮瓣变薄。

8. 足底皮瓣向背侧翻转，与背侧皮瓣无张力对合。可使用间断不吸收缝线无张力固定或者自粘纸胶布条固定，或者用敷料简单包扎固定。

9. 如果有必要，切口下放一个小的引流管之后缝合。

10. 残端使用含纱布、棉垫和弹力绷带的敷料轻轻包扎。

术后护理

- 如果引流已停止，则可在术后第一天拔除引流管。
- 术后第 5 天换药，检查伤口。
- 足部在术后 10~14d 内应保持抬高位，且无负重。
- 一旦伤口愈合，就可以开始负重运动。咨询矫形师选择合适的鞋类，这类鞋含有远端趾型填充垫以及弹力垫以保证失去脚趾的足部以正常步态行走。

常见并发症

- 伤口不愈合或残端梗死需要在更近的部位再次截除。
- 伤口感染用广谱抗生素治疗，等伤口拭子培养结果出来后，再行相应调整。
- 神经性足溃疡可能是由于足部分切除后负重再分布所致。
- 由于短足在踝关节处产生正常的足底屈肌力，这可能导致稳定性下降。
- 马蹄足畸形是趾长屈肌、踇长屈肌和第三腓骨肌的非对抗性作用的结果。严重者可以通过跟腱延长手术来治疗。

发病率 / 死亡率

50%~70% 的病例伤口能够愈合，手术死亡率约为 3%。

## 足趾截除术

手术操作分类代码　X11.1, 拇趾 ; X11.2, 其他足趾

手术指征

- 溃疡
- 感染
- 坏疽
- 骨髓炎
- 畸形导致穿鞋困难或步行困难

● 顽固性疼痛

**备选方案**

● 干性坏死或干化的脚趾最好旷置等其自行脱落，而不是冒着无法愈合的风险常规截肢。

● 如果有三个或三个以上的脚趾，特别是第一趾需要切除的时候，最好采用经跖骨截肢。

**术前检查**

任何截趾伤口的愈合，都需要良好的血液供应，血供评估方法如下。

● 脉搏：明显的足背动脉搏动表明有足够的血供。

● 足部皮肤温暖色红，毛细血管充盈良好，愈合可能性高。

● ABPI>0.7 或者踝部动脉压绝对压力 >100mmHg。硬化的动脉（如许多糖尿病患者）可能导致假高压，但是多普勒血流信号，特别是在腿抬高时，可以帮助判断血流好坏。

● 在一些中心检测足趾动脉压、趾脉搏波幅和（或）经皮氧分压。

● 如果足部血供存疑，在截肢前行动脉成像（多普勒扫描或动脉造影），以便在截趾前找到流入道的问题。如果血管重建术范围太大，临床判断在现有的血供下，截趾伤口有愈合的可能，可以先截趾，血管重建留作备选方案。

**麻醉、皮肤准备和铺巾**

● 全身麻醉，脊髓麻醉或踝关节阻滞。

● 静脉预防性应用广谱抗生素。

● 患者仰卧或靠在枕头上。

● 前足消毒并铺巾。

**单趾截除术**

1. 做一个网拍状的切口，例如穿过脚趾底部的足底折痕，向两侧向上延伸到背侧表面，切口弯曲并向近端中线处延伸一小段距离逐渐靠拢（图 16.5）。

2. 切口深入至骨面，肌腱尽可能向上离断。骨组织在位于皮肤切口近心端的跖趾关节处离断，用咬骨钳去除跖骨头软骨。

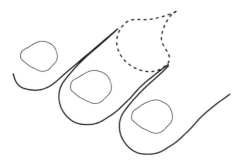

图 16.5　网拍状切口截趾术

3 伤口用温盐水清洗干净。除非切口血供良好、该区域无感染且患者无糖尿病，一般皮肤不缝合。通常皮瓣并列敞开，使用非黏性敷料，垫片和绷带包扎伤口。

### 多趾截除术

如果要截除的脚趾不相邻，可采用多趾截肢。相邻的脚趾同时截除，往往会导致他们之间的皮桥丢失，皮肤缺损，需要二期干预才能愈合，这需要数月时间。最好去除所有的小趾，像经跖骨截肢术那样并把足底皮肤向上覆盖吻合。

### 扩大跖骨头截除术

● 如果皮肤损失从脚趾延伸到足部，保留跖骨头就没有足够覆盖的皮肤，或有跖骨头发生骨髓炎，都需要行扩大跖骨头截除术。

● 网拍状切口绕开溃疡区域，并向近端延展至足背，以便小咬骨钳进入伤口，从跖骨干远端 2~3cm 离断骨组织。移除跖骨、肌腱和关节囊。

第一趾内侧溃疡但脚趾外侧面皮肤良好，可通过改良方法处理。

1. 切除溃疡深至骨面。切口沿着跗趾的内侧向远端延伸，分开环绕趾甲，在趾尖端的外侧重新连接。切口深达骨组织，缺损处用肌腱填充，尽可能保留远端趾动脉（图 16.6）。

2. 显露跖骨头和远侧跖骨干，将后者离断，将趾骨与跖骨头一起完全切除。

3. 骨组织截除后留下一个侧面的皮瓣，如果皮瓣供血良好，可用于关闭溃疡切除后所留下的至少一部分内侧缺损。

如果糖尿病患者足底溃疡跨过跖骨头，伴有一存活的邻近足趾，

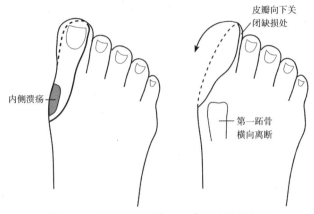

图 16.6  因内侧溃疡第一趾截除时保留皮瓣

可以通过背部直线切口切除跖骨头。这避免了有价值的足底负重皮肤组织的进一步减少，并可以引流，且脚趾被保存下来，虽然它悬浮着没有功能。另一种办法是用带蒂趾动脉岛状皮瓣，覆盖溃疡切除术后的缺损。

第一趾部分截除术

第一足趾部分溃疡或者坏疽是有可能保留部分组织的。此外，趾甲手术并发症时，末端的趾骨移除这一步骤被称为末端化。

1. 在趾甲下方的水平上，制作对等的前后皮瓣。

2. 皮肤切口深至骨面。切除近端肌腱，在趾间关节处离断脚趾。切除近端趾骨，切除软骨部分。

3. 如果血供良好，且没有感染，皮肤用缝线无张力关闭；或者皮瓣用敷料包扎贴合，持续 48h。

趾列切除术

此术式指切除一个脚趾及其跖骨。因为愈合需要良好的血供，它最适合感染性或神经性坏疽，而不是缺血。切除跖骨可以使足部靠拢，以减少 二期愈合治疗时大容量填充的需要。

1. 脚趾底部周围做一个切口，包绕所有死皮，向足背面延伸。

2. 切口深至骨面，切除伸肌腱和筋膜，分离暴露骨组织，在其底部离断，与坏死组织一并切除，用温盐水冲洗伤口。

3. 关闭皮肤，从脚趾截除处伤口引流，包扎伤口。

## 截趾术后护理

患者要无负重护理，脚抬高，在术后 48h 检查伤口。

## 截趾后并发症

- 伤口愈合不良是足趾和前足截肢最常见的问题。这个风险取决于患者个体情况，糖尿病、血供差和肾衰竭是众所周知的有害因素。选择慢性创面修复保肢或是更近端的截肢需要仔细权衡。即使有皮肤完全覆盖，溃烂和感染复发仍可能发生。
- 跖骨头切除后会使负重力重新分配给邻近的跖骨头，诱发新部位的溃疡。

（唐玉娟　李春亭　尹　红　译）

## 第 17 章

# 头、臂血管手术

## 颈动脉内膜剥脱术

手术操作分类代码　L29.4, 补片成形；L29.5, 无补片成形

颈动脉内膜剥脱术分为传统纵向颈动脉切开术和外翻式颈动脉内膜剥脱术，外翻式颈动脉内膜剥脱术需要从颈内动脉（internal carotid artery，ICA）起始部切断。

### 手术适应证

- 颈动脉内膜剥脱术（carotid endarterectomy，CEA）用于降低有症状或无症状颈动脉狭窄患者的脑卒中风险[1-3]。一般来说，如果最近发生症状，狭窄 >50% 的颈动脉狭窄患者可以从手术中受益。如果症状不是急性发作，当狭窄 >70%，患者也会从治疗中受益。在英国，是否行手术治疗无症状性颈动脉狭窄是有争议的，但患者通常有颈动脉高度狭窄。CEA 是阿司匹林 / 抗血小板药物治疗的辅助手段。狭窄程度较低的颈动脉狭窄患者应该予以单独抗血小板药物治疗。
- 对于有症状患者，在发病 2 周内，早期行 CEA 最大的益处就是可以绝对降低脑卒中的风险。
- 如果严重颈动脉狭窄伴短暂性脑缺血发作渐渐加重，这往往提示疾病的不稳定和血栓栓塞事件会再次发作，意味着患者需要紧急行 CEA 治疗。术前给予全身肝素抗凝治疗，将会使这类患者受益。
- 颈动脉完全闭塞不宜行外科手术或放射介入治疗。

### 备选治疗

- 单用抗血小板药物治疗。
- 颈动脉支架植入术是颈动脉狭窄的一种血管腔内治疗方法。在英国，颈动脉支架通常用于放射性狭窄或 CEA 术后症状性再狭窄患者。

### 影像学诊断

- 怀疑有颈动脉供血区（中脑）脑卒中症状的患者应进行 CT 或 MRI 检查，以确认卒中诊断和（或）排除其他可能引起症状的原因（如脑瘤）。影像学诊断对于手术后神经并发症的介入处理前后对照也是有益的。
- 目前，多普勒超声成像技术被认为是测量颈动脉狭窄的首选检查。诊断标准如下。

- 颈内动脉起始处可见斑块；
- 远端血管通畅；
- 收缩期峰值流速（peak systolic velocity，PSV）>200 cm/s；
- 颈内动脉和近端颈总动脉（common carotid artery，CCA）的 PSV 比值 >4（颈内动脉狭窄处血流速度增加 4 倍）。

- 术前应多次行多普勒成像，以排除首次诊断与入院手术前期间发生的颈动脉闭塞。
- 在难以明确颈动脉是否通畅或诊断不确定的情况下，可能需要 MRA、CTA 或 TFA（经股血管造影）。现在大多数中心对所有接受手术的患者使用双重影像诊断技术。
- 选择性颈动脉插管造影脑卒中发生率为 1%；因此，只有仅在必要时用于明确病变情况。

术前准备

- 术前再次行颈动脉多普勒超声检查，以确定血管是否通畅并标记颈动脉分叉部位。
- 多普勒超声检查报告打印出来，以便在手术室展示并参考。
- 术前是否继续使用双联抗血小板药物是有争议的。尽管继续使用双联抗血小板药物将增加围手术期出血风险，但仍有许多中心继续使用双联抗血小板药物以降低围手术期血栓栓塞的风险。有些专家主张使用单一抗血小板药物就足够了。

麻醉、消毒和铺巾

- 选择全麻或颈部区域阻滞。后者可以在术中监测神经功能（对侧手的运动功能和回答问题），以此评估脑部血流灌注是否充分。麻醉师应密切检查患者的神经状况，如有任何恶化，应立即通知外科医生。有时，脑部血流灌注不足可通过升高血压或增加血氧饱和度来解决，但除非转流管已经在位，否则需要置入颈动脉转流管。
- 患者仰卧位。弯曲手术床，躯干部抬高，垫枕使颈部后伸放在头环上，头转向对侧。如果局部麻醉，则将对侧上肢伸展并放在手架上，以便术中评估神经功能。
- 通常不需要导尿。
- 预防性静脉注射广谱抗生素。

● 备皮、消毒和铺巾，露出颈部的侧面和前部，直至中线，从锁骨到下颌、耳垂，耳垂后充分暴露，必要时可将切口延伸到耳垂后面。

## 切口及入路

● 斜形切口或沿皮肤褶皱切口（见颈动脉的显露）。

● 如果颈动脉斑块病变已经累及颈内动脉，那么斜形切口更好。

● 分离颈动脉（见颈动脉的显露）。对于外翻性颈动脉内膜剥脱术（见颈动脉内膜外翻切除术），显露颈内动脉的范围需要是分叉以上病变长度的两倍。

## 颈动脉转流管的使用

● 尽管有些外科医生可能根据脑灌注的测量（同侧大脑中动脉氧饱和度或经颅多普勒超声检查）来确定是否需要颈动脉转流管，但对于全麻下接受 CEA 的患者来说，推荐常规使用转流管。另一种方法：针头连接压力传感器，将针头插入颈总动脉远端，在针头下方夹闭颈外动脉和颈总动脉。在没有血流的情况下，压力反映了从 Willis 环来的血液流动到颈内动脉起始部的情况。

● 通过钳夹测试局麻下的患者是否需要颈动脉转流（见下面步骤 3）。

● 在外翻式颈动脉内膜剥脱术中很难使用转流管，所以如果术中可能需要转流的话，传统颈动脉内膜剥脱术是更好的选择。

## 手术步骤

1. 如果在颈神经阻滞下进行手术，颈动脉鞘仍然敏感，在分离过程中通常需要局部注射 1% 利多卡因。

2. 静脉注射肝素（70 U/kg），达到全身肝素化所需时间大概 2min。

3. 如果在颈神经丛阻滞下手术，可在麻醉师的协助下，通过夹闭颈内动脉和颈外动脉 2min 并监测神经功能来检查脑灌注的情况。如果神经功能受到影响，立即放开颈内动脉血管夹。

4. 在此期间，检查是否有以下仪器可立即用于动脉内膜剥脱术。

• 环头钳

• DeBakey 钳

• 11 号刀片

•Potts 剪刀

•Watson-Cheyne 剥离子

• 细的吸引头

• 适当大小的血管夹

• 如果在全麻下手术，或在血管夹闭 2min 期间神经功能受损，可将转流管打开、检查、必要时用生理盐水冲洗（Pruitt-Inahara 转流管），并将动脉夹置于动脉远端。另外，在手术室常备转流管，以防以后需要。

• 如果施行传统的颈动脉内膜剥脱术，备补片（如胶原蛋白浸渍的针织涤纶片）。

5. 应用颈动脉阻断钳。

**外翻性颈动脉内膜剥脱术**

6a. 将颈内动脉从起始处斜形切断，与颈总动脉完全分离（图 17.1）。

7a. 使用 Watson-Cheyne 剥离子撑开软组织，游离一定长度颈内动脉周围组织，将斑块轻轻从动脉壁上剥离。

8a. 用 DeBakey 钳或环状头钳抓住颈内动脉血管壁的两侧，轻轻地将其与斑块分离，由助手使用 DeBakey 钳对其施加轻微的尾侧（斑块侧）牵引力。如有需要，可使用撑开器协助分离斑块及血管壁（图 17.2）。

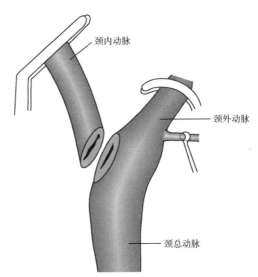

颈内动脉

颈外动脉

颈总动脉

**图 17.1** 在颈内动脉的起始处切断，为颈动脉内膜外翻切除术做准备

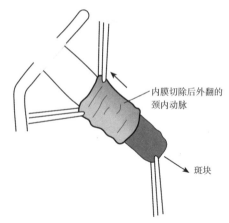

内膜切除后外翻的
颈内动脉

斑块

**图 17.2    颈内动脉外翻式内膜剥脱术**

9a. 充分剥离并回拉颈内动脉的边缘，将斑块暴露至其锥形末端。

10a. 轻轻地拉出斑块。

11a. 检查动脉远端是否有残留的片状或叶状内膜片，如果有则需要用血管镊轻轻完整剥离或用 7/0 血管缝线固定在血管壁上。

12a. 将颈内动脉拉回，用肝素盐水彻底冲洗，并再次检查有无残留的片状或叶状内膜片。大多数可以剥离干净，但偶尔需要使用 7/0 Prolene 线固定。

13a. 对远端颈总动脉进行内膜剥脱术以清除任何明显的斑块。这通常可以通过动脉切断的切口来完成，但如果需要的话，可以进行动脉纵向切开术以改善显露。游离的内膜片需要切除，但在动脉内膜剥脱术结束时，可以留下近端内膜片，因为这将被流入的血液压平而不会影响血流。如果近端斑块没有明显的边界，可在合适的地方离断。

14a. 用肝素盐水冲洗颈总动脉。

15a. 用 6/0 Prolene 线将颈内动脉断端与颈总动脉重新吻合。

16a. 先松开颈内动脉血管夹，返流血涌出，然后再用血管钳或血管夹夹闭。然后依次开放颈外动脉和颈总动脉。10s 后，再次开放颈内动脉。注意颈内动脉再灌注的时间。

17a. 检查颈内动脉远端血流搏动情况。

18a. 静脉推注鱼精蛋白逆转全身肝素化或部分逆转。

19a. 伤口彻底止血，不一定要使用引流管。

20a. 用 2/0 薇乔线缝合颈阔肌，3/0 薇乔线缝合皮下组织和皮肤。当需要使用转流管或固定远端内膜片时，颈动脉内膜外翻切除术可转换为常规动脉内膜剥脱术，在断开的颈内动脉上纵向切开。

### 常规颈动脉内膜剥脱术

6b. 用 11 号刀片在颈总动脉远端前壁做短的纵向切口，并用 Potts 剪刀将颈内动脉切口延长至斑块范围以外（图 17.3）。

7b. 如果计划做转流术，此时可将转流管置入，需在 4min 内恢复颈内动脉的血流。将转流管的近端导管放置在颈总动脉中，先用球囊或血管夹（根据转流设计）固定，然后肝素盐水冲洗，清除所有碎片，然后将转流管的远端导管置入颈内动脉中并固定（图 17.4）。

8b. 在动脉切开处的近端将内膜环形撑开铺平，用 Watson-Cheyne 剥离子将动脉粥样硬化斑块完整剥离。在此处将斑块完整切除。

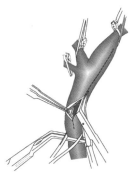

图 17.3 常规 CEA 切口

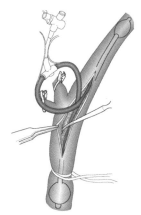

图 17.4 CEA 时，应用 Pruitt-Inahara 转流装置

9b 将斑块从动脉壁上提起，直到它的末端，通常它可以从正常的内膜中分离出来。有时，必须在斑块末端用 Potts 剪刀剪断。

10b. 同法去除近端的所有斑块。通常斑块的近端很难找到终点，但在颈总动脉斑块变薄的地方，就要横行离断。

11b. 用肝素盐水沿血流方向冲洗动脉。用环形钳去除任何游离的叶形内膜片。

12b. 用 1 或 2 针 7/0 Prolene 缝合线将远端内膜片从管腔内向外穿出动脉壁并打结。再次用肝素盐水冲洗，以确保没有游离的内膜片残留。

13b. 将人工补片或静脉补片剪成远端比近端窄且适合血管的大小尺寸。

14b. 使用显微针持夹持 6/0 Prolene 线上的 9mm 缝针，缝合补片远端。使用降落伞技术，确保准确缝合于这条狭窄的动脉上，每侧连续缝合到其中间点。

15b. 使用类似的技术，用 6/0 Prolene 线上的 13mm 缝针缝合补片的近端，如果使用转流管，则需要使管的两个分支管位于补片的同一侧。除了转流管待移除，此时缝合基本完成。停止缝合，在转流管出处留一个约 8mm 的间隙，用带橡皮管的血管夹固定缝合线，缝线仍然连着缝针。夹紧转流管，记下时间。松开转流管并移除，收紧环绕动脉的束带控制动脉出血，但允许部分血流从近端和远端血管中冲洗出内膜和斑块碎片，然后重新拉紧束带。

16b. 迅速完成缝合，去除血管夹，先放松颈内动脉让反流血冲出，然后从颈总动脉恢复血流至颈外动脉 10s，最后取下颈内动脉血管夹。

17b. 彻底检查止血。如果必要的话，伤口内放置负压引流管。

18b. 用 2/0 薇乔线缝合颈阔肌，用 3/0 单股线皮下缝合皮肤。

见框表 17.1。

**框表 17.1 外翻式与常规动脉内膜剥脱术的比较**

**外翻式动脉内膜剥脱术的优点**
- 减少颈动脉术后再狭窄
- 避免了人工补片应用
- 缩短了手术时间
- 可缩短冗长弯曲的颈动脉

**但是**
- 使用转流管比较困难
- 对于动脉远端病变视野不够清楚
- 不适合颈动脉病变向颅内延伸的情况

### 已完成的研究

- 颈内动脉远端搏动良好意味着血管通畅。
- 可以应用多普勒探头来确认动脉特征性的双相波血流或测量血流速度。
- 术中多普勒超声检查可用于检测有无血栓形成或残余狭窄，如有这些情况，则需要再次手术治疗。
- 在移除转流管后可使用血管镜检查以确保没有漂浮的内膜片或遗留的血栓。

### 术后管理

- 在术后病房或恢复室中严格监测血压，旨在将收缩压保持在指定范围内（例如 110~170mmHg 收缩压），具体取决于术前血压。
- 术后面罩吸氧至第二天早晨。
- 手术当日晚上可以饮食。
- 按照原有方案，继续使用抗血小板药物。
- 如果有相关医疗支持，可在第 1 天回家。
- 按照原有方案，安排多普勒超声，随访 6 周。

### 手术并发症

- 围手术期发生中风或死亡（中风导致）的原因如下。
  - 颈动脉远端栓塞，可以是血栓或斑块以及内膜片；
  - 动脉阻断时颅内低灌注；
  - 颈内动脉血栓形成；
  - 高灌注综合征，以前低灌注的脑组织（通常有双侧严重颈动脉疾病）接受过量的灌注，可出现脑水肿和脑内出血，这个不常见。
    在多数大型研究中，严重卒中（有限恢复）和死亡的发生率为 2%~3%。
- 经神经科医生检查时，20%~25% 的患者中可出现颅神经或交感神经损伤(框表 17.2)，但通常会恢复且患者未注意到。如果症状持续存在，需多学科治疗。
- 出血比较少见，但如果手术很快完成且肝素化没有纠正，或者患者在围手术期持续使用氯吡格雷和阿司匹林，则出血发生的可能性较高。

**框表 17.2　颈动脉内膜剥脱术时处于风险中的颅神经**

- 高位颈后侧入路——副神经
- 颈部切口切皮时位于皮下的面神经下颌缘支可能受损，导致同侧嘴角下垂
- 舌下神经可能在暴露颈动脉的手术操作时受伤，因为它在血管上方经过。损伤引起舌肌麻痹，表现为伸舌时向受影响的一侧偏
- 迷走神经，喉返神经和喉上神经通常位于颈动脉后面（但偶尔在其前面）可能在组织分离时受伤，导致声音嘶哑
- 颈部星状颈神经节的分支位于颈动脉鞘的后方，损伤后可引起霍纳综合征

- 尽管补片一旦发生感染后果严重，但罕见。

### 围手术期中风的处理

- 由于颈内动脉血栓栓塞导致的中风可以立即手术去除血栓来改善。在术中或在恢复室时，可通过远端动脉脉搏消失或术中彩超扫描进行诊断。
- 对于因血栓栓塞或灌注不足引起的中风，支持性氧气治疗和血压控制是治疗的主要方法。
- 高灌注性脑卒中患者应严格控制血压，氧气治疗，或者静脉注射类固醇激素治疗。

### 锁骨下动脉源性疾病

- 最常见的病变是动脉粥样硬化造成左锁骨下动脉狭窄，偶尔可由血管炎造成。
- 通常无症状但可出现椎 - 基底动脉缺血症状，前臂缺血性无力或手指远端出现栓塞。
- 与手臂运动相关（锁骨下动脉窃血）的眩晕，并不常见，除非其他营养 Willis 环的动脉也有相应的病变，特别是颈动脉狭窄。
- 检查听诊可闻及锁骨下动脉杂音，一侧手臂血压低于对侧，手掌抬高时手掌皮色变苍白（与另一侧相比），严重时手部静息时可有明显的缺血表现。

### 治疗方案

- 球囊血管成形术和（或）支架植入术通常是锁骨下动脉闭塞或狭窄性疾病的一线治疗。闭塞段血管若太长而无法成功扩张者，可能需要支架。

- 将锁骨下动脉转位至颈动脉，一期吻合，避免使用合成材料。
- 颈动脉 – 锁骨下动脉旁路移植术。
- 腋窝 – 腋旁路移植术（见腋窝旁路移植术）– 更长的移植物，需要合成材料，在美观方面没有优势。

术前准备

- 动脉成像检查锁骨下动脉和同侧颈动脉通畅情况，通常需要 CTA 检查。
- 常规备血，包括成分血和全血。
- 胸部 X 线检查和心电图。
- 双侧手臂血压测定。

## 锁骨下动脉转位

手术操作分类代码　L37.1

适应证

有症状的近端锁骨下动脉狭窄或闭塞，但不适合球囊血管成形或支架植入术的患者；胸主动脉腔内修复术（thoracic endovascular aortic repair，TEVAR）覆盖左锁骨下动脉的起始部位之前"去分支"。

麻醉、术前准备和铺巾

- 全身麻醉或颈丛阻滞麻醉。
- 患者仰卧位。
- 无须导尿。
- 备皮，消毒和铺巾，暴露范围：从下颌到锁骨，颈部侧面和前部。

切口和方法

锁骨上切口（见锁骨下动脉暴露）。颈动脉暴露在该切口的内侧末端，深达胸锁乳突肌。

手术步骤

见图 17.5。

1. 分离锁骨下动脉，近端至椎动脉和乳内动脉。

2. 在锁骨下动脉水平分离暴露颈总动脉。

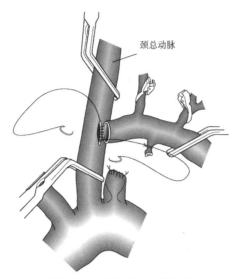

颈总动脉

**图 17.5**　锁骨下动脉的转位

3. 给予肝素 70U/kg 静注。

4. 将锁骨下动脉夹紧并分离，近端充分显露至椎动脉和乳内动脉，远端达颈动脉。注意汇入锁骨下静脉的胸导管，它位于动脉前方。

5. 锁骨下动脉近端残端用 3/0 Prolene 缝线缝合。

6. 颈动脉近端夹闭，并采用经颅多普勒脑血氧仪无创监测来评价血流阻断对脑的影响，或在全麻下直接测量颅内动脉血流压力。如果进行局部阻滞麻醉，检查患者的意识水平和对侧手的感觉运动功能。如果压力 <50mmHg 或神经功能受损，取下阻断钳，打开并检查转流管（Pruitt-Inahara or Javid）。

7. 在颈动脉近端和远端阻断；如有需要，纵向切开动脉壁外侧，并插入转流管。

8. 用 4/0 Prolene 线将切断的锁骨下动脉远端与颈动脉行端侧吻合。

9. 松开止血钳，检查止血情况。

10. 用 2/0 薇乔线缝合伤口至颈阔肌，皮下用 3/0 可吸收缝线缝合，创面深部留置 1 根细引流管。

术后护理

● 测量双侧手臂血压以确认手术效果。

● 早期活动，术后第二天可出院回家。

并发症

- 吻合口出血少见。
- 颈动脉或椎动脉栓塞而导致的神经功能缺损少见。
- 神经损伤：膈神经和迷走神经的损伤风险较大。

预后

- 远期效果良好。

## 颈动脉-锁骨下动脉人工血管转流术

手术操作分类代码　L37.1

适应证

有症状的近端锁骨下动脉疾病不适合行球囊血管成形术或支架植入术的患者。患有同侧颈动脉疾病的患者，可与颈动脉内膜剥脱术联合手术；TEVAR覆盖左锁骨下动脉的起始部位之前的"去分支"。

麻醉、术前准备和手术铺巾

- 全身麻醉。
- 患者仰卧位。
- 无须导尿。
- 静脉注射广谱抗生素。
- 备皮、消毒准备和铺巾。暴露范围：从下颌到锁骨，颈部的侧面和前部。

切口和方法

- 通过锁骨上切口暴露锁骨下动脉（参见锁骨下动脉暴露）。
- 如果需要行颈动脉分叉处的动脉内膜剥脱术，则通过单独的皮肤褶皱或斜行切口暴露颈动脉。或者在将斜角肌前面分开后，于略高于锁骨下动脉的水平处取锁骨上切口，在其内侧端显露颈动脉。

手术步骤

见图17.6。

1. 如果使用单独的切口，需在两者之间做一个深的皮下通道。可以通过纵向切口进行颈动脉内膜剥脱术，肝素化。用8mm PTFE移植物或Dacron® 移植物罩关闭动脉切口。在移除颈动脉夹之前，将与吻

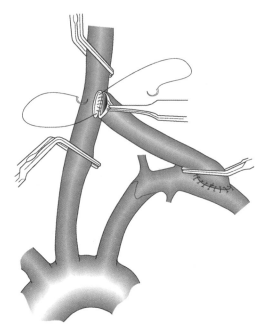

**图 17.6** 颈动脉 - 锁骨下动脉人工血管转流术

合口相邻的移植物使用阻断钳阻断。

2. 如不需要行颈动脉内膜剥脱术，给予静脉注射肝素 70U/kg。切开暴露并用阻断钳阻断颈总动脉，并在动脉的外侧壁纵向切开。使用 6/0 Prolene 将 8mm PTFE 移植物端侧吻合到动脉侧壁切口上。在靠近吻合口处阻断人工血管，然后释放颈动脉夹。

3. 锁骨下动脉近远端用两把阻断钳夹闭，并在锁骨下动脉弯曲的顶部，在椎动脉及乳内动脉分支起始部远端纵向切开动脉（椎动脉和乳内动脉是锁骨下动脉的近段分支）。将 PTFE 人工血管的末端修改成片状，用 6/0 Prolene 线与锁骨下动脉行端侧吻合。在缝合最后一针前放开人工血管上的近端阻断钳以冲洗空气和碎屑，然后再次阻断人工血管后缝合。在开放近端锁骨下动脉阻断钳之前先放开锁骨下动脉远端和人工血管的阻断钳，以避免碎屑栓子沿椎动脉向椎动脉流动。

4. 如果需要进行 TEVAR 手术，则在椎动脉和乳内动脉近端将锁骨下动脉结扎或栓塞。

5. 伤口彻底止血，然后用 2/0 薇乔线缝合颈阔肌，用 3/0 单乔可吸收缝线缝皮，伤口深部留置引流管。

**术后护理**

- 测量双侧手臂血压以确认手术效果。
- 早期活动，术后第二天可出院回家。

**并发症**

- 由于人工血管过长导致人工血管扭曲和血栓形成。
- 由于动脉切开过长，因此在吻合口两端出现扭曲。
- 很少发生术后出血和感染。
- 动脉阻断过程中血栓形成并经过颈动脉或椎动脉循环而引起脑血管意外的风险较小。

**预 后**

- 远期效果良好。

## 颞动脉活检术

手术操作分类代码 L67.1

**手术指征**

通常在医生的要求下施行，作为诊断程序用于怀疑颞（巨细胞）动脉炎的患者。最好在开始类固醇治疗之前进行活检，如果必要的话，也可以在类固醇治疗后不久进行。

以下情况出现任意三种就可以诊断颞动脉炎。

- 年龄 > 50 岁；
- 红细胞沉降率 > 50；
- 颞动脉局部压痛或增厚；
- 头痛；
- 颞动脉活检显示巨细胞动脉炎。

**麻醉、皮肤消毒和铺巾**

- 患者仰卧，头部转向一侧。
- 选择颞动脉最突出的一侧，刮除颞区毛发，并标记颞动脉行程。

- 局部麻醉浸润（如：2% 利多卡因）。
- 消毒术区皮肤，然后常规铺巾。

手术过程

- 切开颞动脉处皮肤，分离筋膜加深切口以暴露血管。
- 分离 3~4cm 长的动脉；阻断两端，并移除动脉（需要较长的动脉以保证取得病变的血管，因为病变可以跳跃性发生）。
- 用 3/0 Prolene 线皮下缝合关闭伤口。

## 胸廓出口综合征

解剖学

  锁骨下动脉、静脉和臂丛神经从胸腔通过第一肋骨上方进入上臂。动脉和神经丛位于前斜角肌和中斜角肌之间的裂隙中（肌间沟凹槽；对于臂丛神经阻滞麻醉很重要）。锁骨下静脉位于前斜角肌前方，锁骨和锁骨下肌位于其上方和内侧。

  颈肋（发生率为 0.5%）起源于 C7 的向下倾斜的横向突起，若是完全性颈肋，与斜角肌结节连接，与前斜角肌相交。不完全性颈肋具有一纤维带，从其尖端到达结节。颈肋或纤维带向上抬起并压迫锁骨下动脉和组成尺神经的 C8 / T1 神经根。

  另外，骨折、脱位和外生骨疣均可导致胸廓出口的压迫。

临床症状

动脉型胸廓出口综合征

- 肱动脉缺血性表现和"跛行"。
- 单侧上肢雷诺综合征。
- 发生在颈肋或纤维带远侧的锁骨下动脉瘤。
- 栓塞或者威胁肢体存活的血栓。
- 通常在上肢抬高时症状加剧，下垂时缓解

神经型胸廓出口综合征

- 尺神经分布感觉异常；经常以单侧头痛开始。
- 疼痛从锁骨上窝扩散到前臂内侧，然后扩散到小指和无名指内侧，伴尺神经分布区感觉迟钝。

- 分部区肌肉的萎缩发生得晚，可产生类似腕管综合征。
- 症状的发生和上臂的位置有关。

静脉型胸廓出口综合征

- 重复性运动（演奏音乐／运动锻炼）和肌肉肥大会导致运动时静脉淤血。
- 休息时，手臂是正常的。
- 轻度动脉型胸廓出口综合征（A-TOS）和神经型胸廓出口综合征（N-TOS）常见。
- 可导致上肢深静脉血栓形成（Paget-Schroetter 综合征）。
- 10%的深静脉血栓患者可发生肺栓塞。

临床检查

- 颈椎 X 线平片可鉴别颈肋或骨质异常或畸形。
- 在有症状的上臂位置进行多普勒超声检查静脉或动脉是否存在压迫。C8／T1 神经根部位于动脉旁，因此神经胸廓出口综合征和动脉胸廓出口综合征通常同时存在。
- MRI 除了排除其他诊断如颈神经根压迫外，通常不常用。
- 如果需要重建，CTA 在动脉胸廓出口综合征中很有帮助。
- 肌电图（EMG）可以确诊神经胸廓出口综合征，但检查结果也可能是正常的。可作为诊断基线或者识别双重受压。例如内侧上髁的尺神经受压。

治 疗

在没有骨质异常的动脉胸廓出口综合征中，通常可以通过保守治疗（姿势调整、理疗、减少健身活动）来恢复。如果存在颈肋，应行动脉 CTA 检查以排除动脉瘤。如果出现栓子（小片状出血或指动脉闭塞），必须进行紧急手术以挽救肢体。

在神经胸廓出口综合征中，可以通过物理疗法、改善姿势、减轻体重或改变职业来减轻感觉异常的症状。如果这些治疗都不起作用，患者应该带病生存或考虑手术。肌肉萎缩是永久性的，并且不可逆转，因此，一旦发现需尽快手术以保持其残余功能。

上臂间歇性肿胀的静脉型胸廓出口综合征患者减少活动后可能改善。如果上肢深静脉血栓形成，发生肺栓塞的风险为 10%，因此给予口服华法林抗凝治疗至少 3 个月，特别是存在以下情况时。

- 老年患者；
- 非优势手臂受影响；
- 特异性刺激症状；
- 没有继续运动的愿望。

第 5 年，70% 的患者仍有症状，三分之一的患者会出现静脉高压的表现。对于以下患者可予以溶栓和手术（第一肋骨切除，因为通常不是由于颈肋引起）的建议。

- 年轻患者；
- 优势肢体受影响：
  - 病史短（<3~4 周）；
  - 渴望继续运动 / 演奏音乐。

溶栓方案

- 阿司匹林。
- 经贵要静脉置鞘和导丝，然后造影。
- 通过穿刺鞘侧孔注入肝素 250U/h。
- 静脉造影后确定是否溶栓。
- 组织型纤溶酶原激活剂（tPA）5mg 团注，然后 1mg/h 静脉泵入，通常需要在病房过夜（风险低）。
- 无须球囊扩张 / 支架。
- 静脉注射肝素，直至下一次手术。

知情同意

胸廓出口综合征（TOS）手术要求很高且可能具有损伤性。因此施行手术的外科医生应该接受适当的培训 / 监督。比较好的方法是与患者详细沟通，并明确记录相关决策，充分解释保守治疗和手术治疗的利弊。

经腋下第一肋骨切除术

手术操作分类代码　W06.2

- 让患者躺在真空床垫上，取半侧卧位置，前臂由可调节杆支撑以展开腋窝。

● 切口位于腋窝 – 乳房皮肤皱褶处。

**手术步骤**

1. 避开或仔细分离肋间臂神经。

2. 识别确认，结扎和分离束缚神经血管束的上肋间血管。

3. 抬起手臂，谨慎但有力的使用棉棒，纵行推开神经血管束，以清楚地显示解剖结构。

4. 在第一肋骨上分离前斜角肌，然后是中间肌和锁骨下肌腱。

5. 分离 Sibson 筋膜，并使用棉棒将胸膜剥离至第二肋骨的水平。

6. 直视下用剪刀分离肋间肌，第一肋骨下方没有肋下动脉。

7. 肋骨使用剪刀在肋骨软骨交界处和颈部分开，从后面一点点把肋骨分下来。

8. 彻底止血，并松解血管 / 神经根周围所有潜在的束带 / 限制。

9. 用长效局部麻醉药浸润伤口，放置负压引流管，关闭切口。

10. 恢复期间安排胸部 X 线检查。

**特殊风险**

● 动脉或静脉出血很少见，但可能非常严重。

● 肋间臂神经从手术区域穿过，因此很容易牵拉开。如果无法牵拉开，最好将其彻底分离以避免术后疼痛，关于这点在手术前应告知患者。

● 术前应考虑到可能发生牵引性神经丛损伤、膈神经损伤、肩胛骨损伤等，还有伤口感染，需要引流的血胸等并发症，以及未能缓解症状。

● 气胸往往在胸膜受牵拉时发生。由于它很常见，以至于被认为是手术的一部分。正压通气可保持肺部扩张，此时小型负压引流装置（不是胸腔引流）就很管用。

**锁骨上入路**

**手术操作分类代码　W06.1**

患者取仰卧位，将卷起的毛手术巾垂直放置在肩胛骨之间，头部旋转同 CEA。明确手术区域，除非计划进行血管重建，否则没有必要消毒手臂。

**手术步骤**

1. 切口位于锁骨上方一指宽度的皮肤皱褶处，长约 5cm。

2. 分离锁骨上神经要充分仔细，以免产生疼痛。

3. 牵拉开而不是分离肩胛舌骨肌。斜角肌的脂肪垫向上和向内拉开，可用于包裹臂丛神经。

4. 识别确认并避开膈神经，不能随意悬吊，必须使用双极电凝以避免神经损伤。

5. 游离并使用阻断带控制锁骨下动脉。

6. Lahey 镊子在前斜肌肌腱后方通过，以保护动脉和膈神经。然后分离前斜肌并至少切除三分之一。

7. 在游离整个臂丛神经丛之前可能必须分开颈横动脉，此时避免损伤肩胛上神经和胸长神经。

8. 用棉拭子推开胸膜上膜。

9. 使用 Kerrisons 咬骨钳将颈肋逐渐咬除。

10. 咬除斜角肌结节，然后分开剩余的肋间肌和去除肋骨。

11. 如果要切除第一肋骨，最好通过单独的锁骨下横切口进行。

12. 用长效局部麻醉药浸润伤口，关闭切口，放置负压引流管。

## 经胸腔镜胸交感神经切除术

手术操作分类代码 A7510

内镜下经胸交感神经切除术（ETS）是治疗影响头颈部、腋窝和手部多汗症（过度出汗）的最后治疗手段。这种疾病影响了 3% 的人口，但很多患者因为感到尴尬而没有求医治疗。

### 多汗症严重程度量表 [4]

- 出汗从来没有引人注意，从不干扰日常活动：得分 1；
- 出汗可以忍受，有时会干扰日常活动：得分 2；
- 出汗几乎不能容忍并经常干扰日常活动：得分 3；
- 出汗无法忍受并且总是干扰日常活动：得分 4。

### 备选方案

腋窝多汗症治疗最好外用含铝止汗剂（如 Drichlor®）或注射肉毒杆菌毒素治疗。如果出汗量达到 > 50mg / 5min，这些治疗都由英国国民保健服务系统（NHS）提供。抗胆碱能药物，如 Pro-banthine® 或 Glycopyrrolate（吡咯酸乙二醇酯，格隆溴铵），但疗效欠佳或难以耐受。

手掌多汗症可以通过离子电渗疗法，使用含有自来水或格隆溴铵的水浴来治疗。

内窥镜下经胸交感神经切除术（ETS）

　　由经验丰富的外科医生施行 ETS 手术是安全有效的，对于手部多汗症的成功率为 95%，对于腋窝 / 头部和颈部的成功率约为 60%。用于面部多汗症的治疗，是否施行 ETS 术是有争议的。

　　副作用包括以下内容。

- 大出血、气胸、胸廓切开术和死亡的风险。
- 霍纳综合征。
- 咀嚼食物或刺激唾液分泌时，耳前下区皮肤出汗、发热或潮红（Frey 综合征）。
- 运动时最大心率降低（心脏容量无变化）。
  - 失去毛发竖起功能。
  - 交感神经切除不对称，导致"丑角综合征"（患侧自主神经功能紊乱导致的面部不对称性的潮红和出汗 Harlequin 综合征）。

　　最重要的副作用是代偿性多汗症（CS）。所有患者都有不同程度的 CS。10% ~15% 的患者有中度代偿性多汗症，但他们很高兴做了手术。1% ~2% 患有严重的代偿性多汗症的患者后悔手术。

　　一些患者声称 ETS 已造成心理损害。因此，应该非常仔细地咨询潜在的 ETS 患者。

手术步骤

　　双侧内镜下经胸交感神经切除术可使用 ProSeal 双管喉罩在全麻下完成，患者处于双臂外展的"十字架"体位，一般先做右侧。

　　1. 直视下在第 4 肋骨上方腋前线使用直径 5mm 无刀片戳卡穿刺进入胸膜腔。

　　2. 使用 30° 5mm 镜观察，在第二个穿刺点胸大肌下方插入第二个穿刺套管。

　　3. 用 $CO_2$ 充气，最初压力为 5mmHg，直到肺置换再升高。头高脚低位倾斜有助于观看。

　　4. 可以看到交感神经链在肋骨的颈部垂直通过，它可以在电凝钩的尖端下滚动。直到第二肋一直可见到交感神经链。

　　5. 确认第 4 肋骨，并分离交感神经链。在交感神经链两侧 5mm 的组织电凝，以确保交感神经切除完全。

6.撤回电凝钩；打开端口阀；停止注气，让肺在呼气末正压下充气。10mL局麻药利多卡因注入胸膜腔，10mL利多卡因注射入伤口，用缝线缝合伤口。

7.术后胸部平片不是必需的。在恢复期，听诊肺顶端呼吸音。大多数患者可以作为日间手术病例进行处理。

## 参考文献

[1] No authors listed. MRC European Carotid Surgery Trial: interim results for symptomatic patients with severe (70–99%) or with mild (0–29%) carotid stenosis. European Carotid Surgery Trialists' Collaborative Group. Lancet, 1991, 337 (8752), 1235–1243.

[2] No authors listed. Endarterectomy for asymptomatic carotid artery stenosis. Executive Committee for the Asymptomatic Carotid Atherosclerosis Study. JAMA, 1995, 273 (18): 1421–1428.

[3] North American Symptomatic Carotid Endarterectomy Trial Collaborators. Beneficial effect of carotid endarterectomy in symptomatic patients with high-grade carotid stenosis. N Engl J Med, 1991, 325 (7): 445–453.

[4] Solish N, Bertucci V, Dansereau A, et al. A comprehensive approach to the recognition, diagnosis and severity-based treatment of hyperhidrosis: recommendations of the Canadian Hyperhidrosis Advisory Committee. Dermatol Surg，2007, 33: 908–923.

（周　涛　译）

# 肾血管重建术

## 肾血管重建术

### 手术指征

在以下情况时可考虑血管成形术 ± 支架植入术或手术干预。

- 出现因肾动脉或其主要分支狭窄所致的药物无法控制的高血压；
- 由于肾动脉或其主要分支狭窄导致的进展性肾功能损害；
- 单个功能良好的肾脏出现严重肾动脉狭窄；
- 有与急性冠脉综合征无关的急性肺水肿病史的患者；
- 当出现肾血管狭窄侧肾脏形态萎缩,功能障碍时,不建议行血管重建。

肾血管重建术能否用于高血压药物可控且肾功能良好患者的肾动脉狭窄仍存在较大争议。先前的随机对照试验未显示血管重建的优势。近期,有 CORAL 试验报道称[1]:"在动脉粥样硬化性肾动脉狭窄合并高血压或慢性肾脏疾病的患者中,肾动脉支架术相对于药物综合治疗,并不能使不良临床事件的发生率显著降低。"

### 治疗方案

- 经皮球囊血管成形术和支架植入术通常作为治疗肾血管狭窄的一线治疗方案；以下情况除外：阻塞性疾病或"珊瑚礁"主动脉致无法从腹股沟或前臂进入肾动脉；拟行腹主动脉手术的患者。
- 支架植入术解决了血管弹性回缩及动脉夹层的问题,并能减少短期内再狭窄的风险。
- 血管重建术可与血管内膜剥离或搭桥同时进行。
- 当出现肾萎缩且肾功能几乎完全丧失时可采用肾切除手术。

### 术前检查

- 血管造影（通常采用磁共振血管成像,无肾毒性）以显示肾动脉病变的部位和范围（通常二维成像无法清晰显示）。必要时,同时显示脾脏、肝脏或髂动脉作为近端吻合的备用途径。
- 对于难治性高血压的患者,肾静脉肾素测定以明确高血压的性质及受累肾脏。
- 肾脏超声（当肾脏长度大于 8cm 时血管重建才有意义）。
- 疏基乙酰基三甘氨酸（MAG3）或 DMSA 核素扫描可以用于评估肾功能。
- 心脏评估（如：超声负荷心动图）。

- 血液常规实验室检查(尿素和电解质,肌酐,全血细胞计数;包括血糖、胆固醇等未检查的项目)。
- 如果拟行开放手术,需备 4 个单位全血。

## 肾动脉狭窄腔内治疗

主要风险

- 支架闭塞
- 动脉夹层
- 远端动脉栓塞
- 穿刺相关并发症

麻醉,准备和铺巾

标准皮肤准备和铺巾,局麻。

途　径

通常是股动脉入路。多数肾动脉开口朝下弯曲使得从左肱动脉入路成为一种选择。肱动脉入路中,神经十分接近肱动脉,这意味着即使是小的血肿也可能引起神经相关的并发症。

手术步骤

1. 超声引导下常规股总动脉插管,并使用 Seldinger 技术插入适当大小的鞘管。

2. 动脉内注射 3000U 肝素。

3. 使用 J 形导丝,在腹主动脉内放置合适的导管。造影时限制造影剂的用量,但需使肾动脉良好显影。

4. 在动脉插管困难的情况下,可能需要使用反向曲线导管(例如一个 SOS Omni 导管,Angiodynamics,Queensbury,纽约)。

5. 导管头端有时可以通过肾动脉入口。如果不能,则需要亲水性导丝通过病变段,在导丝支撑下通过导管。

6. 用加硬导丝替换亲水导丝以获得更好的支撑力,头端柔软的导丝可以避免造成肾脏损伤。导丝的头端必须随时都能在屏幕显示。导丝的刚性部分必须完全覆盖需治疗的病变节段。

7. 肾动脉支架植入术可使用 0.018 或 0.035 系统。优先使用球囊扩张支架，支架需要完全覆盖病变，必要时支架可向主动脉伸入 2mm，以防止主动脉的粥样硬化继续发展覆盖支架开口。

## 血管重建的手术方式

- 经主动脉内膜切除术。仅适用于肾动脉起始部狭窄，尤其是与动脉瘤或闭塞性疾病的主动脉移植联合使用时（肾动脉起始部狭窄多在广泛主动脉粥样硬化导致肾下主动脉闭塞时发现）。
- 主动脉 – 肾旁路移植术。用于肾动脉起始段或更远端狭窄。
- 脾 – 肾、肝 – 肾或髂 – 肾旁路移植术。当患者肾动脉起始段或远端狭窄，合并有明显心脏疾病且希望避免钳夹阻断主动脉（脾 – 左肾，肝 – 右肾）时可选择此类术式。目前常用于胸腹主动脉瘤杂交手术。
- 将肾脏从肾床上取出，低温保存，矫正或搭桥绕过肾动脉分支狭窄，以及再植入（此处未描述专门的手术）。

　　除了最后一种方法外，所有的方法都允许肾脏在其肾床上不受干扰，从而保留了肾周脂肪囊来源的侧支血液供应（通常在肾动脉狭窄时这些血管开放起到代偿作用）。

### 术后指导和处理

- 保持足够的液体灌注，维持收缩压在 110~140mmHg。
- 测量每小时尿量。如果尿量少，加快静脉输液，保证中心静脉压不低于 12~15mmHg。
- 重新开始使用抗高血压药物需谨慎，术后用药量可能减少。
- 在有足够的静脉输液，且没有利尿的情况下，中心静脉压持续下降，需要考虑腹腔内出血。急检血红蛋白和凝血功能，并考虑重新探查（血管及吻合口）。
- 每天检查肌酐。
- 肌酐或血压下降意味着血管重建成功。如果有疑问，多普勒超声检查可能会检测到肾动脉血流，但在术后做这个检查有时会使患者感到不适。经股动脉造影或 CTA 也可以作为替代方案评估肾脏血供。

### 常见并发症的处理

- 移植物闭塞。考虑再次探查，移植物血栓切除术（如果是静脉移植物，仅闭塞后的第一个 12h 内取栓有意义）。如果患者的情况允许可更换移植物。

- 肾功能受损。如果移植物功能正常，可能是由于肾上主动脉的夹闭引起急性肾小管坏死。必要时，可以行透析支持治疗直至康复。

## 经腹主动脉内膜切除术

手术操作分类代码　L25.1，主动脉人造补片修补；L25.2，无人造补片修补

基本术式是于腹主动脉上肾动脉水平做一横切口，于两侧肾动脉起始处行动脉内膜切除，再以人造补片闭合切口。该术式在大型动脉手术中应用广泛，常见于肾动脉搭桥术来治疗腹主动脉瘤或血管阻塞性疾病。

### 主要风险

- 肾血管栓塞或肾血流的阻断可引起肾功能进一步损害。
- 夹闭腹主动脉可引发不良心血管事件。
- 动脉切开过程中大出血。

### 麻醉、术前准备和铺巾

- 全麻 ± 硬膜外阻滞麻醉
- 患者取仰卧位
- 预防性静脉注射广谱抗生素
- 置导尿管
- 备皮范围：乳头平面至耻骨联合。铺巾暴露范围：剑突至耻骨联合。

### 切口和手术路径

正中切口，经腹入路（详见腹主动脉的暴露）。

### 手术步骤

1. 游离十二指肠升部，暴露腹主动脉。

2. 分离腹主动脉前后壁至左肾静脉水平以上。在该水平时，可以清楚暴露肾动脉在腹主动脉的分叉部位。

3. 从腹主动脉前方游离肾静脉，套带控制，向上方牵开肾静脉，必要时可游离肾上腺、性腺及腰椎静脉分支。若仍无法充分暴露肾动脉分叉部位，可离断并结扎肾静脉（存在肾功能损害风险），亦可重

新将肾静脉吻合。

4. 静脉注射甘露醇（0.5g/kg）和肝素（70U/kg）。

5. 在肾动脉上下方横向夹闭腹主动脉，此时需要尽快进行手术以保证在40min以内恢复肾脏血流。

6. 在腹主动脉肾动脉起始水平做一横切口，如需使用主动脉人工移植物，可将主动脉切口向两侧并向下弯曲延伸至肾动脉下方，在此处植入主动脉移植物。若只进行动脉内膜切除时，可延长动脉切口至两侧肾动脉起始处（图18.1）。

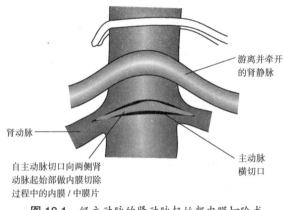

游离并牵开的肾静脉

肾动脉

自主动脉切口向两侧肾动脉起始部做内膜切除过程中的内膜／中膜片

主动脉横切口

**图18.1** 经主动脉的肾动脉起始部内膜切除术

7. 用Watson-Cheyne内膜剥离器对两侧肾动脉起始部进行内膜切除，再用肝素生理盐水进行冲洗，去除残留物。

8. 用聚丙烯缝线缝合动脉切口；如果使用主动脉人工移植物，近端吻合操作完成后，立即将肾动脉上方的动脉夹移至吻合口以下；

9. 检查是否有出血。

10. 若仅行动脉内膜切除术，此时可用2/0薇乔缝合后腹膜覆盖腹主动脉，常规关腹。

## 主动脉－肾动脉移植术

手术操作分类代码　L41.2

主要风险

● 人工血管因扭结或血栓而闭塞。

- 肾上主动脉阻断导致后期肾功能受损。
- 出血。
- 主动脉阻断导致的心血管事件。

麻醉、术前准备和铺巾

　　与经主动脉动脉内膜切除术（见经主动脉动脉内膜切除术）相同，若使用大隐静脉应进行腹股沟与大腿段准备。

切口与入路

　　同经主动脉动脉内膜切除术（见经主动脉动脉内膜切除术）。

手术步骤

　　见图 18.2。

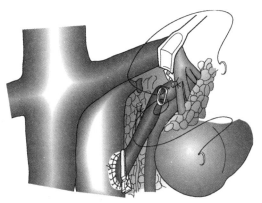

**图 18.2　主动脉－肾动脉转流移植术**

　　1. 暴露肾下段主动脉（见经主动脉动脉内膜切除术）。

　　2. 暴露狭窄远端的肾动脉（通常用手触摸定位斑块）。若在右侧，暴露需要适度牵拉动脉前方的下腔静脉，与麻醉师沟通告知可能会挤压下腔静脉（并阻断静脉血回流）。

　　3. 找到动脉壁较为柔韧处，最好位于肾动脉开口以下，为近端缝合做准备。

　　4. 若使用大隐静脉做血管转流，需从腹股沟及大腿段取得足够的长度。

　　5. 给予甘露醇（0.5g/kg）与肝素（70U/kg）。

　　6. 在选定区域以上及以下阻断主动脉，或使用侧壁血管钳孤立该节段。

7. 在选定点做约 8mm 长纵切口，或剪出直径约 6mm 圆形切口，随后将大隐静脉移植物或 6mm PTFE 移植物末端与切口行端侧吻合。

8. 在恰好跨过病变血管的远端（管腔可压瘪处）结扎动脉，并用狗头夹或 Heifitz 钳控制远端血管，随后在结扎线的远心端横断血管。使用 6/0 或 7/0 Prolene 线将移植物与远端肾动脉做端端吻合。

9. 松开阻断钳。

10. 止血确切后，在主动脉前方关闭后腹膜，随后关腹。

## 左肾动脉狭窄的脾动脉－肾动脉移植术

手术操作分类代码　　L41.2

**主要风险**

● 脾动脉狭窄导致的移植血管堵塞。

● 出血。

**麻醉、术前准备和铺巾**

同经主动脉动脉内膜切除术（见经主动脉动脉内膜切除术）。

**切口与入路**

腹正中切口或上腹部肋下斜行切口，与肋缘平行。

**手术步骤**

见图 18.3。

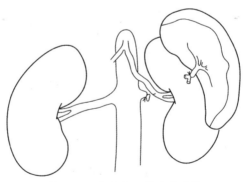

**图 18.3　脾动脉－肾动脉移植**

1. 暴露左肾动脉，同主动脉 – 肾动脉移植术（见主动脉 – 肾动脉移植术）。

2. 分离胰远端下缘并向上翻起以暴露脾动脉。游离从胃网膜左动脉分叉到远端分支的脾动脉，从近端到远端完整分离，结扎远端，近端用狗头夹或 Heifitz 钳控制。

3. 下移脾动脉至左肾动脉水平，并检查长度是否足够。

4. 给予甘露醇与肝素（70U/kg），并轻轻松开血管阻断钳以检查脾动脉血流是否通畅。

5. 若脾动脉血流量良好，使用 5/0 或 6/0 Prolene 线，将病变远端肾动脉与脾动脉行端侧吻合，或横断肾动脉至脾动脉并行端端吻合。

6. 若脾动脉血流量欠佳，使用 3F Forgaty 球囊导管对脾动脉取栓，轻柔操作取出血栓。若血流仍欠佳，可使用 Bakes 扩张器对潜在的狭窄进行扩张。若血流仍欠佳，则需通过其他手段进行肾动脉重建，如髂动脉 – 肾动脉移植术等。

7. 移除阻断夹，止血确切后，使用 2/0 薇乔缝线缝合腹膜。

8. 逐层关腹。

## 肝动脉 – 右肾动脉移植术

手术操作分类代码　L41.2

主要风险

● 人工血管因扭结或血栓而闭塞

● 中肠缺血

● 出血

麻醉、术前准备和铺巾

与经主动脉动脉内膜切除术（见经主动脉动脉内膜切除术）相同，若需获取大隐静脉应进行腹股沟与大腿段准备。

切　口

腹正中切口或右肋缘下切口。

手术步骤

1. 推移右结肠及十二指肠降部，暴露右侧肾门及下腔静脉。

2. 推开下腔静脉，充分暴露右肾动脉及狭窄段。

3. 从十二指肠后方寻找胃十二指肠动脉，并沿其走行寻找肝动脉。若胃十二指肠动脉尺寸合适，可将其作为移植血管。若其尺寸太小或怀疑离断后影响肠道血流灌注（此动脉起前肠与中肠血流供应的连接作用），则需在腹股沟处获取一段长度的大隐静脉作为移植物。

4. 给予静脉注射甘露醇（0.5g/kg）及肝素（70U/kg）。

5. 离断胃十二指肠动脉，分离足够长度使其到达右肾动脉水平，或用 5/0 Prolene 线将取下的静脉倒置吻合至肝动脉。胃十二指肠动脉可于起始端离断，或用静脉移植物作为替代，然而，如果考虑肠血流灌注的影响，可适当调整离断位置。

6. 用 5/0 或 6/0 Prolene 线将胃十二指肠动脉近端与肾动脉远段纵向切口做端侧吻合，或离断肾动脉后将动脉远端与胃十二指肠动脉近端行端端吻合。

7. 移除动脉夹，止血确切，2/0 可吸收缝线缝合腹膜。

8. 逐层关腹。

## 髂动脉－肾动脉移植术

手术操作分类代码 L41.2

**主要风险**

● 人工血管因纽结或血栓而闭塞

● 出血

**麻醉、术前准备和铺巾**

同经主动脉动脉内膜切除术（见经主动脉动脉内膜切除术），若使用大隐静脉应进行腹股沟与大腿段准备。

**切口与入路**

腹正中切口。

**手术步骤**

1. 暴露病变的肾动脉，具体方法同主动脉－肾动脉旁路移植术（见主动脉－肾动脉移植术）。

2. 触诊髂动脉，根据血管尺寸、柔韧性及血管造影显像选取近端最佳吻合位置。分离此段髂动脉周围腹膜，游离并套带控制吻合口两端的髂动脉，操作过程中避免损伤下方髂静脉。

3. 若使用静脉血管作为移植物，于腹股沟处获取一段适当长度的大隐静脉。

4. 给予甘露醇及肝素（70U/kg）。

5. 动脉夹夹闭吻合口位置两端的髂动脉，做一个约 8mm 的纵向切口。5/0 Prolene 线将上述切口与一段直径 6mmPTFE 人工血管或大隐静脉行端侧吻合。

6. 移植物于腹膜后向上穿行至肾动脉水平。

7. 5/0 Prolene 线将移植血管远端与肾动脉纵向切口行端侧吻合或与离断的肾动脉远端行端端吻合。

8. 移除动脉夹。止血确切后，2/0 可吸收缝线缝合腹膜。

9. 逐层关腹。

## 参考文献

[1] Cooper CJ, Murphy TP, Cutlip DE, et al. CORAL Investigators. Stenting and medical therapy for atherosclerotic renal-artery stenosis. N Engl J Med, 2014, 370: 13–22.

（唐玉娟　李春亭　尹　红　译）

## 第 19 章

# 肠道血运重建

## 肠道血运重建概述

- 肠道缺血分为慢性缺血或急性缺血。虽然三条肠道动脉理论上分别供应前肠、中肠和后肠，但它们通过周围血管相互交通，因此其中一支甚至两支闭塞通常不会引起缺血（图 19.1）。当闭塞进展缓慢，有充足的时间形成周围侧支循环时尤其如此。动脉粥样硬化疾病是主动脉疾病的延伸，通常会影响这些血管的起始部位。正中弓状韧带对腹腔干的外部压迫会影响动脉血管的近端。肿瘤切除手术可能涉及动脉的近端结扎，大部分情况通常发生在左结肠或直肠切除术中肠系膜下动脉（inferior mesenteric artery，IMA）结扎的过程中。另外，血栓性疾病或者脉管炎可能会影响近端动脉或者远端分支血管。

- 肠道缺血性疾病可表现为急性或者慢性症状，而合理管理这两种疾病的主要障碍是对这种疾病的认知问题。

- 虽然慢性肠道缺血的典型临床表现是餐后腹痛、腹泻和体重减轻，但是通常临床表现并不是特别鲜明，有时可能有许多排除诊断。

- 慢性肠系膜缺血的患者通常已经做过许多检查，包括内镜或结肠镜。右结肠、横结肠没有特异性溃疡的，应该警惕缺血性疾病诊断的可能。

- 急性肠系膜缺血是由栓子、粥样硬化血栓形成或肠系膜静脉血栓形成引起，通常表现为剧烈的腹部症状，伴有剧烈的腹痛和休克。

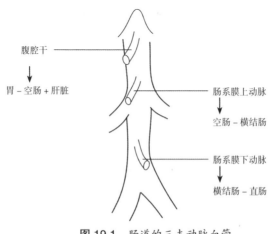

**图 19.1　肠道的三支动脉血管**

## 慢性肠系膜缺血

- 多发于中老年患者，女性多见。

- 表现为餐后腹痛、厌食、腹泻、体重减轻。

- 消瘦，有时可伴有上腹部杂音。

- 常有其他部位动脉粥样硬化表现。

- 患者通常存在许多心血管疾病的危险因素，包括长期吸烟史。

- 至少两支肠系膜动脉的血管重建更有可能获得长期的通畅率，单根血管重建失败率较高。

### 术前检查

- CTA 作为慢性肠系膜缺血患者的影像检查，具有很高的特异性和灵敏度，且图像采集迅速，被广泛应用。多层 CT 可提高对更细微病变的评估，包括更远端的病变。CT 可评估动脉硬化情况，同时可评估腹腔其他病变情况。

- CTA 的缺点在于需要使用碘造影剂，且有辐射。磁共振血管造影（magnetic resonance angiography，MRA）和多普勒作为互补检查，较少被应用。

- 检查并纠正因营养不良和呕吐引起的电解质紊乱（如脱水、低镁血症）。

- 对于重症患者，应对肠道功能衰竭尽早进行干预，予营养支持治疗。一旦前肠血管重建，轻度营养不良就可被纠正。

- 肌酐；广泛主动脉粥样硬化患者多伴有肾缺血。

- 血常规、交叉配血，为手术做准备。

- 胸片和心电图。

### 术后护理

肠道血管重建会导致大量细胞因子释放并随之产生体液转移，所以对于严重晚期肠系膜缺血患者的护理是非常困难的。患者随时可能发生多器官功能障碍，故需要多学科管理，甚至包括重症监护。

## 慢性肠系膜缺血的腔内治疗

最近一系列研究报道了选择性或专用支架治疗内脏动脉疾病的病例。长期随访发现术后再干预率大约为 50%。与肾动脉不同，肠系膜血管可能有长段病变，更适合选用自膨式支架。

内脏血管和肠系膜上动脉的狭窄性病变优先选择血管重建。肠系膜下动脉常常完全闭塞，但通常不会有任何临床后遗症。只有在腹腔干动脉和肠系膜上动脉闭塞时，才会对孤立性肠系膜下动脉进行干预。

## 麻醉、准备和铺巾

手术应当选择满足无菌条件的血管造影手术间或（和）腔内手术房间。局部浸润麻醉，用或不用镇静药物。

## 切口和手术入路

1. 一般使用 Seldinger 技术经皮穿刺股动脉，但因肠系膜上动脉起始部的走行是向下成角，使经股动脉入路操作比较困难。

2. 也可选择从左上肢动脉入路。上臂动脉近端入路动脉口径较大，但是可能需外科切开暴露动脉，才能完成后续的止血。该入路距目标血管较远，需要使用更长的导管。

## 手术过程

1. 成功穿刺股动脉。

2. 操作导丝导管，通过髂动脉置入到适当的内脏动脉。

3. 如果肠系膜动脉与主动脉之间夹角大约90°，选择Cobra导管更合适。

4. 对于肠系膜动脉向下成角的患者，则选择 Sidewinder 导管或 SOS Omni 导管。

5. 使用亲水导丝通过狭窄段，跟上合适的导管，该过程需要注意避免血管损伤。

6. 一旦导管进入目标血管，插入合适硬导丝（理论上选择头端比较软、可以防止损伤血管的导丝）通过狭窄处。合适的导线可以为支架通过狭窄处提供足够的支撑力。这种支架一般可以通过 0.035 或 0.018 的输送系统。

## 旁路移植治疗腹腔干或肠系膜上动脉动脉粥样硬化性疾病

手术操作分类代码　　L46.8

## 适应证

急性或慢性肠系膜缺血，或有证据支持的动脉粥样硬化所致的肠系膜动脉狭窄或闭塞。不适合腔内治疗的情况。

备选方案

　　球囊血管成形术 ± 支架植入术。

麻醉、消毒和铺巾

- 全麻。
- 静脉注射广谱预防性抗生素。
- 留置导尿管。
- 患者仰卧位。
- 腹部区域备皮，消毒并铺巾，范围为从剑突下方到耻骨，若计划使用静脉作为移植物则还需做一侧腹股沟处的术前准备。

切口及入路

　　腹正中切口。经腹入路找到动脉起始段。

手术步骤

　　1a. 分离三角韧带并将肝左叶推至右侧以暴露腹腔干动脉。将小网膜分离开可见主动脉和膈肌脚，在其间可以找到腹腔干动脉，正中弓状韧带跨过其上方。必要时将韧带和膈肌脚切开以暴露动脉（图19.2）。

　　1b. 向上翻开大网膜，将十二指肠升部从主动脉旁游离，沿主动脉探查左肾静脉向上至胰腺的下缘区域，以暴露肠系膜上动脉。肠系膜上动脉从胰腺后面的主动脉前侧发出。或者向上翻开大网膜，将小肠推向右侧，就可以在肠系膜根部找到肠系膜上动脉（图19.3）。

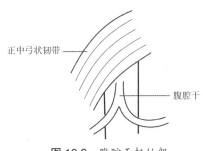

图 19.2　腹腔干起始部

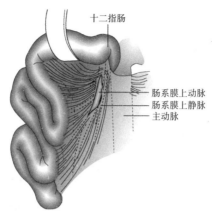

十二指肠

肠系膜上动脉
肠系膜上静脉
主动脉

**图 19.3** 显露 SMA（肠系膜上动脉）起始部

2. 沿着动脉向外，直到找到疏松的部分，通常距离起始部 2~3cm。在此处解剖出动脉并套带控制。

3. 旁路移植的起始段通常选择主动脉，也可以选择从肾下腹主动脉起始，此时移植物在腹主动脉前方向上走行，然后弯曲到肠系膜动脉；也可以从腹腔干上方起始，移植物顺行向下连接肠系膜上动脉。此外，也可以使用髂动脉作为供体血管。与远端主动脉和髂动脉相比，腹腔干动脉以上的主动脉严重病变和钙化的情况比较少见。显露并套带控制近端吻合口两端的动脉。

4. 静脉给予肝素（70U/kg）。

5. 夹住近端吻合部位的任一侧。显露并悬吊近端拟吻合部位的动脉段。在肠系膜上动脉吻合时，可以使用侧壁血管钳（如 Satinsky 钳）钳夹主动脉，以保证主动脉腔内的血流通畅。纵行切开动脉。移植物可以选择使用 6mm PTEE 人工血管或从腹股沟处分离的倒置的隐静脉。用 3/0 Prolene 与主动脉（或髂动脉）行端侧吻合。将移植物钳夹在吻合口附近，并释放主动脉 / 髂动脉处的血管钳。

6. 将腹腔动脉或肠系膜上动脉套带控制住（双重套带而非钳夹通常就足够了），然后纵向切开动脉。如果移植物是从下段主动脉或髂动脉到腹腔动脉起始，则将其穿过腹膜后间隙。用 5/0 Prolene 将移植物的末端与腹腔动脉或肠系膜上动脉进行端侧吻合。

7. 检查止血。用 2/0 薇乔缝合关闭主动脉上方的腹膜，然后关闭腹壁。

## 腹腔干受压的"开放"松解

手术操作分类代码 L46.8

● 正中弓状韧带所致的腹腔动脉受压也是一种排除性诊断。它是由腹腔动脉和周围结构受正中弓状韧带压迫引起的，该正中弓状韧带形成于膈肌底部，韧带左右侧分别附着于在12胸椎椎体处。关于这种压迫是否真的会引起局部缺血仍存在争议，特别是当肠系膜上动脉通畅时。另一种理论是疼痛与腹腔神经节的压迫有关。

● 中年发病，更常见于女性，餐后上腹疼痛伴随体重减轻（部分因为患者害怕进食）。运动可以加重疼痛。

● 消瘦，可能会听到上腹部的杂音。

● 多普勒成像将确认腹腔动脉内是否有高流速的血流。CTA显示腹腔干在其起始段前方有压迫，可能并存狭窄后扩张，以及形成侧支循环，特别是在胰十二指肠动脉处。

● 根据需要，腹腔干松解术是首选治疗方案，必要时可同期施行腹腔神经节切除术和外科血运重建术。

● 高达85%的患者可见症状立刻缓解，<10%的患者有远期复发症状。

备选方案

● 腹腔动脉起始段支架植入术。

● 腹腔镜下分离正中弓状韧带。

麻醉、消毒和铺巾

● 全麻。

● 患者仰卧位。不需要预防性予以抗生素。不留置导尿管，除非由于脱水或肾衰竭而监测出入量。

● 腹部区域备皮、消毒，铺巾，范围从剑突下方到脐部。

切口及入路

正中切口，经腹入路。

步骤

1. 切开三角韧带以移动肝左叶。

2. 在小网膜上做一个切口，使主动脉暴露在横膈膜处。正中弓状韧带呈拱形跨于主动脉前方，腹腔干动脉从其下缘发出，在其近端被韧带压向主动脉。用电刀或剪刀切开韧带以完全松解腹腔干动脉（图19.2）。

3. 必要时行腹腔神经节切除术或腹腔动脉血运重建术。

4. 检查止血。

5. 常规腹壁缝合。

## 急性肠系膜缺血

挽救急性肠系膜缺血的患者生命时，诊断、剖腹探查、肠道血运重建、切除坏死肠组织均要非常及时。通常情况下，病情进展迅速且难以逆转，患者最终死亡。患者通常为合并有明显冠状动脉和其他血管动脉粥样硬化的老年患者，他们往往无法耐受手术。对于不适合长期肠外营养的患者而言，术后残留肠道长度过短，预后较差。相对年轻的患者能够耐受更长时间的肠外营养，以期在适当的时候进行小肠移植。少数病例有病史提示病变为慢性肠系膜缺血急性发作。

### 急性肠缺血的病因

- 肠系膜栓塞（通常为肠系膜上动脉）。通常为有心源性血栓的老年患者。

- 急性肠系膜动脉血栓形成。大多在动脉已有的病变基础上发生，如粥样硬化和血管炎。前者通常位于肠系膜动脉的起始部；后者多发生于系膜动脉远端。老年患者可能已经存在慢性肠缺血的前驱症状。

- 急性肠系膜静脉血栓形成。由于促凝血功能异常引起，可发生在各个年龄段。

### 术前评估

- 典型表现是剧烈的腹部绞痛，患者有休克表现，但腹部体征可能不明显（早期尤其如此）。

- 心电图提示可有心房颤动。

- 白细胞计数往往很高，并有血液浓缩。血清淀粉酶及乳酸增高，以及代谢性酸中毒的表现。

- 腹部平片和 CT 可以看到扩张水肿的小肠袢及气液平面。肠壁或肠系膜静脉内积气为晚期表现。
- 动脉造影检查因有创且耗时，可能会延误手术时机，故不推荐使用。

治疗方案

- 采用诊断性剖腹手术，若肠坏死范围较小，可行取栓术或搭桥手术并切除坏死肠组织。如果肠坏死广泛，可直接关腹。
- 因为需要同期评估肠道活力，血管内溶栓、血管成形术等腔内治疗通常不适用。

术前准备

- 由于病情进展迅速，术前可做的工作有限。麻醉前需要静脉补液恢复血容量。
- 急查电解质和血红蛋白，交叉配血。

术中查找肠缺血原因

- 因为动脉栓塞的栓子通常位于肠系膜上动脉第一分支的远端，所以通常缺血不累及空肠近端和横结肠。
- 血栓形成通常位于肠系膜上动脉的起始部，因此缺血范围一直延续到 Treitz 韧带及横结肠。
- 当肠系膜动脉搏动尚存时，肠系膜静脉血栓形成会导致静脉弥漫性瘀血。动脉闭塞常伴有静脉塌陷。

肠缺血的处置

- 在血运重建之前，应当夹闭并切除所有已穿孔或坏死的肠管。
- 在血运重建后应通过观察肠管的色泽和蠕动来评估肠管血流灌注。
- 失活肠管应全部切除。
- 对于无法判断活力的肠管，固定好断端后留存于腹腔，并于 12~36h 后第二次剖腹探查，此时肠坏死通常可以明确。
- 为了避免肠源性腹腔感染，血运重建（见后文）时不推荐使用人工血管补片及移植物。
- 对于肠系膜静脉血栓形成，给以肠切除及抗凝治疗，不推荐行静脉血栓取出术。

### 术后管理

与慢性缺血的干预一样（见慢性肠系膜缺血），这些患者容易发生严重的液体丢失，血管收缩、脓毒症和多器官衰竭导致的进一步肠缺血。吻合口（肠）漏和腹部败血症可能需要接受腹腔造口术和开放腹部的综合治疗。这类患者需接受多学科共同治疗，包括可能需要长期重症监护室治疗。

## 肠系膜上动脉血栓切除术

### 手术操作分类代码 L46.1

因为肠系膜上动脉自主动脉发出后斜行向前下走行，所以血栓可以停留在肠系膜上动脉（SMA）。早期取栓即使不能挽救所有受影响的肠道，但可能会将广泛肠切除（可能与生存矛盾）转化为局限切除。

### 麻醉、准备和铺巾

请参见腹腔干或肠系膜上动脉旁路移植术。

### 切口和入路

正中切口。检查可能存活的肠段范围，根据缺血肠管分布判断受累及的动脉。如果肠管缺血状态可逆转（即没有广泛的肠坏死），可经腹入路探查腹腔干或肠系膜上动脉的起始部。如腹腔干或肠系膜上动脉旁路移植术治疗动脉粥样硬化中所述，SMA 最常发生缺血。

### 手术过程

1. 在距离动脉起始部 2~3cm 的合适位置游离动脉，两端套带控制。

2. 静脉给予肝素 7OU/kg。

3. 收紧套带控制血管。如果动脉的直径 ≥ 5mm，则进行横向动脉切开；否则做纵行切开。使用 3F Fogarty 导管在近端和远端清除动脉残留血栓，直到有血运恢复良好，并且远端没有明显的残留血栓。用 20mL 肝素盐水冲洗近端和远端。

4. 若为横向切开，用 5/0 Prolene 直接关闭动脉切口。否则要利用来自腹股沟区大隐静脉的分支做补片缝合。

5. 释放套带。用温盐水温敷病变肠管，等待 5min。通过观察肠管浆膜表面的颜色和光泽来评估肠管活力。切除所有明显缺血的肠段。

吻合肠管，计划二次探查时间。

6. 关闭腹腔。

7. 术后用肝素维持抗凝，使 APTT 达到正常水平的两倍。一旦患者稳定并能服用口服药物，改用华法林。超声检查栓子的来源。

## 旁路移植术治疗肠系膜上动脉急性血栓形成

手术操作分类代码　L45.1

### 麻醉、准备和铺巾

请参见腹腔干或肠系膜上动脉旁路移植术治疗动脉粥样硬化。

### 切口和方法

请参见腹腔干或肠系膜上动脉旁路移植术治疗动脉粥样硬化。

### 手术过程

1. 若肠坏死范围小，需探查每条肠系膜动脉，根据受影响的肠管区域和可能进行血运重建的动脉质量以决定血运重建部位。

2. 按照腹腔干或肠系膜上动脉旁路移植术治疗动脉粥样硬化的描述进行手术，在移植物感染可能性高的区域，使用来自腹股沟的大隐静脉。

## 内脏动脉瘤

### 脾动脉瘤

- 占内脏动脉瘤的 60%。
- 女性较常见（不同于大动脉瘤）。
- 多见于年轻女性（妊娠期常见）和老年女性。
- 通常无症状；血管造影偶然发现，但怀孕期间有破裂倾向，死亡率高。
- 可能多发。
- 与纤维肌性发育不良、结节性多动脉炎、门静脉高压症、胰腺炎和妊娠有关。

### 其他内脏动脉瘤

- 肝动脉（肝内或肝外）是第二个最常见的内脏动脉瘤，其次是肠系膜上动脉动脉瘤。

- 胃十二指肠、胰十二指肠和腹腔干动脉瘤并不常见。
- 通常无症状，通过血管造影偶然发现。
- 与动脉粥样硬化、静脉注射药物、结节性多动脉炎、胰腺炎（邻近处）有关。
- 可能会破裂进入腹膜后腔或腹腔，破入肠道并出血，或阻塞胆道系统（邻近处）。
- 在整个内脏循环系统中可能是多发的。

治　疗

- 无症状动脉瘤的处理是有争议的，因为现有的数据有限。
- 如果直径小于2cm，无须治疗，除非怀孕。
- 可选方案如下所述。

开放手术

- 结扎动脉瘤两侧的动脉，如果必要的话，要进行血运重建。

腔内手术

- 弹簧圈栓塞最常用。通常栓塞治疗需要处理动脉的流入道和流出道两方面，有时需要栓塞一些供血动脉。其他选择包括胶水或Onyx胶。
- 覆膜支架可以用于动脉瘤的治疗，同时保持动脉的畅通。血管扭曲和靠近重要分支的血管可能会限制支架的使用。

（党一平　李　沁　李毅清　译）

# 解剖外旁路移植

## 解剖外旁路移植术概述

- 许多用来运送血液的旁路手术设计路线与正常大动脉的走行不同。选择解剖外的路径的原因如下。
  - 正常的解剖路径不可行，例如存在感染、放疗、瘢痕增生或肿瘤。
  - 正常的路线会给患者的健康带来额外的风险。
- 一般来说，大多数肢体动脉能够增加血液流量以将血液分配到比平时更大的区域，除非它们有明显的病变。
- 选择的手术路径应尽可能短，以减少移植物抵抗，除此以外没有其他限制。如有必要，它们可以在皮下平面和跨关节走行。
- 最常使用带支撑环的人工移植物，因为它们的尺寸齐全，在解剖外途径中具有抗压性，例如跨关节时在皮下组织中耐受外部压力。
- 解剖外途径的移植物需要额外长度，耐受更多的外部压力，移植物的通畅率往往比传统的（解剖学）移植物更差，对于相对虚弱且预期寿命不长的患者而言这是可以接受的。
- 这种移植物没有数量限制，但只有部分被很好地认知并合理使用；本章节将描述这些内容。

## 腋－股旁路移植术

手术操作分类代码　L16.1，急诊；L16.2，择期

该手术可采用双侧腋股移植物或者用来自一个腋动脉的分叉型移植物供应双侧股动脉。

### 手术指征

- 适用于主髂动脉闭塞性病变的严重缺血患者，且这类患者不适合主髂动脉原位重建。
- 也适用于移除受感染主动脉移植物后的下肢血管重建，因为感染区域的存在不适合植入人工材料。

### 备选方案

- 对于有症状的主髂动脉闭塞性疾病患者，可以在改善患者条件后进行主髂动脉（腔内）重建。
- 对于移除受感染主动脉人工血管后的血管重建，替代方案是用另一

个主动脉移植物替换，并采取适当的预防措施防止移植物感染（参见受感染移植物的局部替换）。

主要风险

- 移植物闭塞 – 早期或晚期。
- 移植物感染合并假性动脉瘤形成的风险。
- 对无症状供体上肢血液循环的损害，包括可能出现的窃血现象。
- 腹股沟淋巴漏。
- 伤口感染。

术前检查

- 检查双臂血压，使用血压最高一侧的腋动脉作为供体。如果必须行双侧腋 – 股旁路手术（因为交叉路径困难），而上臂压力不足，应对腋/锁骨下动脉进行多普勒超声检查。若此处血流不畅，则考虑血管造影术，视情况做血管成形术，以便在将其用作供体动脉之前建立良好的血流。
- 全血计数
- 自体成分血预存。如果 Hb <10g/dL 交叉配血。
- 凝血功能。如 INR > 1.5 需要纠正。
- 尿素、电解质、肌酐。
- 胸片。
- 心电图。

麻醉、术前准备和覆盖

- 大多数患者使用全麻。
- 用速效（如利多卡因）和长效局麻药物（如丁哌卡因或丙胺卡因）混合物进行局部浸润是极不合适的。
- 患者取仰卧位。
- 静脉预防性应用广谱抗生素。
- 留置尿管。
- 腹股沟和供体动脉一侧锁骨区域备皮，延伸至腋后线和腹部一侧。
- 铺巾，露出双侧腹股沟和从腋动脉到腹股沟的路线，用一个大的透明自粘性无菌贴膜固定覆盖。

腋窝和股动脉的切开和显露

分别参见腋动脉显露和股总动脉显露。

手术过程

见图 20.1。

1. 如果股浅动脉闭塞，应解剖股深动脉，钳夹阻断股深动脉远端，便于在股深动脉近端吻合。

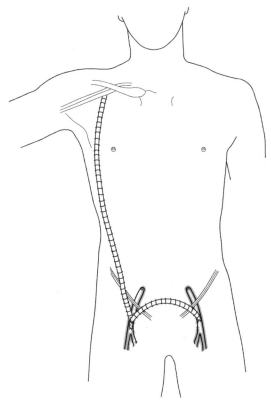

**图 20.1 腋 - 双股旁路手术**

2. 移植物（带有外部支撑环的 8mm PTFE 管状移植物可用于腋 - 股动脉旁路和腋 - 双股旁路）放置在锁骨下切口和两个腹股沟切口之间的皮下隧道里，建立隧道需要使用隧道器。 隧道应位于腋中线，以减少移植物在躯干弯曲时扭结和闭塞的风险。 根据移植物放置的最佳状态，移植物穿过胸大肌的浅面或深面。隧道应从头部向尾部方向进行，以尽量减少隧道穿过腹腔或胸腔损伤其内部器官的风险。在髂前上棘的正上方做中间切口，以便将移植物分叉的腿支穿过隧道到达腹股沟切口。 移植物用于股 – 股转流部分走行在耻骨上位置（如股 – 股交叉移植物）。

3. 静脉注射肝素 70U/kg

4. 用血管钳控制后，纵向切开腋动脉和股动脉。如果移植物走行在胸大肌深面，则腋动脉的切口应该在其前下方。如果移植物在胸大肌浅表走行，则腋动脉切口应该在其前上方。当股浅动脉闭塞时，股总动脉的切开可以延长至股深动脉的起始段。

5. 移植物与腋动脉行端侧吻合，使用 4/0 或 5/0 Prolene 线缝合。将移植物在其起始部附近夹紧，恢复腋动脉血流。

6. 移植物的分支端与股总动脉行端侧吻合，使用 4/0 或 5/0 Prolene 线缝合。在即将完成吻合前，开放远端血管使血液回流，并且短暂地开放移植物，以冲洗掉血凝块。

7. 吻合术完成，移除血管阻断钳。

8. 两个腹股沟伤口均逐层关闭，皮下两层筋膜使用 2/0 薇乔缝合，可吸收的单股缝线缝合皮肤。用 2/0 薇乔关闭锁骨下切口到皮下组织，可吸收线缝合皮下。

## 手术后的护理

● 患者能够早期活动，几天内就能出院。

● 没有证据支持要对这些患者进行移植物监测。

## 常见的并发症

● 移植物血栓形成是主要并发症。移植物血栓切除术很容易实施，早期成功率高。如有必要，可以在局麻下进行。

● 在那些需要反复取栓的移植物中，移植物感染成为一个问题。

## 发病率和死亡率

● 5 年 I 期移植物通畅率为 19%~50%。

● 手术死亡率为 2%~11%。

## 腋 – 腋旁路移植术

手术操作分类代码　L37.1

### 手术指征

一侧的锁骨下动脉或无名动脉堵塞导致肢体乏力，指端缺血或大脑后循环缺血；也可用于在 TEVAR 术中覆盖左锁骨下动脉开口时重建锁骨下动脉和椎动脉的血运。

### 备选方案

● 较短的病变可以通过经皮球囊扩张予以修复。

● 如果患者适合开胸手术处理近端锁骨下或无名动脉病变，可以选择经胸腔的动脉内膜切除术或通过近端主动脉的重建（通常由心外科医生完成）

● 对于双侧颈动脉均无病变的患者，也可以考虑经颈动脉的旁路移植或转位手术。但是颈动脉的手术有导致神经系统的相关风险。

### 术前检查

● 全血计数

● 自体成分血预存。如果 Hb <10g/dL 交叉配血

● 凝血功能。如 INR > 1.5 需要纠正

● 尿素、电解质、肌酐

● 胸片

● 心电图

● 术前需要通过造影或超声确认供应侧动脉的血流量

### 主要风险

● 早期或晚期移植物堵塞。

● 移植物感染。

● 伤口感染。

● 需要告知患者移植物可能在体表较为明显，或存在环绕颈部的搏动感。

● 经历该手术后，患者后续需要进行正中胸骨切开的手术（冠状动脉血运重建）将变得更为复杂。

麻醉、术前准备和铺巾

● 全麻

● 长效局麻药物（如丁哌卡因或丙胺卡因）混合物进行局部浸润是极不合适的。

● 患者仰卧位，双侧上肢外展90° 置于搁手板。

● 静脉给予广谱抗生素。

● 备皮范围下至乳头平面，上至下颈部，两侧越过肩部。

● 铺巾显露范围从锁骨到乳头平面的上胸部，使用无菌透明贴膜固定铺巾。

切口与入路

显露双侧腋动脉，详见腋动脉显露。

手术步骤

见图 20.2。

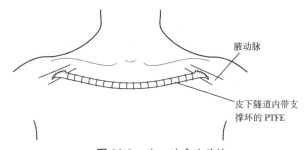

图 20.2 腋 - 腋旁路移植

1. 于两个锁骨下切口之间建立浅 U 形的皮下隧道，植入移植物（通常使用带支撑环的 8mm PTFE 人工血管），类似于项链跨过颈部。

2. 静脉推注肝素 70U/kg。

3. 使用无损伤血管器械阻断双侧腋动脉，纵行切开。

4. 5/0 Prolene 线连续缝合，将人工血管端吻合于腋动脉壁。近血管端处夹闭人工血管，开放腋动脉。

5. 5/0 Prolene 线连续缝合吻合另一侧腋动脉和人工血管。完成吻合前快捷短暂松开人工血管上的血管钳，将其内血块冲出来。

6. 吻合结束后移除血管阻断钳。

7. 逐层关闭双侧切口，2/0 薇乔皮下缝合，单根纤维的可吸收缝线缝合皮肤。

术后护理

- 患者可以快速康复，于术后24h早期出院。
- 没有持续监测移植物的必要。

常见并发症

- 该手术并发症发生率较低。
- 伤口感染，移植物感染和堵塞的概率较低。
- 手术死亡率约2%。

并发症和死亡率

　　腋－腋旁路移植的1期和2期的10年通畅率分别为88%和91%。

## 股－股旁路移植术

　　手术操作分类代码　L58.1，急诊；L59.1，择期

手术指征

　　单侧髂动脉闭塞时一侧肢体出现严重缺血或短距离间歇性跛行时考虑本手术。如果双侧病变，但是一侧只有较短的狭窄或闭塞，可以先行球囊扩张，然后作为供血血管。

备选方案

- 短段的髂动脉病变可以考虑球囊扩张 ± 支架植入。
- 对于可耐受手术的患者，主－股动脉旁路搭桥可以获得更好的远期通畅率。
- 无论源于对侧或同侧的髂－股动脉旁路手术，一般仅解剖一侧的腹股沟区域。使用同侧髂血管作为供血血管可以避免损害无症状侧的血液循环。将解剖限于一侧腹股沟可以减少感染风险。

术前检查

- 全血计数。
- 自体成分血预存。如果 Hb <10g/dL 交叉配血。
- 凝血功能。如 INR > 1.5 需要纠正。
- 尿素、电解质、肌酐。

- 胸片。
- 心电图。
- 肱踝指数。

主要风险

- 早期或晚期移植物闭塞。
- 移植物感染。
- 导致对侧无症状的供血肢体缺血，包括窃血综合征。
- 淋巴瘘。
- 伤口感染。

麻醉、术前准备和铺巾

- 全麻，必要时联合脊髓麻醉。
- 用速效（如利多卡因）和长效局麻药物（如丁哌卡因或丙胺卡因）混合物进行局部浸润是极不合适的。
- 患者取仰卧位
- 静脉预防性应用广谱抗生素
- 留置尿管。
- 腹股沟区备皮。
- 铺巾暴露双侧腹股沟区，覆盖两侧腹股沟区域之间的会阴部，使用透明无菌贴膜固定。

切口与入路

显露双侧股动脉，详见股总动脉显露。

手术步骤

见图 20.3。

1. 如股浅动脉堵塞，需要解剖股深动脉便于控制其远端，将近端吻合至股深血管。

2. 在两个腹股沟切口之间，腹直肌鞘前建立皮下隧道。建立隧道最好用手指进行，穿过腹白线处筋膜时有时需要使用主动脉弯钳。钳夹丝带穿过隧道作为标记。建立皮下隧道需要谨慎，这过程中可能损伤膀胱。

3. 静脉给予 70U/kg 肝素。

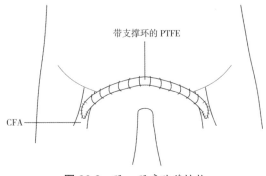

图 20.3　股 - 股旁路移植物

4. 用血管夹控制双侧腹股沟区的动脉。

5. 纵行切开双侧股总动脉，如股浅动脉闭塞，切口可延至股深动脉起始部。

6. 根据血管的大小选择移植物。对于血管特别细或者粗大的患者，有 6~10mm 的人工血管可供选择，多数患者选用 8mm。移植物的材质可以选择涤纶或 PTFE。对于有感染的肢体、伤口容易裂开或者恶病质病人、有过人工血管手术史且没有流入道或流出道病变的患者可以选择大隐静脉。

7. 移植物导入隧道，确认无折角或扭曲。移植物可以有一个平缓的弧形，类似倒 U 形或 S 形，具体形态取决于移植物与两侧股动脉的解剖关系。

8. 移植物与动脉进行端侧吻合，使用 4/0 或 5/0 Prolene 线连续缝合。完成缝合前，需要松开控制动脉的血管钳，让血流冲出移植物内的空气和血块。

9. 逐层关闭双侧切口，关闭两层浅筋膜，可吸收线缝合皮肤。

术后护理

没有证据表明增加监测有助于血管通畅和挽救肢体。

常见并发症

● 早期移植物闭塞需要重新探查双侧吻合口，并切除血栓。技术性问题（包括移植物成角等）需要纠正，否则再次出现堵塞的可能性较大。

● 伤口感染需要积极治疗。

- 可能导致人工移植物暴露的伤口裂开必须通过彻底清创和伤口闭合处理。在伤口无法闭合的情况下，可通过缝匠肌转位皮瓣覆盖移植物。
- 预计 5 年通畅率约为 70%。

## 闭孔动脉旁路移植术

　　手术操作分类代码　L50.6，急诊；L51.6，择期

### 手术指征

　　从主动脉或髂动脉到股浅动脉的下肢血运重建，因以下原因需要避开腹股沟。

- 感染（尤其是静脉吸毒者和主动脉 – 股动脉旁路移植物的股动脉端）。在主动脉 – 股动脉移植物感染的情况下，在闭孔旁路移植术完成后，从腹股沟水平切除感染的远端移植物。
- 放射损伤。
- 因外伤或肿瘤切除造成的皮肤 / 软组织损伤。

### 备选方案

- 单纯结扎股总动脉（ ± 联合结扎股深动脉和股浅动脉），用于治疗股总动脉相关的败血症（ ± 假性动脉瘤 ± 出血）。尽管术后出现早期缺血的比例较高，尤其是在年轻患者多见，但通常不致命，在随后的数天或数周，肢体缺血的情况可能会随着侧支循环的开放而改善。如果自发的血运重建不足，在脓毒症得到解决后，可以在腹股沟放置一个短的人工移植物，持续的静脉吸毒的患者有可能发生移植物感染。
- 从对侧股总动脉或主动脉 – 双股移植的远端腿支到大腿中 / 下段的股浅或股深动脉的体外解剖旁路移植，皮下隧道可以建立在大腿内侧以避免感染区域（通常使用合成材料，但静脉也适用）。通常在建立新的旁路之前，感染的移植物材料需要从腹股沟移除。对于主动脉 – 股动脉移植的病例，在未受感染的近端做新的切口跨过感染部分，这包括通过避开感染的髂窝切口和腹膜外入路。
- 腋 – 股浅旁路移植可以走在腹股沟较外侧，然后经皮下隧道穿过大腿中部或下部。
- 如果没有软组织覆盖，可以用缝匠肌旋转皮瓣（将缝匠肌在髂嵴的近

端附着处分开并充分移动，使其无张力地穿过股神经血管束）覆盖穿过腹股沟的移植物或被修复好的自体动脉。注意确保先清除腹股沟所有坏死组织。

## 术前准备

- CT 明确感染的范围（积液、肿胀、部分病例可能有积气）。
- 动脉影像学检查（多普勒超声、造影或 CTA）明确解剖部位。
- 血培养和感染部位脓液或组织培养，以指导抗生素使用。

## 麻醉、准备和铺巾

- 全麻或硬膜外麻醉。
- 静脉注射预防性抗生素，如有之前细菌培养和药敏结果，以此为基础选择抗生素；或选用广谱抗生素。
- 留置导尿管。
- 患者仰卧位。
- 同侧下腹部和大腿备皮到远端吻合口平面周围，纱布敷料和敷贴覆盖感染的腹股沟区域。
- 铺巾分别显露髂窝和大腿，覆盖腹股沟。用透明无菌贴膜固定。

## 主－股动脉移植物转流术中的髂外动脉／近端腿支的切开与入路

髂窝切口，经腹膜外入路（见髂动脉显露）。对于主－股动脉旁路移植，切口尽量靠近移植腿支的近端，以减少吻合口感染的可能性。

## 远端动脉入路

远端吻合口的位置由术前影像决定。对于股浅或股深动脉，在大腿内侧做一个越过感染水平的纵向切口。股浅动脉被认为是一个相对较浅位置固定的结构，位于缝匠肌深面，容易显露。股深动脉可以在同一切口的较深部位被发现。如果股浅动脉闭塞，股深动脉在这个水平纤细，可以将移植物延伸到腘动脉（尽量在膝关节以上）通过一个较远的内侧切口暴露（见腘动脉显露）。

## 步　骤

见图 20.4。

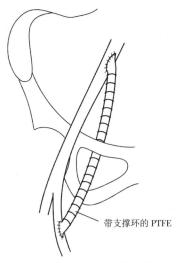

带支撑环的 PTFE

**图 20.4**　闭孔旁路移植

1. 套带控制每个吻合口的动脉。在准备置换主 – 股动脉移植物远端腿支的时候，检查相应平面部位有无感染征象（包括吻合不良，周围有积液或脓液）。如果有这些情况，需要考虑以下内容。

1）放弃该入路，并且移除整个主 – 股动脉移植物，改用解剖外旁路或原位同轴置换方案（见治疗主动脉 – 肠瘘）。

2）放弃移植手术，并使用长时间的抗生素治疗；或通过闭孔动脉建立移植旁路，并且长时间用抗生素治疗。

方案取决于患者的耐受能力和脓毒症的程度。

2. 从骨盆内上切口显露闭孔管。对于静脉吸毒患者，需要探查髂静脉及其分支，潜在的腹股沟动静脉瘘可能导致其膨大。

3. 下肢外旋：隧道器从下方切口建立隧道，留置于大腿深部，感染部位彻底清创。向上穿过闭孔管，并用手指扩大腔隙。放置长度适宜的 6 或 8mm 带支撑环的 PTFE 人工血管，退出隧道器。

4. 静脉给予 70U/kg 肝素。

5. 如果置换主 – 股动脉移植物，在血管钳控制两端后切断，远端残端用 3/0 Prolene 线缝合。

6. 用 3/0 Prolene 缝线将 PTFE 移植物端 – 侧吻合到髂总或髂外动脉上，或端 – 端吻合到原移植物的近端腿支。

7. 端 – 侧吻合新移植物的远端和选定的远端动脉。

8. 2/0 薇乔线关闭切口，3/0 单乔线缝合皮下。

9. 对于主 – 股动脉移植物感染，伤口清创后应该覆盖敷料并且用透明贴膜覆盖。移除腹股沟的敷料，重新消毒并铺巾。打开腹股沟，去除移植物，用静脉补片修补动脉壁的缺损或结扎股总、股浅和股深动脉，将已经切断的感染的移植物腿支从骨盆拉出。用稀释的消毒液冲洗伤口（例如 Betadine®）；2/0 薇乔线关闭深筋膜，皮肤不予缝合，包扎浅层伤口。

**术后护理**

- 持续合理使用抗生素（基于细菌培养结果或广谱抗生素）至少 1 周。
- 切除感染移植物术后 48h 换药，术后每 1~2 天更换敷料。
- 术后当天制动。

**并发症**

- 通过闭孔管建立的隧道出血常见于盆腔面。应当尽可能在盆腔建立良好的视野以避免出血，必要时扩大切口。
- 早期移植物堵塞多见于流出道条件差，移植物因过度拉伸而折角，因隧道内径过小而受压。
- 移植物穿透入膀胱或阴道并不常见，在盆腔入路建立良好的视野有助于避免此类情况。

## 用于血液透析的动静脉瘘成形术

手术操作分类代码　L74.2

**手术指征**

对需要血液透析，或者近期内需要血液透析的患者应当进行永久动静脉瘘的评估。腹膜透析是另一种可选方案。

**术前准备**

多数患者仅凭借临床体格检查就可以确定手术部位。

- 动脉搏动。
- 使用止血带后静脉可见。
- 以前中心静脉插管留下的瘢痕。

- 扩张的静脉和侧支静脉提示中心静脉阻塞。

如果怀疑通路功能不全，可以进行辅助检查。

- 动脉和静脉多普勒超声。
- 造影（确认中心静脉狭窄或闭塞）。

造瘘部位是有优先级别考虑的：好的通路应该位置方便，能提供尽可能长的静脉便于穿刺。多数外科医师采用如下次序。

- 非惯用手的桡动脉 – 头静脉瘘。
- 非惯用手前臂中段的桡动脉 – 头静脉瘘。
- 非惯用手的肱动脉 – 头静脉瘘。
- 惯用手的桡动脉 – 头静脉瘘。
- 惯用手前臂中段的桡动脉 – 头静脉瘘。
- 惯用手的肱动脉 – 头静脉瘘。
- 非惯用手的肱动脉 – 贵要静脉瘘（转位或建立隧道）。
- 惯用手的肱动脉 – 贵要静脉瘘。

当这些血管资源耗尽或不合适的时候，结合静脉流出道的情况，从肱动脉连接人工血管的一端，做直行或环形的通路。下一步根据股静脉情况建立大腿环形通路。

## 主要风险

瘘闭塞或不能成熟是常见的问题。每个用于造瘘的部位都很珍贵并且只能使用一次，有时不是所有的血流参数都很理想，但仍然值得尝试建立肢体远端的动静脉瘘。1 期的桡动脉 – 头静脉瘘预期成功率为 50%~80%。

## 手术步骤

术中及术后 6 周允许患者干体重增加 0.5kg。这有助于防止脱水和防止随后血黏度的增高，造瘘手术一般安排在透析后的第一天进行。使用止血带帮助标记静脉。

### 麻醉、准备和铺巾

- 局部浸润麻醉，人工血管造瘘或者需要打隧道时则要求全身麻醉。
- 患者仰卧，手臂伸展置于搁手板上。
- 手臂备皮铺巾，露出肩膀。

切　口

- 桡动脉 – 头静脉瘘。腕部纵向切口，切口自桡动脉处发出，三分之一长度折向头静脉，或者采用从桡动脉到头静脉的斜行切口。桡动脉在此位置浅表并且容易触及。
- 前臂中部的桡动脉 – 头静脉瘘：纵向切口，从桡动脉到头静脉走行，三分之一长度折向头静脉。该部位桡动脉位置较深，位于肱桡肌内侧和桡侧腕屈肌之间，可触及。
- 肱动脉相关造瘘：沿肘关节前方横纹的切口。肱动脉位于肱二头肌腱膜深面。贵要静脉和正中神经位于动脉的后内侧。
  - 对于一期完成的肱动脉 – 贵要静脉瘘，贵要静脉需要全程游离，在肘窝附近断开，在吻合到肱动脉前通过隧道移至皮下。

主要步骤

　　1. 动脉一般暴露 2cm 为宜。暴露并游离附近的静脉，直到可以无张力地连接到动脉。切断静脉，远端结扎。近端做一个固定缝合有助于避免定向错误，修剪静脉使之匹配动脉的切口。局部用浓度为 30mg/2mL 的罂粟碱，有助于防止痉挛。用狗头夹轻柔地控制静脉回血，有时利用手术器械的自重压住静脉防止出血可能更好。

　　2. 用狗头夹轻柔地控制动脉，做 1cm 切口，6/0 聚丙烯线常规吻合血管。注意避免吻合口狭窄，打结前释放血流扩张吻合口。关闭切口前进一步评估静脉位置，必要时游离更多的静脉血管。必须保证静脉可触及震颤。

　　3. 缝合伤口，用棉垫（例如 Gamgee® ）包扎保暖。

手术结束时的评估

　　可于吻合部位附近听诊闻及杂音，触诊可及震颤。

术后的指导

　　让患者学会触诊动静脉瘘，以确保其通畅。建议他们在发现问题的当天到医院检查。

随　访

　　在 6 周时评估瘘的成熟度。如静脉适当扩张，搏动良好，该通路可用于透析。

并发症

- 伤口愈合不良。
- 瘘不能成熟。
  - 动脉流量不足
  - 静脉分流
- 闭塞。
- 前臂肿胀或肿胀手（静脉动脉化）。
- 因动脉窃血导致缺血。
- 动脉瘤样扩张。

（王铭伟　孟路阳　译）

# 血管损伤

# 肢体血管损伤

钝器或锐器都可以造成四肢的动脉损伤。这种创伤可导致血管破裂、夹层、假性动脉瘤形成、管腔血栓或动静脉瘘形成，常合并脱套伤、软组织损伤、神经损伤、静脉损伤以及骨折和脱位。

## 临床表现

- 外出血，伴或者不伴明显的软组织损伤。
- 血肿／搏动性肿块。
- 远端缺血。
  - 苍白。
  - 温度降低。
  - 感觉和运动障碍（可能同时伴有神经损伤）。
  - 无脉。
  - 表现为震颤／杂音的动静脉瘘。

## 初步处理

- 复苏患者。
- 通过直接压迫或近端使用止血带止血。很多最初为军事用途开发的止血药物，现在也正被医务人员采用（如快速止血粉）。
- 考虑使用氨甲环酸（证据源于 CRASH 2 研究）。
- 止痛药镇痛。
- 初步纠正骨折和脱位——这项处理有时可以恢复肢体的血流灌注。见框表 21.1。

## 检 查

- 采血，明确血红蛋白水平并做交叉配血。
- 掌上／便携式超声能确认有无远端血流的丢失。严重的创伤会造成血管广泛收缩，导致肢体血流评估困难。
- CTA 可以快速评估动脉损伤，尤其是钝器伤，但也适用于相对稳定的锐器伤患者。CT 检查可以发现血管的狭窄、闭塞和造影剂外溢以及动静脉瘘的证据。
- 术前常规的血管造影耗时过多，必要时可行术中台上造影。

## 框表 21.1 处理出血

**一般措施**

· 保暖

· 输注凝血因子或血小板

· 考虑给予凝血因子Ⅶa或氨甲环酸

· 直接压迫

**血管造影**

· 球囊阻断止血

· 弹簧圈填塞

· 覆膜支架植入

**外科手术**

· 大量敷料填塞

· 钳夹动脉和静脉

· 缝扎/结扎出血点

· 导尿管球囊阻断动脉

### 确定方案

● 确立行开放手术或腔内治疗。

● 情况不稳定的内出血或外出血的患者一般需要外科手术，但有盆腔骨折时除外。

● 开放手术包括动脉结扎、Ⅰ期修复动脉破损部分、外科转流（首选静脉移植物），或血管补片成形术修复内膜撕裂。使用术中转流可以有效减少远端肢体缺血时间。修复血管前需要修复相关区域的骨折。必要时可以考虑结扎颈总动脉、颈外动脉、锁骨下动脉、腋动脉和髂内动脉。

● 腔内治疗技术包括栓塞（弹簧圈、吸收性明胶海绵等），覆膜支架植入或使用球囊作为临时措施控制近端血管出血。

● 有软组织、骨骼或神经严重缺失，肢体功能无法恢复时，需要考虑截肢。实施截肢时需要联合整形/骨科专业的医疗团队。

● 单纯的远端血管损伤，如果不合并缺血，可以结扎损伤血管的远端和近端。如果前臂尺、桡动脉都被切断，则至少需要重建其中之一。

- 腘动脉是最易受伤的动脉之一，常见于膝关节周围发生骨折位移的情况（图 21.1）。通过后方入路在腘窝处做 "S" 形切口可以较好地显露病变血管，该切口还有助于解剖小隐静脉作为自体血管移植物。该手术可在骨折外固定后实施。腔内技术修复腘动脉损伤也有报道。

- 肱动脉损伤通常见于肘关节周围的创伤，但由于有足够的侧支循环，很少引起严重缺血。如果发生缺血，需要 I 期修复或者使用移植物重建血流。术后需要根据情况决定是否行前臂筋膜切开和腕管减压。

- 医源性股动脉假性动脉瘤患者如果循环稳定，可以考虑超声引导下

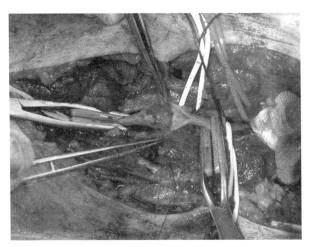

**图 21.1　外伤后的腘动脉内膜撕裂**

压迫、注射凝血酶，或通过经对侧股动脉入路行弹簧圈填塞。这类患者往往合并心血管疾病，同时接受双联抗血小板治疗，故而不适宜外科手术。开放手术可采取简单缝合修补动脉破口、补片修复破口或结扎血管。尤其是对于静脉注射毒品患者，需要考虑结扎腹股沟区受损血管周围的所有相连的血管。

- 在血肿巨大或损伤部位难于显露时（损伤位于颈根部或胸廓出口），手术修补会比较困难。覆膜支架在处理这类损伤时有一定优势。植入支架的禁忌证包括以下几点。

  - 血流动力学不稳定。

  - 大范围静脉损伤。

  - 受损血管近、远段锚定部位长度不足。

· 血管横断损伤。

如果损伤动脉内有血栓形成，则在治疗过程中需考虑远端栓塞和血栓蔓延的风险，需要特别当心。

## 麻醉和术前准备

- 与骨科／整形科医师及相关专业的专科医师协作。
- 全身麻醉。
- 静脉使用广谱抗生素。
- 留置导尿。
- 使用可以术中造影的复合手术室。
- 选择易于暴露损伤部位且容易获取自体静脉的体位，包括准备对侧肢体。依次备皮、消毒铺巾。

## 开放手术

- 暴露损伤血管，控制远端和近端。
- 局部使用肝素优于全身使用。
- 注意有无合并静脉和神经损伤。
- 缝合修补破裂的大静脉，结扎横断的或严重损伤的静脉。损伤静脉的重建伴随较高的血栓风险，因为全身肝素化是禁忌。
- 通过电凝和结扎对小血管止血。
- 大出血而无法在局部控制时，可使用球囊阻断或血管造影下弹簧圈栓塞。
- 温盐水冲洗伤口。
- 确定动脉损伤部位近、远端的正常部位。
- 横断的血管可能回缩很长一截，且内膜回缩的程度大于外膜。
- 开放动脉钳夹和肝素盐水冲洗的时候，评估动脉流入道和流出道。
- 因临时需要或预估动脉修复有延迟时（例如骨折固定），可以使用动脉转流。
- 如怀疑有远端损伤或慢性病变时，可行术中血管造影。
- 如有必要，可以在损伤部位更远的位置吻合移植物。
- 切取自体静脉作为移植物。如果创伤发生于下肢，同侧肢体有较大概率发生深静脉血栓，建议从对侧获取静脉。如果怀疑为污染伤口，避免使用人工合成材料作为移植物。

- 选择合适的吻合方式，包括嵌入、端－端吻合，端－侧吻合等。
- 考虑筋膜切开术。
- 与骨科/整形科医师团队合作关闭创面和包扎，保证有软组织覆盖血管。

血管腔内治疗

- 血管创伤患者的治疗时间窗通常有限。如果术前有机会做 CTA，则有助于外科医师制定手术方案。
- 具备腔内治疗条件的手术室在诊断和治疗多发伤的患者上具有一定优势。尤其对于肢体损伤患者，这样的手术室可以提供高质量的血管造影和腔内治疗。
- 治疗入路根据创伤的位置有所不同，股动脉一般是首选。
- 不重要的血管可以通过栓塞治疗（例如：小腿一支血管损伤而另外两支仍然通畅的情况）。
- 如果动脉损伤发生于相对固定的血管段（例如：股浅动脉的假性动脉瘤），可以使用覆膜支架覆盖损伤节段。如果血肿张力较大，仍然需要手术探查清除血肿。

术后护理

- 常规观察肢体情况，监测肢体脉搏，必要时用多普勒超声检查。
- 检查有无筋膜室综合征的表现。这对已行筋膜切开的患者也是必需的（因为有时切开不够充分）。
- 监测肌酐水平，如果发生横纹肌溶解综合征，应积极治疗。
- 监测尿量。
- 谨慎地使用肝素或阿司匹林。
- 有计划地探查并延期缝合伤口（推迟 3~5d），包括筋膜切开术后/原发伤口，无论是否植过皮。

## 腹部血管损伤

- 腹部血管的损伤通常由锐器穿透伤造成，部分由钝性损伤因素引起（例如安全带、高处跌落、剧烈冲撞和骨盆骨折等）。
- 此类损伤发生时有大量失血，需要将患者迅速转入医院或手术室。在转运过程中，只需要维持可接受的低血压即可，即不要过度复苏患者。

● 有时血管损伤表现为迟发缺血、假性动脉瘤或动静脉瘘。

评 估

- 损伤的原因：明确钝性或锐性（包括部位）。
- 评估血流动力学是否稳定（脉搏 / 血压 / 对复苏的反应）。确定血红蛋白水平，交叉配血。
- 评估出血情况（腹肌紧张 / 骨盆骨折 / 外出血证据）。
- 如果血流动力学不稳定，直接将患者送入手术室。
- 如果患者情况稳定，CT 有助于全面了解患者的创伤情况，判断严重程度，并确定是否需要腔内治疗。
- 术中的腹部 X 线透视可以帮助确定子弹 / 金属碎片的位置。

处 理

依据血管损伤的位置有所不同。对于血流动力学不稳定的患者需要剖腹探查。对于情况迅速恶化的患者，可能需要在手术室或急诊室通过左胸入路阻断腹腔干上腹主动脉或胸主动脉下段。

通过 CT 明确合并腹膜后血肿的骨盆骨折患者一般不需要探查血管。这类出血一般受后腹膜的限制相对局限，切开后腹膜会导致难以控制的出血。对于血流动力学不稳定的患者，可以选择腔内栓塞出血血管。

麻醉、准备和铺巾

● 术前准备好及铺巾后迅速全麻，外科医生立即手术，患者可能于全麻过程中发生失代偿。
● 患者保暖、所有静脉输液要加温。
● 按"大出血"的标准输血和凝血因子。.
● 静脉输注广谱抗生素。
● 使用大静脉、中心静脉或动脉通路，但不要使用下肢血管入路。
● 使用自体血回输装置。
● 仰卧位。
● 备皮、消毒、铺巾，手术区域范围从锁骨到膝关节，以备需要取用自体静脉，做好经胸腔动脉阻断和解剖外主动脉搭桥的准备。
● 寻求帮助：如果怀疑患者肝后段血管损伤或合并胸腔内损伤，寻求合适的专家协助。

## 手术原则

- 腹正中切口，从剑突至耻骨联合。

- 所有与锐器伤相关的血肿均需探查。肝后段血管探查困难时，尽可能通过填塞控制出血。

  必要时可以打开膈肌显露主动脉（显露主动脉的方法见第 12 章）钳夹主动脉控制出血。如果该区域被血肿包裹，则经左胸入路，控制胸主动脉。

## 钝性损伤

- 对于稳定的腹膜后血肿，无搏动且腹膜包裹完整时，不应探查。除非血肿累及肾门（后文有述，此处探查有争议）或需排除十二指肠穿孔。

- 发现腹腔张力较高时避免 I 期关腹。腹部压力增高（肠道水肿和术后肠梗阻会加重这一状况）可能导致肾衰竭和通气功能障碍。

- 有多种材料可供选择临时关闭腹腔，待腹部张力消失柔软后重新回手术室关腹。

## 下腔静脉损伤

- 剖腹探查时可能表现为位于升结肠后方巨大黑色血肿。对于肾以上，位于肝脏后方，非活动性的血肿，不建议探查。

- 通过推开右半结肠、结肠肝曲、十二指肠、游离胰头和后腹壁之间显露血肿。

- 临时阻断下腔静脉的压力和时间需要精确控制。作为替代方案，通过卵圆钳夹持的纱布块压迫也可以起到作用。在阻断下腔静脉的同时也控制主动脉可以避免严重的并发症。和麻醉医师之间的良好沟通是手术成功的关键。

- 找到破口边缘（可用止血钳或 Babcock 钳钳夹）。破口边缘确定后，侧壁钳可以用于控制破口，用 Prolene 线连续缝合。如果破口较大且患者情况稳定，可以尝试用 PTFE 做补片或人工血管移植。

- 如果患者情况极度不稳定，结扎下腔静脉。

主 – 髂动脉损伤

● 单纯内膜损伤，不伴血管穿透伤的，可以保守治疗。

● 情况较稳定的主动脉夹层或假性动脉瘤的患者，可以考虑腔内治疗。

● 结肠系膜下损伤的入路同肾下腹主动脉瘤破裂的入路。外科显露肾下腹主动脉和髂动脉的方式见第 12 章。避免损伤左肾静脉。显露肾上腹主动脉需要将左半结肠，脾脏、胃底部和左肾推向右侧。

● 锐器伤可以考虑 I 期缝合。如果不能，只能选择原位人工血管重建，然后用大网膜覆盖移植物。需要注意的是，年轻男性的腹主动脉可能小于合并有慢性主动脉病变的老年患者。

● 腰大肌出血不要手术探查，尝试采用其他止血方案。

● 髂动脉损伤处理较困难。注意输尿管跨过髂血管的分叉。血管可以单纯缝合修复，如单纯缝合困难，也可以尝试原位植入一段人工血管。此外也可以尝试结扎髂动脉，观察肢体血供情况，必要时行股 – 股动脉转流。

● 如果需要结扎髂动脉，尝试修复同侧髂静脉，若修复困难，可同期结扎。

肠系膜动脉损伤

• 常表现为结肠系膜中线的血肿；几乎所有的此类损伤都伴有附近脏器的损伤。

• 可尝试 1 期修复。

• 在必要的情况下，腹腔干动脉及其分支因具有良好的侧支循环是可以结扎的。肝脏可以通过门静脉维持血供。

• 肠系膜上动脉不可单纯结扎，需要重建。重建血管应当避开损伤的胰腺。最简单的重建方式是将肠系膜上动脉近端结扎，远端通过人工血管与髂动脉吻合行逆行重建，随后用腹膜覆盖移植物。

• 肠系膜下动脉可以直接结扎。

肾血管损伤

● 肾动脉重建的预后并不理想，继发的血栓和狭窄往往导致高血压和肾萎缩。肾动脉损伤处理分为保守治疗或积极手术。对侧肾功能的情况对确定治疗方案有重要意义。

● 手术探查和重建限于损伤后 6h 内进行，超出时限后很难挽救肾脏。

- 显露右肾可以通过从后腹壁推开右半结肠、结肠肝曲、十二指肠和
  胰头；显露左肾时可以将左半结肠，结肠脾曲和脾脏推向右侧。
- 广泛的肾破裂出血，需行肾切除术。
- 情况稳定的患者可以延期行肾动脉支架植入术。
- 左肾静脉可以由左肾上腺静脉、腰静脉和生殖静脉代偿，如果上述
  静脉保留完好，在修复困难的情况下可以结扎左肾静脉。但如果右
  肾静脉难以修复时，由于缺乏有效代偿，需要同期切除右肾。

术后处理

- 根据需要液体复苏和输血，维持肾功能和血红蛋白水平。
- 大量输血后注意纠正凝血功能。
- 通过留置尿管监测腹腔内压力，如果压力大于 $30cmH_2O$，则必须打
  开腹腔减压。如果使用临时性的腹腔关闭措施和（或）腹腔镜技术，
  该指征可以进一步放宽。
- 对于未行手术探查的患者，增强 CT 是排除血管损伤的有效方法。病
  情稳定的患者，血管狭窄、夹层、假性动脉瘤和动静脉瘘都可以通
  过腔内治疗解决。

## 颈部血管损伤

年轻男性的颈部血管损伤多为锐器穿刺伤。静脉损伤，尤其是颈
外静脉很常见。颈总动脉是颈部的主要血管，也是最容易损伤的动脉
之一。挥鞭样损伤伴随颈部脊椎节段的突然拉伸，同时也牵拉颈部动脉，
这是颈部血管，尤其是颈内动脉钝性损伤的主要原因。当需要控制颈
总动脉近心端或锁骨下血管损伤时，需要开胸手术。

评　估

- 损伤的原因
- 活动性出血
- 血压和脉搏
- 持续扩大的血肿
- 神经症状
  - 中枢神经系统
  - 颅神经
  - 臂丛

・霍纳综合征（提示颈动脉损伤）

- 一侧脸部、耳朵或眼眶周围的疼痛（颈动脉夹层可能）。
- 两侧上肢血压不对称或其他缺血症状提示上肢血流受影响（由于肩关节血流侧枝较丰富，即使锁骨下动脉有严重损伤，上述症状可能仍不明显）。
- 第一肋骨后侧的骨折移位有较大可能造成锁骨下动脉的损伤。
- 位于颈阔肌的浅层伤口可以在急诊室探查。

处理原则

- 有明确颈部动脉损伤的患者需要立即手术探查，包括以下方面。
  - 活动性出血。
  - 不能用已知创伤解释的血流动力学不稳定。
  - 持续扩大的血肿。
- 如果颈阔肌完好，则无须在手术室探查。
- 探查指针仍有争议，但大体上可以分为以下几种意见。第一种认为所有的患者都需探查；第二种认为所有的患者都需要做多普勒超声或血管造影来明确是否需要进一步干预；第三种意见认为患者可以在严格监护的条件下保守处理，在有明确的症状的情况下再行干预。
- 颈部的血管可以分为三个区域以便于指导治疗（框表 21.2）。
- 对于血流动力学稳定的患者，可以尝试腔内治疗处理出血：
  - 近端球囊阻断可以作为一种临时措施直到外科手术修复血管，也可以作为一种在外科手术困难或无法完成时的长期手段，例如远端颈内动脉的损伤。
  - 或者使用覆膜支架。

**框表 21.2　颈部外伤治疗的区域划分**

1 区：锁骨上 1cm 到颈横纹以下的区域

2 区：介于 1 区和 3 区之间的其他区域

3 区：从下颌角至颅底的区域

- 腔内治疗可以用于因动脉损伤未及时修复之后出现的复杂情况，例如夹层、假性动脉瘤、动静脉瘘等，覆膜支架可以应用于上述情况。
- 抗凝可以减少因颈动脉或椎动脉损伤引起的脑部血栓栓塞相关的并

发症。但多发伤的患者往往有抗凝禁忌。可以优先选择支架植入联合单一抗血小板治疗的方案。

颈动脉

- 2 区的穿通伤探查时应做胸锁乳突肌前缘切口（见第 10 章显露颈动脉内容）。
- 1 区的穿通伤可能需要胸骨切开来控制近心端。
- 3 区的穿通损伤探查较困难。需要切断二腹肌，或者使下颌骨半脱位或离断，或使用球囊阻断（可以用导尿管经手术切口阻断或通过腔内技术阻断）。3 区损伤往往需要麻醉师协助选择经鼻插管，经口插管可能不利于手术。
- 穿通伤的血管通常可以 1 期缝合修复，如有必要可以用人工材料补片、人工血管重建，或者在颈内动脉严重受损的情况下，将颈内动脉远端与颈外动脉近端吻合。
- 钝性损伤（挥鞭样损伤或挤压伤）早期往往无特殊症状而被忽视，直到在出现中枢神经系统症状时才发现与颈动脉夹层造成的远端血栓栓塞相关。
- 钝性损伤可能同时造成两侧血管的损伤（多见于颈内动脉）。
- 除非钝性损伤后有大出血，否则可以保守治疗，并需要抗凝数月。抗凝期间需要监测病情变化（多普勒超声或 CTA）。
- 对于 1 区和 3 区的血管损伤，腔内治疗具有一定优势。腔内治疗往往需要支架，且有时一些分支血管需要栓塞。此外，为到达远端颈内动脉，通常需要长鞘保护。

锁骨下动脉

- 常合并臂丛和锁骨下静脉损伤。
- 手术探查时消毒范围应包括前胸壁和颈部，以利于控制近心端。
- 在探查颈部伤口前开并控制近心端。探查右锁骨下动脉时需正中切开胸骨。显露左锁骨下动脉需要建立"活板门"切口（沿着第二肋间隙，在胸骨上方，平行于锁骨并在其上）。
- 如果患者情况稳定，可以尝试腔内技术用球囊阻断近端血管，再行血管探查，以避免开胸。
- 也可以尝试完全采用腔内治疗手段利用覆膜支架覆盖血管壁缺损处。

椎动脉

- 损伤不常见。
- 无论外科手术或者腔内技术，都可以通过栓塞破损血管上下端来达到止血目的。由于手术入路困难，越来越多的术者选择腔内治疗。
- 通过锁骨上入路显露锁骨下动脉近心端和椎动脉起始段。通过乳突下方切口切开胸锁乳突肌和深面肌肉，显露椎动脉自第二颈椎横突穿行出来的部分。
- 腔内治疗可以选择栓塞或支架植入。评估对侧椎动脉的状况有助于决定治疗方案。
- 抗凝治疗可以减少神经后遗症的发生。

颈部静脉损伤

- 如果 1 期修复困难，可以结扎。

（周　斌　译）

# 静脉手术

## 静脉曲张手术

静脉手术不是为了挽救生命或保留患肢。静脉曲张腔内治疗或外科手术治疗广泛应用于爱美的青中年女性以及存在溃疡的老年患者。是否采取手术治疗需权衡手术的效果及并发症，并考虑所有非手术治疗的可行性（见第5章）。尽管静脉手术本身风险很小，但患者可能因为其获益没有动脉手术那么明显而不满意。静脉曲张手术在美容效果方面难以量化，只有患者知道静脉曲张带来的美容压力是否值得用手术解决。患者在做出决定之前要充分了解手术可能带来的风险、不适和限制，主管医生也必须充分考虑综合情况，并避免在风险大于获益时进行手术。

### 静脉曲张手术适应证

- 静脉曲张出现相关的明显症状或已出现并发症且经保守治疗（见第5章）效果不理想。即使在现行的有资金限制的卫生制度中，这种患者的"满意度"是可达到的。

- 许多静脉曲张患者在生活中无任何不适症状。单纯的静脉曲张并不意味着可以采取外科手术预防以后可能出现的问题。

- 对于大多数静脉相关疾病没有确凿的证据比较外科手术与保守的治疗效果的优劣。然而，有RCT证据表明溃疡的愈合速度在外科手术和压力治疗中并无明显差异，如果患者没有广泛的深静脉回流障碍，外科手术后的溃疡复发率低于压力治疗[1]。

- 静脉腔内手术（激光消融、射频消融或泡沫硬化剂治疗）花费较高，与开放手术效果相似但副作用更少，疼痛小，恢复快。NICE指南建议尽可能采取静脉腔内手术，而不是外科手术。

### 替代方案

- 鼓励安慰。
- 穿戴医用弹力袜。
- 液体硬化剂治疗。

  有关更多讨论，请参见第5章。

### 术前检查

- 术前应用超声多普勒全面检查浅静脉系统，标记功能不全静脉的位置并测量其大小，这在手术干预之前至关重要。

- 术前应用超声多普勒检查深静脉是否存在严重反流（提示预后较差）和血栓形成（静脉曲张手术禁忌）。

## 静脉腔内手术

- 手术可在门诊局麻下进行，患者可以在术后第二天恢复正常活动，但需要穿戴一段时间的弹力袜。
- 术后疼痛很少发生在泡沫硬化剂治疗后，多见于激光闭合术后，简单的镇痛治疗可有效缓解疼痛。
- 激光和射频消融需要一段完整的大隐静脉或小隐静脉（可能不适用于静脉曲张复发的患者）且通常不能处理所有的小腿静脉，所以这两种术式可能需要泡沫硬化剂治疗或静脉剥除术的联合应用。
- 泡沫硬化剂治疗可用于主干或属支原发性和复发的静脉曲张。
- 泡沫硬化剂治疗可能需要多轮操作才能消融闭合广泛的、大的静脉曲张，且不适用于静脉直径大于1cm的患者。
- 单纯泡沫硬化剂治疗的1年主干再通复发率高于激光闭合术或射频消融术（后两者之间无差别）。
- 泡沫硬化剂治疗较其他术式更易产生色素沉着。
- 泡沫硬化剂治疗偶尔会因为泡沫中的气泡进入体循环导致循环系统并发症。

### 静脉曲张激光消融术

手术操作分类代码　L88.1

配　置

具备严格遵守激光防护措施的诊室或手术室。

患者准备

- 仰卧位，头高脚低以使静脉充血扩张。
- 腿部术前术区备皮、消毒、铺巾，大隐静脉曲张治疗一般暴露隐股交界区到小腿中部区域。小隐静脉曲张治疗采用俯卧位，术前准备同大隐静脉治疗。

步　骤

- 无菌套包裹超声探头，查看大隐静脉走行位置及隐股静脉交界区。
- 沿膝下大隐静脉走行区选择合适部位进行局部浸润麻醉。

- 使用 Seldinger 技术将导丝置入大隐静脉，向上置于隐股交界区。

- 将导管沿导丝向上置于腹股沟区后移除导丝。

- 将光纤通过导管置于距离隐股交界区下方 1cm 处（使用超声定位）。

- 配麻醉肿胀液：1% 利多卡因 20mL+ 8.4% 碳酸氢钠 10mL，稀释于 500mL 生理盐水中，在超声引导下将麻醉肿胀液注入腹股沟至穿刺入路部位大隐静脉周围，确保待治疗的大隐静脉完全被麻醉肿胀液包裹。

- 打开激光，调至合适功率，并以均匀的速度（取决于激光功率）缓慢地从静脉中退出。

- 穿刺部位简单敷料包扎，患肢穿戴弹力袜，通常连续穿 3 天，然后接下来可仅在白天穿戴，晚上脱下（不超过 2 周）。

相关风险

- 深静脉血栓形成（＜ 5%）。

- 色素沉着（低风险）。

- 皮肤烧伤（罕见）。

- 静脉曲张复发（在 5 年内低风险）。

## 静脉曲张射频消融术

手术操作分类代码　L88.2

配　置

诊所即可，不需要特殊的防护措施（不同于激光）。

患者准备

同激光消融术。

步　骤

同激光消融术，区别是使用射频导管而不是激光导管。

相关风险

同激光消融术。

## 泡沫硬化剂治疗

手术操作分类代码　L86.2

配　置

诊所即可，无须特殊防护措施。

患者准备

患者仰卧位或俯卧位，根据要治疗的静脉部位而定，头高脚低。

步　骤

- 超声检查患肢选取注射部位。如果要进行大隐静脉主干注射，通常在大腿下部和小腿上部各选一个位置注射即可。

- 局部皮肤用酒精消毒，超声引导下各插入一只"蝶翼针"（规格19mm 23G），通常不需要局麻。

- 将床调至脚高头低，使用 Tessari 技术制作泡沫硬化剂：用 2mL 注射器抽取 0.5 mL 硬化剂（通常是 3% 的十四烷基硫酸钠，STD）与 1.5mL空气，将空气与硬化剂通过三通推入 5mL 注射器，两支注射器之间迅速交换 20 次即可产生均匀泡沫。快速将泡沫通过蝶翼针注入静脉。注意：放置时间过长时，泡沫将在注射器中变回液体。注射过程中使用超声确认泡沫在静脉腔内。如果发生泡沫渗漏，则需要停止注射，换个部位再行注射。多部位注射，总量不超过 12mL。

- 从脚跟到膝盖，从大腿下部到大腿上部都要缠绑弹力绷带，然后穿戴长筒医用 2 级弹力袜，小隐静脉压力治疗到膝盖即可，6d 后可去除弹力绷带，建议患者在接下来的两周内坚持穿弹力袜。如果患者正在治疗静脉溃疡，同样要在小腿加压包扎，在大腿使用普通绷带，然后穿戴长筒弹力袜。

- 患者术后 6~8 周后行超声复查，如果发现仍有反流区域继续行泡沫硬化剂治疗，重复操作，直到所有明显功能不全的静脉（直径>3mm）全部消除。

相关风险

- 静脉炎：发生于约 50% 的患者，通常在解除压迫后出现，严重程度不同。

- 色素沉着：大约 30% 的患者色素沉着在 1 年后逐渐消退，极少数患者是永久性色素沉着。

- 约 10% 的患者会在注射泡沫硬化剂后 20min 内出现视觉障碍（有时伴有头痛和恶心），持续时间可达 20min，目前认为是由于患者有房间隔缺损，存在左向右分流，使得泡沫中的空气未在肺部被迅速清除而进入体循环导致的。

- 深静脉血栓形成 <5%。

- 卒中（全世界文献报道 2 例）和心肌梗死（1 例），可能是由于注射大量泡沫硬化剂后数天内发生系统空气栓塞。

- 在长达5年的随访研究中，泡沫硬化治疗相比于激光或超声消融静脉曲张复发率更高，但泡沫硬化治疗易重复操作。
- 对硬化剂STD过敏，非常罕见。

## 液体硬化疗法

手术操作分类代码　L86.1

该技术可用于治疗浅表静脉曲张。它最适用于长度较短的孤立性静脉曲张，如果有相关的静脉主干功能不全，那么选择之前讲述的静脉腔内治疗或外科手术更合适。

### 手术步骤

- 患者站立位，使患者曲张的浅表静脉充血，穿刺，回抽注射器有回血以确定针头在血管腔内。
- 患者平躺，抬高患肢，在每个部位注射少量硬化剂（通常为1%~3%STD）。
- 拔针，局部牙科棉或泡沫敷贴加压包扎。
- 所有部位注射包扎完毕后，通常使用弹力绷带加压包扎患肢，穿戴医用2级弹力袜，坚持穿戴3周。
- 必要时可重复上述操作步骤。

### 并发症

- 色素沉着（25%），可能是永久性的。
- 皮肤坏死（<5%），可能是硬化剂外渗所致。
- 瘀斑。
- 血栓性静脉炎。
- 注射部位血管丛生。

## 微硬化治疗

类似于液体硬化剂疗法。用细针将硬化剂注入细小静脉或扩张的毛细血管。

## 激光治疗

使用激光直接作用于皮肤上的细小静脉和扩张的毛细血管。可能导致局部色素沉着或色素缺失。

微波热凝固

  用于治疗细小静脉曲张和毛细血管扩张症。微波能量通过一根细针直接导入血管，使血液凝固。

## 静脉曲张的开放手术

配　置

  日间手术室。

准　备

- 患者站立位，用防水笔在曲张静脉两侧描记曲张静脉走行，有助于找出功能不全的隐腘静脉汇合点（SPJ）及超声定位剥脱器位置。

麻醉、消毒和铺单

- 通常是全麻，但有时患者更喜欢腰麻。
- 如果有明显的皮肤破损或在重做静脉手术时，可预防性静脉滴注广谱抗生素。
- 部分患者需要预防性皮下注射肝素。
- 患者仰卧位（大隐静脉手术）或俯卧位（小隐静脉手术）。如果要同时行大隐静脉和小隐静脉手术，通常在完成小隐静脉手术，缝合包扎后，然后翻身重新消毒铺巾。
- 大隐静脉手术术前备皮：从腹股沟上方几厘米处一直到脚踝进行备皮，消毒铺巾时暴露整条下肢，用三角形布巾包裹住脚。
- 小隐静脉手术：术前超声定位并标记隐腘交界处位置，消毒铺巾时应超过标记位置，用三角形布巾包裹住脚。

步　骤

暴露隐股交界

  1. 在耻骨结节下方 2.5cm 处沿皮纹做横行切口。切口的长度取决于 SFJ 的深度，但对于体型较瘦患者，通常 2~3cm 切口就足够了。当操作困难时，可扩大切口。

  2. 沿切口逐步分离皮下组织，通过浅筋膜（Scarpa 筋膜）。在大隐静脉通过隐静脉裂孔向下进入股静脉之前，有许多属支汇入大隐静脉，仔细分离所有大隐静脉属支，当腹股沟区脂肪较丰富位置较深时，易把股总静脉误认为浅支静脉，因此在清楚识别出位于深筋膜下方股总静脉及隐股交界处深面的纵向结构前，不要切断任何主要的属支静脉。另一个常见易犯错误是当静脉扩张时，将前副隐静脉或其他主要属支误认为大隐静脉，并将其与大隐静脉的交界处误认为隐股交界处。要注意股总静脉位于深筋膜下且和股总动脉处于相同的深度。

大隐静脉高位结扎剥脱术

手术操作分类代码　L84.1

1. 当清楚地暴露了隐股交界处后，开始处理属支，一般靠近大隐静脉端用血管钳夹闭，

用 3/0 可吸收线或 Ligaclips 结扎属支远端，使用 3/0 线缝合结扎或夹子夹闭隐股交界处，注意不要损伤股总静脉（图 22.1）。

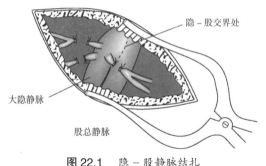

**图 22.1　隐－股静脉结扎**

2. 暴露股总静脉的内外两侧，将汇入隐股交界处水平（内侧常见）的属支在结扎线和血管钳之间切断。

3. 在大隐静脉血管钳下方约 1cm 处做横行切口，插入剥脱器末端，剥脱器沿大隐静脉向下推进到膝关节下方几厘米处。触摸皮肤下方的剥脱器头端，在其上方沿皮纹做一个 5mm 的横向切口，把剥脱器的末端从切口拉出来，必要时可用中弯钳。

4. 此时小腿切口下方使用无菌充气止血带可减少出血。

5. 将剥脱器沿静脉向下引出，至剥脱器上端刚好位于大隐静脉的近端之上，如果使用 Moll 剥脱器，将整根 0 号强生薇乔线的一端穿过剥脱器的孔洞把大隐静脉的近端牢固地系在剥脱器上；如果使用塑料剥脱器，可以用 0 号薇乔线将大隐静脉近段牢固地绑在剥脱器沟槽上，

或者在剥脱器静脉上方上安装一个小的剥脱头。

6. 将剥脱器从远端切口拉出。如果大隐静脉发生断裂，就只有一部分大隐静脉被剥脱，此时可用薇乔线将 Moll 剥脱器（或将剥脱头安装在塑料剥脱器上端）沿原路往回拉以剥脱残留大隐静脉。为了防止失败，可在 Moll 剥脱器或塑料剥脱器的上端系上一条完整的绳带，这样就可以标记剥脱路径。必要时，可将大隐静脉远端离断并绑在 Moll 剥脱器或在塑料剥脱器更换大号剥脱头，然后反向剥脱大隐静脉（图22.2）。如果大腿上还残余较长的大隐静脉，可局部剥除。

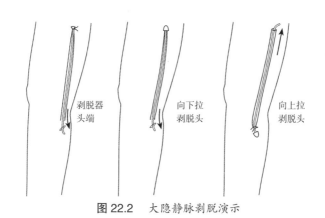

**图 22.2**　大隐静脉剥脱演示

7. 剩余的远端大隐静脉可以抽出或结扎。

8. 静脉剥除术（见静脉剥除术），通常与大隐静脉剥脱联合应用。

9. 大腿中部和远端创面用手压迫止血。

10. 腹股沟用 2/0 薇乔线缝合 Scarpa 筋膜（腹壁深筋膜），用 3/0可吸收线行皮下缝合。

11. 用利多卡因或其他长效局麻药物浸润麻醉腹股沟切口。

12. 皮下缝合远端皮肤切口。

13. 清洗患肢。在远端切口上使用棉垫，从脚趾到大腿上部用弹力绷带包扎。此时去除止血带，然后将止血带绑在弹力绷带外面。

## 隐－股交界结扎术

手术操作分类代码　L85.1；L84.1（双侧）

● 手术可以在腹股沟局部浸润麻醉下完成，因此对于那些因患有严重疾病无法通过其他方法治疗相关静脉疾病的虚弱患者是有用的。该术式的疗效不如抽剥术。

## 暴露隐 – 腘窝交界处

● 沿超声标记的隐腘交界区做横行切口。

● 逐层分离皮下组织至深筋膜，使用切口牵开器分开深筋膜。

● 寻找纵向走形的小隐静脉，并跟踪分离至其向深部汇入腘静脉处，继续追踪，注意避免损伤腓肠神经或腓总神经，这时将会看到表浅小隐静脉的延续部分（Giacomini 静脉）汇入隐腘交界处，在隐腘交界处远端常见一条属支沿比目鱼肌边缘走形汇入小隐静脉，但这条属支比隐腘交界处静脉细小很多，因此不容易将两者混淆。

● 如果在脂肪较多的腘窝处无法找到小隐静脉，尽管人们做了大量解剖学研究，目前只有两种方法：①在当前切口中线下方做一个小的横行切口，在这个层面上找到走形可达深筋膜的小隐静脉。切开小隐静脉，向上通过剥脱器，在原始切口部位触摸剥离器以定位小隐静脉。②触摸腘动脉脉搏确定腘动脉位置，然后逐层解剖分离至腘动脉，找到紧靠动脉的腘静脉，结合术前超声定位隐腘交界处的标记找到隐腘交界处。

## 小隐静脉高位结扎剥脱

手术操作分类代码　L84.2

1. 解剖分离小隐静脉和腘静脉交界处（注意腓肠神经），腘静脉侧用 2/0 可吸收线结扎，注意避免将腘静脉收窄，小隐静脉侧用血管钳夹紧，然后切断小隐静脉腘静脉交界处。

2. 将小隐静脉拉至切口处，横行切开小隐静脉，向下置入剥脱器，并在下降时向侧面移动直到在小腿中下段可以触摸到剥脱器的头端。垂直于剥脱器头端做一个小切口，把剥脱器拉出来，直到剥脱器的上端刚好位于小隐静脉的近端上方。

3. 用 0 号线将静脉的近端牢牢地绑在剥脱器的末端。

4. 将剥脱器从远端切口拉出。

5. 小隐静脉因很脆弱，可能无法完整剥脱。与冒着损伤腓肠神经的风险，反复尝试剥除残留的小隐静脉部分相比，从近端切口拔除可以看到的残余小隐静脉更合理。这样可以最大限度降低复发的风险。

6. 用 2/0 可吸收线缝合深筋膜，用 3/0 可吸收缝线皮下缝合。

7. 用长效药物浸润麻醉切口。

8. 切口辅料包扎，从脚趾到小腿上部用弹力绷带包扎。

## 功能不全穿支静脉结扎术

手术操作分类代码　L85.8

这种术式是否必要仍存在争议，但经常与其他静脉手术联合应用。

1. 术前直接超声定位功能不全穿支静脉位置。

2. 以标记为中心沿皮纹做长约 1cm 切口。

3. 沿切口向深部分离，找到连接穿支静脉的浅静脉，沿静脉分离，直到看到穿透深筋膜的穿支静脉。

4. 使用 2/0 可吸收线或用钉夹结扎穿支静脉两端，并从中间离断。

5. 如果找不到穿支静脉，可用手指在深筋膜探查，找到穿过深筋膜的穿支静脉，此时如穿支静脉较细，很容易就被手指离断，若手指无法离断穿支静脉，则使用缝线结扎后切断。

6. 用 3/0 单丝可吸收缝线皮下缝合切口。

## 静脉曲张剥除术

手术操作分类代码　L87.4

该手术是一种美容手术，通常与隐静脉主干手术联合应用。

1. 需术前标记曲张静脉。

2. 根据标记用 11 号刀片做点刺状切口。

3. 使用静脉钩或蚊式血管钳将曲张静脉从切口拉出，轻轻地剥离表面所有附着的结缔组织和皮神经，裸露静脉，两端夹闭并从中间切断。

4. 用另一把钳子将静脉拉出 2~3cm，再用一把钳子沿静脉皮下游离后继续向外牵拉静脉，重复操作，直至曲张静脉断裂，也可以从皮肤边缘下取出远端静脉，不需要剥除曲张静脉全长。从长期效果看，分段切断曲张静脉同样有效。

5. 使用免缝胶带包扎术口。

### 术后护理

● 若交通方便患者可在家属陪同下可当天出院。

● 简单镇痛，如给予对乙酰氨基酚（扑热息痛）1g 联合双氯芬酸

50mg，连续给药 3d。

- 术后次日清晨去除弹力绷带，连续穿戴弹力袜 2 周。
- 术后 2 周鼓励患者定期规律行走（如白天至少每小时内快走 5 分钟）；坐位时应抬高患肢，避免长时间站立或久坐，建议患者在这段时间内不要开车。

并发症

- 切口或剥脱隧道周围血肿，通常无须干预，可自行消退。
- 术口感染。通常是葡萄球菌感染，可口服抗生素治疗，或者住院接受静脉滴注抗生素治疗，必要时放置引流。
- 神经损伤
  - 大隐静脉手术中隐神经损伤，表现为小腿内侧麻木或刺痛（发生率约 6%）。
  - 小隐静脉手术中腓肠神经损伤，表现为小腿外侧足跟部以上麻木或刺痛（发生率 ≤ 25%）。
  - 腓总神经损伤会导致足下垂和足部感觉丧失，但少见。
  - 大多数症状会在术后几个月后改善。即使持续存在麻木（特别是小块区域）也会被忽略。运动功能损伤（腓总神经）需要物理治疗和踝关节支具。神经传导检查可有助于发现损伤部位以及评估损伤的程度，并记录功能改善情况。损伤较重或正在恢复的患者需要接受专业医师诊治以帮助恢复。
- 网状静脉扩张形成，有时出现在大腿内侧；偶尔在小腿手术后，影响美观。
- 腹股沟淋巴漏，静脉曲张手术极少术后并发淋巴漏，通常卧床休息一周左右（注射肝素预防深静脉血栓形成）可愈合。持续的淋巴漏可能需要重新探查腹股沟切口，结扎所有可见的淋巴管，留置引流管重新缝合术口，引流管固定在原位，直到无淋巴液引流后拔除。
- 深静脉血栓形成和肺动脉栓塞，有报道发生，但并不常见（深静脉血栓形成发生率 <5%）。

静脉曲张术后复发

- 手术后大隐静脉或小隐静脉仍存在表明术中静脉主干没有找到，这种情况在剥脱术中很少发生。

- 患者可能存在双大隐静脉，除非术前已经明确，否则剥脱术中常只切除一个大隐静脉，而遗漏另一个。如果另一个大隐静脉也存在功能不全，静脉曲张将继续存在。
- 真性复发通常与隐股交界处残端形成的新生血管有关，细小、无瓣膜的新生静脉向下生长，与大腿部浅静脉重新连接导致静脉曲张。
- 如果首次治疗只处理了一个静脉系统，另一个浅静脉系统可能会发生静脉曲张（大隐静脉系统或者小隐静脉系统）。

大隐静脉剥脱术后 5 年内 30% 的患者出现新静脉曲张，25 年内 50% 的患者出现新静脉曲张，仅行隐股交界处结扎术的患者更易复发。

## 复发性静脉曲张的手术治疗

手术操作分类代码　L85.3，结扎术；L84.4，双侧复发性大隐静脉；L84.5，双侧复发性小隐静脉；L84.6，大隐静脉和小隐静脉复发

### 术前检查

因临床查体无法准确判断复发类型，所有患者术前均应行超声检查，同时也可以排除患者存在深静脉功能不全或闭塞。

### 治疗选择

- 如果功能不全的大隐静脉或小隐静脉比较直，可选择激光闭合术或射频消融术。
- 如果大多数曲张静脉比较迂曲，适合选择泡沫硬化治疗。
- 二次开放式手术将比第一次手术更加困难，并且发生淋巴漏、伤口感染和神经损伤的风险明显增高。
- 如果静脉曲张曾经复发过一次，不管采用什么治疗方法都可能再次复发。

### 复发性静脉曲张的开放性手术

只有在以上选择都不适合时才选用此方法。

### 麻醉、消毒和铺巾

- 同一期手术。
- 鉴于发生伤口感染的风险高且需行腹股沟探查，可预防性使用广谱抗生素。

手术步骤

大隐静脉系统静脉曲张复发

对于经超声检查证实隐股交界处复发性功能不全的患者，不应通过上次手术的瘢痕组织进行隐股交界处探查。

1. 在腹股沟第一次切口上方约 1cm 处做一个切口，偏向内侧。加深切口，暴露腹股沟韧带，并在其下方找到股总静脉。如有困难，可触摸股总动脉，在腹股沟韧带处显露股总动脉前表面，在内侧找到股总静脉。

2. 沿着股总静脉的前方，继续向远端分离，直到看到带有新生静脉的 SFJ 残端，充分游离残端，然后，近端结扎远端血管钳夹闭，并从中间离断。

3. 如果术前超声提示腹股沟区残留的大隐静脉复发，可以像处理原发性大隐静脉曲张一样用剥脱器抽剥到膝下。

4. 使用编织吸收缝线缝合肌肉及筋膜。皮肤用可吸收单丝缝合线缝合。

5. 在大腿下段有残余大隐静脉的患者中，即使隐股交界处无反流也会引起静脉曲张复发。若术前已用超声定位标记残余大隐静脉，可将其近端结扎，然后剥脱到膝下。

小隐静脉系统静脉曲张复发

小隐静脉系统出现复发性反流可能是由于第一次手术时未找到隐腘交界处，结扎或剥脱小隐静脉时距离隐腘交界处较远，小隐静脉近端的反流向下延伸至小腿下段，这些会导致新生属支的出现。超声可显示瘢痕上方隐腘交界处仍存在，这种情况下，可直接手术行结扎和剥脱，尽管不太可能将大部分曲张静脉剥脱，但向下剥脱小隐静脉越多术后效果越好。

术前超声评估确认小隐静脉系统存在反流，但从原切口瘢痕组织进入隐腘交界处残端结扎新生的反流静脉获益远小于损伤腘窝血管神经的风险。

1. 在标记的小隐静脉近端做横切口，同时避开上次手术区域。逐层分离显露深筋膜，平行纤维方向切开深筋膜。

2. 显露小隐静脉并仔细充分游离，特别注意腓肠神经可能附着在小隐静脉上，将腓肠神经小心剥离。

3. 小隐静脉近端高位结扎，远端夹闭并从中间离断，尽可能将远端剥脱至小腿下部。如果无法剥脱，从切口下缘下尽可能长地取出一段。

4. 用编织可吸收缝线缝合重建深筋膜，用3/0可吸收单丝缝线缝合皮肤。

5. 通常复发性浅表静脉曲张可以通过多次点剥去除。

6. 术口无菌辅料包扎，沿大隐静脉走行垫棉垫，小腿弹力绷带加压包扎。

## 深静脉疾病的手术治疗

深静脉的广泛反流可能是由于血栓形成，或者继发于无血栓形成的浅静脉功能不全（少见），两种情况都可导致严重的腿部肿胀和皮肤损伤（包括溃疡）。腘窝水平的反流造成的损害最大，对此大量手术尝试通过更换或修复此处静脉的瓣膜以期恢复功能，但通常这种方法在血栓形成后的患肢无效。在非血栓形成的患肢，少数患者在专科中心取得较好的疗效。但这种手术超出了本手册的介绍范围。大多数广泛深静脉反流患者使用弹力袜压力治疗都取得了很好的治疗效果。

大多数深静脉血栓形成会再通，随后大部分会消失，但也有一些会持续存在。如果腿部有严重的流出道阻塞，患者将出现腿部肿胀、不适和皮肤破溃。通常可穿戴三级长筒弹力袜治疗来改善静脉回流，但有时因为患者有显著不适和严重皮肤破损而不能穿戴弹力袜。静脉彩超结合静脉血管成像（或常规静脉造影，如果没有静脉血管成像）可显示闭塞的严重程度和侧支循环建立的情况。这些患者大多有髂静脉血栓形成。医生还需要了解以下情况。

● 股总静脉是否闭塞。

● 下腔静脉或其他髂静脉是否存在血栓。

● 对侧肢体的深静脉或大隐静脉是否存在血栓或反流。

● 闭塞血管周围是否有良好的侧支血管建立。

引流不良的侧支循环可以通过介入治疗改善。如果侧支循环良好，那么建立新的替代通路后，原来的侧支循环有闭塞的可能，但如果以后替代通路闭塞，腿部的情况可能比最初更糟。

开放式手术选择Palma手术。静脉腔内治疗选择髂静脉闭塞支架植入术。

- 两种治疗方案都要求同侧股总静脉通畅。
- 都需要下腔静脉通畅。
- 开放手术需要对侧大隐静脉功能健全，因为如果对侧腿有深静脉血栓栓塞，大隐静脉可能是静脉回流的主要血管，不应切除。
- 开放手术需要对侧髂静脉功能完好。

这两种术式都不能确保长久有效。开放手术的开展历史较长，成功率高，目前还没有直接比较这两种手术的临床试验。患者术后的患肢仍需穿戴弹力袜。

### Palma 手术

手术操作分类代码　L83.1

该手术包括皮下移植对侧大隐静脉，将患侧静脉引流转移到对侧髂静脉系统（图 22.3）。大隐静脉的主瓣膜功能完好是关键，可以防止血液向患肢反流。

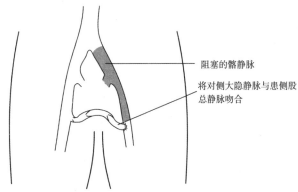

阻塞的髂静脉

将对侧大隐静脉与患侧股总静脉吻合

**图 22.3**　当患侧髂静脉阻塞时，Palma 手术提供另外回流通路

### 术前检查

- 静脉检查（参见深静脉疾病的手术治疗）。
- 超声标记对侧大隐静脉。

### 麻醉、消毒铺巾和包脚

- 这些患者罹患深静脉血栓和肺动脉栓塞的风险很高。术前要预防性皮下注射肝素（术后应充分抗凝）。
- 全麻或脊髓麻醉（如果你不想因拔除硬膜外导管而中断抗凝）。
- 预防性应用广谱抗生素。

手术步骤

双侧腹股沟区、耻骨弓上区，对侧的下肢到膝盖备皮。

- 消毒铺巾，上述备皮区域暴露。
- 解剖游离对侧大隐静脉到膝盖水平，注意不要切断隐股交界处和远端。分离并结扎或离断大隐静脉属支。
- 解剖游离患侧股总静脉，在腹股沟韧带处轻轻地吊起股总静脉。
- 在两侧腹股沟切口之间用血管钳做一个皮下隧道。应用粗纱条测量所需的移植血管的长度。
- 从对侧隐股交界处量取所需长度大隐静脉，远端结扎后切断。
- 将对侧大隐静脉穿过隧道，使用 5/0 或 6/0 Prolene 缝线将其断端与股总静脉吻合。
- 通过在患侧腹股沟处创建一个临时动静脉瘘，可改善移植血管的血流。方法是找到患侧股总动脉的一个小动脉分支，在离股总动脉约 1cm 处结扎并远端切断，将小动脉端侧吻合至移植血管头端，在这个动静脉瘘血管周围预留缝合线并打一个松结，将线头埋在术口皮下组织中。
- 用 2/0 可吸收缝线缝合浅筋膜，3/0 可吸收单丝缝合皮下缝合切口。

术后护理

- 使用肝素充分抗凝，先静脉注射，然后皮下注射 2 周，直到过渡为长期华法林（临时动静脉瘘关闭后）。
- 患肢穿戴 3 级长筒医用弹力袜。
- 术后第 2 天开始活动。
- 48h 内超声复查移植血管血流情况。

关闭临时动静脉瘘

若移植血管内的血流良好，操作可在术后 1 周左右进行，如不好（或闭塞），那么不建议结扎动静脉瘘。

在全麻（或局部浸润麻醉）下，患侧腹股沟消毒铺巾，拆除皮肤缝线，找到埋藏于皮下组织的丝线。拉紧丝线，然后沿丝线向下分离，打开 Scarpa 筋膜，暴露动静脉瘘管区域。不需要彻底解剖游离，确认没有其他重要的结构位于线内，将丝线收紧。像上次一样关闭手术切口。术后超声检查移植血管内血流情况。

## 参考文献

[1] Barwell JR, Davies CE, Deacon J, et al. Comparison of surgery and compression with com-pression alone in chronic venous ulceration (ESCHAR study): randomized controlled trial. Lancet, 2014, 363: 854–859.

（彭军路　译）